U0262480

骨科手术核心技术

Case Competencies in Orthopaedic Surgery

原　著　Rachel M. Frank
　　　　Brian Forsythe
　　　　Matthew T. Provencher

译　者　翁习生　于　鹏

科学出版社

北　京

图字：01-2018-6586

内 容 简 介

本书原著由79位国际知名的骨科专家依据丰富的临床实践和新技术编写而成。全书分为40章，分别对膝关节、肩关节、髋关节、腕关节、肘关节、足部、肱骨、股骨、颈部、脊柱等部位骨科手术的器械、手术室准备、患者体位、消毒与铺单、解剖标志、手术入路、手术步骤、手术难点、术后康复和术后随访等进行了详细的阐述，并在每一章末都有手术步骤小结、技术要点和常见问题的总结。本书配有750余幅精美的图片，图文并茂，将骨科手术的核心技术清晰地展现给读者，是各级骨科医师、实习医师的理想参考书。

图书在版编目（CIP）数据

骨科手术核心技术/（美）雷切尔 M. 弗兰克（Rachel M. Frank）等著；翁习生，于鹏译.—北京：科学出版社，2021.1
书名原文：Case Competencies in Orthopaedic Surgery
ISBN 978-7-03-066768-7

Ⅰ.①骨… Ⅱ.①雷…②翁…③于… Ⅲ.①骨疾病—外科手术 Ⅳ.①R68

中国版本图书馆CIP数据核字（2020）第218941号

责任编辑：郭 颖/责任校对：郭瑞芝
责任印制：赵 博/封面设计：龙 岩

ELSEVIER
Elsevier (Singapore) Pte Ltd.
3 Killiney Road, #08-01 Winsland House I, Singapore 239519
Tel: (65) 6349-0200; Fax: (65) 6733-1817

科 学 出 版 社 出版
北京东黄城根北街 16 号
邮政编码：100717
http://www.sciencep.com

三河市春园印刷有限公司 印刷
科学出版社发行 各地新华书店经销

*

2021 年 1 月第 一 版 开本：787×1092 1/16
2021 年 1 月第一次印刷 印张：23 1/2
字数：536 000
定价：298.00 元
（如有印装质量问题，我社负责调换）

原 著 序

很荣幸能为 Rachel M. Frank，Brian Forsythe 及 Matthew T. Provencher 的杰作作序。在我成为医生、教师、研究者、运动医学科主任的第 30 个年头，回首我 40 年的骨科手术之旅，20 世纪 80 年代早期那个缺乏住院医师教材的时代令我记忆犹新。在如今这个数字化、信息化的时代，我辈成为了亲历优质骨科教育资源迅猛发展那一批人。现如今我们的 CME 课程更好，行业协会提供了重点突出的教育计划，我们拥有大量的操作课程，AAOS 以及各个骨科亚专业组为我们提供了大量的视频资料。另外，诸如 VuMedi 之类的资源为我们提供了对于 30 年前来说只有梦里才能有的优质教育机会。我们行业协会的期刊极为优质，拥有极高的影响因子，如 *American Journal of Sport Medicine*，*JBJS*，*Arthroscopy* 等。AAOS，AOSSM，AANA 及其他专业性社会组织通力合作，慷慨付出，在位于伊利诺伊州的 AAOS 新大楼里建成了新的操作技能中心。教科书作为优质教育的脊梁，其数量以指数级增长。骨科各专业领域均涌现出了代表性的优质教科书。单就运动医学而言，我将我个人藏书的很大一部分捐献给了我们的住院医师图书馆，总数超过了 100 本！

那么，我们这本书定位于何处呢？这本书的体例为我们的培训医师填补了一项空白。ACGME 为众多骨科的相关领域设定了"核心能力"，比如，住院医师需要参与多少台手术方可达到可接受的手术水平之类？该书的体例易于各个水平的住院医师消化吸收。在常用 CPT、ICD 码后面伴随着介绍性的段落，这在教材中也是独一无二的。操作流程的每个方面都指向明确，精准易读，符合当下极简主义的潮流：手术室准备、患者体位、患者准备，操作的基础知识、要点、常见错误。表格、图片、手术录像、术后恢复等是前面简洁资料的有益补充。

我相信，该书会被很多住院医师图书馆所收录。该书是其他杰出教材的有益补充，但是其价值在于它内容的呈现形式十分简约。在为具体手术做准备的时候可以迅速去芜存菁，着眼于要点。我要赞扬该书的作者，因为它填补了一项重要的空白。我十分高兴地看到由我的合作伙伴（Brian Forsythe）、前同事（Matthew T. Provencher）、未来的同事（Rachel M. Frank）共同完成的书得以付梓。

Bernard R. Bach Jr., MD

原著前言

在 2012 年，美国毕业后医师教育认证委员会（Accreditation Council for Graduate Medical Education, ACGME）的骨科住院医评审委员会（Residency Review Committee, RRC）发布了 15 个案例类别。这 15 个案例类别对于该专业领域的未经专科培训（fellowship）的外科医师学习手术流程、丰富手术经验具有示范性作用，每个病例类别里都标注了需完成的最低病例数。本书的目的很简单：为骨科专科培训医师提供一个有效的参考资料。尽管书中描述的所有技巧均可在文献书籍中找到，但是目前尚无著作可以将它们集成到一本书里。值得注意的是，本书并不是为了替代或者复制其他专科医师培训或专业领域考试的培训资源。确切地说，本书详细阐述了完成手术所需要注意的技术要点。总体来说，本书是一本独立的参考资料，可以帮助受训医师自信而顺利地完成相关的手术操作。

我们基于手术技术将 ACGME 指定的这"15 个最少案例类别"扩展为 40 个章节。本书章节之所以比这 15 个案例类别多，是由于有的类别里包含着数个常见、重要的手术操作（如股骨干骨折、胫骨干骨折及儿童骨科学）。除此之外，一些额外的章节包含了其他常用的手术技术（如挤压综合征的筋膜切开术，牵引钉置入术等），这些操作技术在临床中十分常用，但又不在 ACGME 发布的 15 个手术类别内。

每一章都包含了简介，包括达到 ACGME 规培要求所需要完成的最少病例数，以及该手术涉及的 CTP 码、ICD9 编码、ICD10 编码。从手术室准备、患者体位到手术操作步骤、术后恢复，每项内容都十分详尽地描述。手术步骤与术中照片一并列出，所以读者可以对手术的具体步骤形成良好的视觉认知。每一章都将手术步骤、所需器械、技术要点、常犯错误以表格形式列出。各个章节都精简了文字并突出了图表、图片，以便于医师在刷手前提纲挈领的阅读。最后，本书很多章节都有视频资料，以便于手术步骤的学习。

本书所面向的读者包括骨科实习医师、骨科轮转住院医师及骨科专科培训医师。另外，骨科进修医师及见习医师也可以从本书具象化的手术流程中获益。当然，本书无法替代亚专业教材及一些专门探讨手术技术的期刊。因为，本书旨在为住院医师及其他受训者在完成 ACGME 所指定的病例时提供一个简便快捷、通俗易懂、提纲挈领的参考资料。完成 ACGME 所指定的病例对于轮转医师来说，有助于在轮转期间夯实基础，拓展手术技能。

译 者 序

住院医师规范化培训作为毕业后教育的重要组成部分，已受到了国内外的广泛认可。美国在百余年的时间内，不断探索并完善住院医师规范化培训制度，并于1981年成立了全国毕业后医师教育认证委员会（Accreditation Council for Graduate Medical Education, ACGME）。该组织的建立确保了美国住院医师培训具备统一考核标准、统一考试内容，并统一颁发合格证书。

我国住院医师培训同样拥有近百年的历史。早在北京协和医院1921年创立之初就施行了24小时住院医师负责制和总住院医师负责制，并建立了严格、规范并和国际接轨的住院医师培训制度。但在此后相当长的一段时间内，该模式仅在少数医院中传承、发展，并未在全国范围内推广。近年来，我国全国性住院医师规范化培训体系虽然在统一化、标准化方面得以飞速发展，但由于起步较晚，配套教育资源相对缺乏。

规培住院医师普遍存在临床经验缺乏、亚专业知识基础相对薄弱的特点，加之培训时间有限，这就要求轮转医师必须在短时间内掌握诊疗常规、操作流程，并完成实际操作。然而在实际轮转培训过程中，很多手术操作、术前准备等对于规培医师来说，大多是职业生涯首次，短时间内初步掌握实属不易。此外，规培住院医师还要承担一些手术操作之外的工作，诸如手术间设置、患者体位摆放、切口选择、标记等。这些工作看似简单，但却又十分考验执行者对整个手术流程的理解和对术中情况的预判。对于这一部分内容，在很多手术专业著作中要么描述的过于简略，要么让人看起来不得要领，难于在短期内掌握。本书原著者之一的Matthew T. Provencher是美国运动医学名宿，对于规范化培训医师的特点及需求也了解的十分深刻。因此他在所编著的这本书中将手术室准备、体位摆放、消毒铺巾方法等以简明扼要的形式列出，并标出手术技术要点；对于手术流程、手术技术部分的编写，标准规范、提纲挈领、重点鲜明。既方便学习，又便于操作实践。对于刚进入临床的规培住院医师既可单独用作入门秘籍，又可作为专业著作的得力补充。

此书的最大亮点是简便快捷，重点明确。特别是书中提供的体例十分具备参考价值。为此我们现将其翻译成中文出版，以便为广大规培住院医师提供一本实用的参考书。但由于时间和水平所限，译著中若有不足之处，恳请广大读者批评指正。

翁习生 于 鹏
于北京协和医院

原 著 者

Alexander W. Aleem
Resident
Department of Orthopaedic Surgery
Washington University in St. Louis
St. Louis, Missouri

Laith M. Al-Shihabi, MD
Resident, Department of Orthopaedic Surgery
Rush University Medical Center
Chicago, Illinois

Howard S. An, MD
Professor, Department of Orthopaedic Surgery
Rush University Medical Center
Chicago, Illinois

Bernard R. Bach, Jr., MD
The Claude Lambert-Susam Thomsen Professor of
    Orthopaedic Surgery
Director of the Division of Sports Medicine
Director Sports Medicine Fellowship
Orthopaedic Surgery
Rush University Medical Center
Chicago, Illinois

John P. Begly, MD
Resident, Department of Orthopaedics
NYU Hospital for Joint Diseases
New York, New York

Sanjeev Bhatia, MD
Fellow
The Steadman Clinic and The Steadman Philippon
    Research Institute
Vail, Colorado

Randip Bindra, MCh, Orth, FRCS
Professor of Orthopaedic Surgery
Griffith University and Gold Coast University Hospital
Gold Coast, Australia

Nicholas M. Brown, MD
Resident, Department of Orthopaedic Surgery
Rush University Medical Center
Chicago, Illinois

Lisa K. Cannada, MD
Associate Professor
Orthopaedic Surgery
Saint Louis University
St. Louis, Missouri

Emily E. Carmody, MD
Assistant Professor Orthopaedic Oncology and Metabolic
    Bone Disease
Department of Orthopaedics and Rehabilitation
University of Rochester Medical Center and Wilmot
    Cancer Center
Rochester, New York

Peter N. Chalmers, MD
Orthopaedic Resident
Orthopaedic Surgery
Rush University Medical Center
Chicago, Illinois

Peter Chimenti, MD
Orthopaedic Surgery Resident
Department of Orthopaedics and Rehabilitation
University of Rochester Medical Center
Rochester, New York

Cara A. Cipriano, MD
Assistant Professor
Department of Orthopaedic Surgery
Division of Musculoskeletal Oncology
Washington University in St. Louis
St. Louis, Missouri

Mark S. Cohen, MD
Professor, Department of Orthopaedic Surgery
Rush University Medical Center
Chicago, Illinois

Brian J. Cole, MD, MBA
Professor
Department of Orthopaedics
Department of Anatomy and Cell Biology
Section Head, Cartilage Restoration Center at Rush
Rush University Medical Center
Chicago, Illinois

Michael Collins, MD
Research Fellow
Midwest Orthopaedics at RUSH
RUSH University Medical Center
Chicago, Illinois

Gregory L. Cvetanovich, MD
Orthopaedic Surgery Resident
Rush University
Department of Orthopaedic Surgery
Chicago, Illinois

Miguel S. Daccarett, MD
Assistant Professor of Orthopaedic Trauma and Sports
    Medicine
Department of Orthopaedic Surgery
University of Nebraska
Omaha, Nebraska

Matthew B. Dobbs, MD
Professor and Director of Strategic Planning
Department of Orthopaedic Surgery
Washington University School of Medicine
St. Louis, Missouri

Scott M. Doroshow, DO
Orthopaedic Surgery Resident
Philadelphia College of Osteopathic Medicine
Philadelphia, Pennsylvania

Kenneth A. Egol, MD
Vice Chair and Professor
Division of Orthopaedic Trauma, Department of
    Orthopaedic Trauma
NYU Hospital for Joint Diseases
New York, New York

Brandon J. Erickson, MD
Orthopaedic Surgery Resident
Rush University
Department of Orthopaedic Surgery
Chicago, Illinois

Yale A. Fillingham, MD
Orthopaedic Surgery Resident
Rush University Medical Center
Department of Orthopaedic Surgery
Chicago, Ilinois

Brian Forsythe, MD
Assistant Professor, Division of Sports Medicine
Midwest Orthopaedics at Rush, Rush University Medical
    Center
Chicago, Illinois

Rachel M. Frank, MD
Department of Orthopaedic Surgery
Rush University Medical Center
Chicago, Illinois

Nicole A. Friel, MD, MS
Resident, Department of Orthopaedic Surgery
University of Pittsburgh Medical Center
Pittsburgh, Pennsylvania

Todd Gaddie, MD
Resident, Orthopaedic Surgery
University of Nebraska Medical Center
Omaha, Nebraska

Leesa M. Galatz, MD
Professor, Orthopaedic Surgery
Department of Orthopaedic Surgery
Washington University in St. Louis
St. Louis, Missouri

Tad Gerlinger, MD
Associate Professor, Department of Orthopaedic Surgery
Rush University Medical Center
Chicago, Illinois

Hilton Phillip Gottschalk, MD
Vice-Chief
Pediatric Orthopaedic Surgery
Central Texas Pediatric Orthopaedics
Hand and Upper Extremity Program
Pediatric Orthopaedics
Dell Children's Medical Center
Austin, Texas

Joshua A. Greenspoon, BSc
Research Assistant
Steadman Philippon Research Institute
Vail, Colorado

Christopher E. Gross, MD
Assistant Professor
Department of Orthopaedic Surgery
Medical University of South Carolina
Charleston, South Carolina

Steven L. Haddad, MD
Senior Attending Physician
Department of Orthopaedic Surgery
Illinois Bone and Joint Institute, LLC
Glenview, Illinois

Erik Nathan Hansen, MD
Assistant Clinical Professor of Orthopaedic Surgery
Department of Orthopaedic Surgery
University of California, San Francisco
San Francisco, California

Bryan D. Haughom, MD
Resident
Orthopaedic Surgery
Rush University
Chicago, Illinois

Michael D. Hellman, MD
Resident, Department of Orthopaedic Surgery
Rush University Medical Center
Chicago, Illinois

Martin J. Herman, MD
Associate Professor of Orthopaedic Surgery and Pediatrics
Drexel University College of Medicine
Attending Physician at St. Christopher's Hospital for
    Children
Philadelphia, Pennsylvania

Jesse B. Jupiter, MD
AO/Hans-Joerg Wyss Professor
Department of Orthopaedic Surgery
Harvard Medical School
Massachusetts General Hospital
Boston, Massachusetts

Matthew Karam, MD
Assistant Clinical Professor
Department of Orthopaedic Surgery and Rehabilitation
University of Iowa Hospitals and Clinics
Iowa City, Iowa

Monica Kogan, MD
Assistant Professor of Orthopaedic Surgery
Residency Program Director
Director of Pediatric Orthopaedic Surgery
Rush University Medical Center
Department of Orthopaedic Surgery
Chicago, Illinois

Dawn M. LaPorte, MD
Associate Professor, Hand Division
Vice-Director, Education
Department of Orthopaedic Surgery
Johns Hopkins Hospital
Baltimore, Maryland

William N. Levine, MD
Frank E. Stinchfield Professor and Chairman of
    Orthopaedic Surgery
Head Team Physician, Columbia University Athletics
Chief, Shoulder Service
Co-Director, Center for Shoulder, Elbow and Sports
    Medicine
New York Presbyterian/Columbia University Medical
    Center
New York, New York

Joseph Marchese, MD
Resident Physician
Department of Orthopaedic Surgery
University of Connecticut Health Center
New England Musculoskeletal Institute
Farmington, Connecticut

J. Lawrence Marsh, MD
Chair and Department Executive Officer
Department of Orthopaedic Surgery and Rehabilitation
University of Iowa Hospitals and Clinics
Iowa City, Iowa

Robert Nelson Mead, MD, MBA
Resident, Department of Orthopaedic Surgery
Tulane School of Medicine
New Orleans, Louisiana

Samir Mehta, MD
Chief, Orthopaedic Trauma & Fracture Service
Department of Orthopaedic Surgery
University of Pennsylvania Health System
Philadelphia, Pennsylvania

Peter J. Millett, MD, MSc
Director of Shoulder Surgery
The Steadman Clinic and The Steadman Philippon
    Research Institute
Vail, Colorado

Daniel K. Moon, MD, MS, MBA
Massachusetts General Hospital
Assistant in Orthopaedic Surgery
Boston, Massachusetts

Justin T. Newman, MD
Orthopaedic Surgeon
Advanced Orthopaedics and Sports Medicine Specialists
Denver, Colorado

James Albert Nunley, MS, MD
J. Leonard Goldner Endowed Professor
Orthopaedic Surgery
Duke University
Durham, North Carolina

Michael J. O'Brien, MD
Assistant Professor of Clinical Orthopaedics
Division of Sports Medicine
Department of Orthopaedic Surgery
Tulane School of Medicine
New Orleans, Louisiana

Andrew Park, MD
Resident
Department of Orthopaedic Surgery
Washington University in St. Louis
St. Louis, Missouri

Amar Arun Patel, MD
Resident, Orthopaedic Surgery
University of Miami/Jackson Memorial Hospital
Miami, Florida

Maximilian Petri, MD
Research Fellow
The Steadman Clinic and Steadman Philippon Research
    Institute
Vail, Colorado

Marc J. Philippon, MD
Managing Partner, The Steadman Clinic
Co-Chairman, The Steadman Philippon Research Institute
Vail, Colorado

**Matthew T. Provencher, MD CAPT (Sel) MC
USNR**
Chief of Sports Medicine and Surgery, Massachusetts
    General Hospital
Head Team Physician and Medical Director New England
    Patriots
Professor of Surgery, USUHS
Visiting Professor, Harvard University
Boston, Massachusetts

Stephen M. Quinnan, MD
Associate Professor of Orthopaedic Surgery
Miller School of Medicine
University of Miami
Miami, Florida

Andrew Joseph Riff, MD
Resident Physician
Orthopaedic Surgery
Rush University Medical Center
Chicago, Illinois

Jeffery A. Rihn, MD
Associate Professor
Thomas Jefferson University Hospital
The Rothman Institute
Philadelphia, Pennsylvania

James W. Roach, MD
Professor of Orthopaedic Surgery
Department of Orthopaedics
University of Pittsburgh
Pittsburgh, Pennsylvania

Anthony A. Romeo, MD
Professor and Director of Section of Shoulder & Elbow
Midwest Orthopaedics at Rush
Department of Orthopaedic Surgery
Chicago, Illinois

Aaron G. Rosenberg, MD
Professor of Surgery
Department of Orthopaedic Surgery
Rush University Medical College
Chicago, Illinois

Felix H. Savoie, III, MD
Chairman, Department of Orthopaedic Surgery
Tulane School of Medicine
New Orleans, Louisiana

Jesse Seamon, MD
Orthopaedic Trauma Fellow
Department of Orthopaedic Surgery
Saint Louis University
St. Louis, Missouri

Daniel J. Stinner, MD
Orthopaedic Trauma Surgeon
Medical Director, The Center for the Intrepid
Department of Orthopaedics and Rehabilitation
San Antonio Military Medical Center
San Antonio, Texas

Philipp N. Streubel, MD
Assistant Professor
Department of Orthopaedic Surgery
University of Nebraska Medical Center
Omaha, Nebraska

Sophia A. Strike, MD
Resident, Department of Orthopaedic Surgery
Johns Hopkins Hospital
Baltimore, Maryland

Matthew P. Sullivan, MD
Resident
Orthopaedic Surgery
University of Pennsylvania
Philadelphia, Pennsylvania

Stephanie J. Swensen, MD
Resident Physician
Department of Orthopaedic Surgery
NYU Hospital for Joint Diseases
New York, New York

Ivan S. Tarkin, MD
Chief of Orthopaedic Trauma
Department of Orthopaedic Surgery
University of Pittsburgh Medical Center
Pittsburgh, Pennsylvania

Brandon M. Tauberg, MD
Resident, Department of Orthopaedic Surgery
Albert Einstein College of Medicine/Montefiore Medical
    Center
Bronx, New York

Nikhil N. Verma, MD
Orthopaedics Sports Medicine Physician
Midwest Orthopaedics at Rush
Professor, Department of Orthopaedic Surgery, Rush
    University Medical Center
Chicago, Illinois

Arvind von Keudell, MD
Resident
Harvard Combined Orthopaedic Surgery Residency
    Program
Harvard Medical School
Boston, Massachusetts

David Walton, MD
Foot and Ankle Fellow, Department of Orthopaedics
Duke University Medical Center
Durham, North Carolina

Jonathan P. Watling, MD
Resident Physician
New York Presbyterian/Columbia University Medical Center
Department of Orthopaedic Surgery
New York, New York

Michael C. Willey, MD
Clinical Associate Professor
Department of Orthopaedics and Rehabilitation
University of Iowa Hospitals and Clinics
Iowa City, Iowa

Jennifer Moriatis Wolf, MD
Professor
Department of Orthopaedic Surgery
University of Connecticut Health Center
New England Musculoskeletal Institute
Farmington, Connecticut

Paul Hyunsoo Yi, MD
Resident Physician
Department of Orthopaedic Surgery
University of California, San Francisco
San Francisco, California

Marc A. Zussman, MD
Assistant Professor, Department of Orthopaedic Surgery,
  Rush University Medical Center
Clinical Assistant Professor, Department of Surgery,
  University of Illinois
OrthoIllinois
Rockford, Illinois

目 录

第 1 章

诊断性膝关节镜手术技术

原著 Rachel M. Frank | Bernard R. Bach , Jr.

最少病例数要求

N=30（膝关节镜）

常用 CPT 码

- CPT 码：29850- 膝关节髁间棘和（或）胫骨结节骨折的关节镜辅助治疗，有或无手法复位；无内固定或外固定（包括关节镜检查）
- CPT 码：29851- 膝关节髁间棘和（或）胫骨结节骨折的关节镜辅助治疗，有或无手法复位；有内固定或外固定（包括关节镜检查）
- CPT 码：29855- 胫骨骨折的关节镜辅助治疗，近端胫骨（平台）；单髁骨折，包括内固定（包括关节镜检查）
- CPT 码：29856- 胫骨骨折的关节镜辅助治疗，近端胫骨（平台）；双髁骨折，包括内固定（包括关节镜检查）
- CPT 码：29860- 关节镜，髋关节，有或无滑膜活检诊断（单独的手术）
- CPT 码：29866- 关节镜，膝关节，外科手术；自体骨软骨移植（如镶嵌成形术；包括自体取骨）
- CPT 码：29867- 关节镜，膝关节，外科手术；异体骨软骨移植（如镶嵌成形术）
- CPT 码：29868- 关节镜，膝关节，外科手术；半月板移植（包括关节切开半月板置入术），内侧或外侧半月板
- CPT 码：29870- 关节镜，膝关节，诊断性，有或无滑膜活检（单独手术）
- CPT 码：29871- 关节镜，膝关节，外科手术；用于治疗感染，冲洗和引流
- CPT 码：29873- 关节镜，膝关节，外科手术；侧方松解
- CPT 码：29874- 关节镜，膝关节，外科手术；用于移除游离体或异物（如剥脱性骨软骨炎剥脱碎片、软骨碎片）
- CPT 码：29875- 关节镜，膝关节，外科手术；滑膜切除术，局限性（如滑膜皱襞或滑膜嵌夹切除术；单独的手术）
- CPT 码：29876- 关节镜，膝关节，外科手术；滑膜切除术，主要，两个或更多间室（如内侧或外侧）
- CPT 码：29877- 关节镜，膝关节，外科手术；关节软骨的清理 / 刨削（软骨成形术）
- CPT 码：29879- 关节镜，膝关节，外科手术；磨损关节的成形术（必要时包括软骨成形术）或多个钻孔或微骨折
- CPT 码：29880- 关节镜，膝关节，外科手术；半月板切除术（内侧和外侧，包括任何半月板刨削）
- CPT 码：29881- 关节镜，膝关节，外科手术；半月板切除术（内侧或外侧，包括任何半月板刨削）
- CPT 码：29882- 关节镜，膝关节，外科手术；半月板修复（内侧或外侧）
- CPT 码：29883- 关节镜，膝关节，外科手术；半月板修复（内侧和外侧）
- CPT 码：29884- 关节镜，膝关节，外科手术；粘连松解，有或无手法治疗（单独的手术）

- CPT 码：29885- 关节镜下，膝关节，外科手术；钻孔植骨治疗剥脱性骨软骨炎，有或无内固定（包括病变基底部的清理）
- CPT 码：29886- 关节镜，膝关节，外科手术；钻孔治疗骨软骨剥脱性病变
- CPT 码：29887- 关节镜下，膝关节，外科手术；钻孔、内固定治疗骨软骨剥脱性病变
- CPT 码：29888- 关节镜辅助下前交叉韧带修复/增强或重建
- CPT 码：29889- 关节镜辅助下后交叉韧带修复/增强或重建

常用 ICD9 码

- 715.16- 原发性局限性骨关节病，小腿
- 715.26- 继发性局限性骨关节病，小腿
- 715.36- 局限性骨关节病，原发性或继发性不明确，小腿
- 715.96- 骨关节病，未明确是全身性还是局部性，小腿
- 717.83- 陈旧性前交叉韧带断裂
- 844.2- 膝关节和腿扭伤和拉伤；膝交叉韧带
- 836.0- 内侧半月板/软骨撕裂，包括桶柄状
- 836.1- 外侧半月板/软骨撕裂，包括桶柄状
- 836.2- 半月板/软骨撕裂（半月型），未指定内侧或外侧
- 717.0- 内侧半月板桶柄撕裂
- 717.1- 内侧半月板前角紊乱
- 717.2- 内侧半月板后角紊乱
- 717.3- 内侧半月板的其他和未特指的紊乱
- 717.40- 外侧半月板紊乱，未指明
- 717.41- 外侧半月板桶柄撕裂
- 717.42- 外侧半月板前角紊乱
- 717.43- 外侧半月板后角紊乱
- 717.49- 外侧半月板的其他紊乱
- 717.5- 半月板紊乱，不属于其他分类

常用 ICD10 码

- M17.0- 双侧原发性膝关节骨性关节炎
- M17.1- 单侧原发性膝关节骨性关节炎
- M17.2- 双侧创伤后膝关节骨关节炎
- M17.3- 单侧创伤后膝关节骨关节炎
- M17.4- 其他双侧膝关节继发性骨关节炎
- M17.5- 其他单侧继发性膝关节骨性关节炎
- M17.9- 膝关节骨关节炎，未明确
- M23.5- 慢性膝关节不稳定
- M23.61- 其他自发的膝关节前交叉韧带断裂
- S83.5- 膝关节交叉韧带扭伤
- M23.20- 由于陈旧性撕裂或外伤导致的未明确的半月板紊乱
- M23.21- 由于陈旧性撕裂或外伤导致的内侧半月板前角紊乱
- M23.22- 由于陈旧性撕裂或外伤导致的内侧半月板后角紊乱
- M23.23- 由于陈旧性撕裂或外伤导致的内侧半月板其他部位紊乱
- M23.24- 由于陈旧性撕裂或外伤导致的外侧半月板前角紊乱
- M23.25- 由于陈旧性撕裂或外伤导致的外侧半月板后角紊乱
- M23.26- 由于陈旧性撕裂或外伤导致的外侧半月板其他部位紊乱

施行膝关节镜检对于骨科医师来说是一项至关重要的技能。除了极少数情况外，无论受训的骨科医师最终打算从事哪项专业，每年都会不可避免施行很多次膝关节镜检。在很多情况下，无论是对于致力于运动医学的医师还是从事普通骨科手术的医师，关节镜检都是手术操作的基础。施行彻底、准确和有效的膝关节镜检所需的手术技巧通常是在住院医师轮转训练早期建立的。由于工时所限，结合 2013 年 ACGME 对于低年资住院医师的要求，习得良好的基本操作技能、养成良好的操作习惯势在必行，以此为实行疾病状态下的治疗性的膝关节镜手术打下基础。本章的目的是为精确、彻底、有效施行诊断性关节镜提供最新的技术指导。值得注意的是，膝关节镜手术存在多种不同的定位导向技术，而本章仅介绍其中的一种。作者们想强调的是，读者需要熟练掌握至少一种膝关节镜常规操作的重要性，这样才能按照常规方法顺利施行膝关节镜检。

手术技术

手术室准备

- 确定所有所需的器械可用并都在手术间里。
- 确定所有的植入物、设备器械均可正常工作并已正确消毒。
- 确定所有显示器放在令术者舒服的地方。
- 确定显示器、充气式止血带、刨削系统可以正常工作。
- 将显示器放置于术者对面，大致与其头部同高。

患者体位

- 患者仰卧于手术台上，将膝关节放置于手术台折起处，或略低于手术台折起处。
- 即使预计使用充气止血的可能性很小，也应将止血带束于大腿根部，这样一旦术中出血也可从容应对；我们推荐在捆绑止血带前在大腿上缠上一些棉垫（以防组织压伤）；止血带压力通常设定于 250 ～ 300mmHg。
- 最好可以用塑料手术单（自粘贴膜）贴在止血带周围，为消毒液和止血带制造一个屏障。
- 将腿外侧挡板放置于手术台外侧并将挡板高度调至大腿中部水平，这样可以便于对内侧间室施以外翻应力进而易于操作。外侧挡板的位置应该允许术者站在手术床与患者踝关节之间（将大腿压向挡板）；通常，如果没有人来帮助术者，术者需要用自己的髋部将患者的小腿向外推。
  - 或者，也可使用环形腿托。放置位置与腿挡类似，环形腿托通常放置在止血带水平。
- 行麻醉下膝关节镜检前应先将患者置于合适的体位并进行查体，并以患肢进行一系列活动，如外翻/外翻应力，以此确定当前体位可以完成膝关节镜检。
- 可适当暂停来确定患者的安全并保证操作无误。

消毒铺巾

- 消毒方法可能因术者的习惯及其所在单位的习惯而异。作者通常令助手在无菌下抬起患者腿部，先用氯己定消毒，再用酒精消毒。

- 下肢铺巾要求如下：
  - 先在术侧腿下铺底单，底单应覆盖健侧腿。
  - 将带尾的自粘 U 形单环绕贴于大腿，位于消毒时铺的塑料铺巾的远端。
  - 防水的袜套应从患者足部至少缠绕至小腿中上部，并以 Coban 敷料（3M, Minneapolis, MN）缠绕防水袜套。
  - 在大腿中上段铺关节镜用下肢洞巾，以形成最终的无菌术野。关节镜洞巾的正中通常有一个特征性的孔洞，以此隔离术区。
  - 以关节镜专用铺巾将麻醉医师与术野隔离。
  - 铺巾前，应在患者躯干上方靠头侧放置 Mayo 手术器械台，在铺巾后此处可以用于术中放置关节镜。

解剖标志及入路

- 术中常用的解剖标志有髌骨、髌腱、股骨内外髁。
- 诊断性膝关节镜的标准入路包括前外侧（AL）入路，前内侧（AM）入路，内上（SM）入路及外上（SL）入路（图 1-1）。
  - 膝关节屈曲至 90° 时，膝关节解剖标志会更加明显。
- AL、AM 入路是用于诊断性膝关节镜的首选入路，SM、SL 入路虽然也较为常用，但并不如 AL 和 AM 入路常用。
- AL 和 AM 入路位于髌骨下方内下和外下象限的"软点"。
  - AL 入路：位于股骨外侧髁和胫骨近端平台外侧之间，通常为观察入路。
  - AM 入路：位于股骨内侧髁和胫骨近端平台内侧之间，通常为操作入路。
- SM、SL 入路分别位于髌骨内上、外上象限内侧约 4cm 处。
  - SM、SL 入路通常用于冲水。尽管通常不建立 SM、SL 入路，但这两个入路对于广泛滑膜切除及在行髌股关节面操作均有一定帮助。
- 其他入路：后内侧（PM）、后外侧（PL）入路在诊断性膝关节镜中虽然偶尔也有所应用，但是 PM、PL 入路还是主要用于关节镜下操作，比如后交叉韧带（PCL）重建术（图 1-2）。

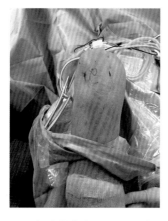

图 1-1　以右膝关节为例，图示诊断性膝关节镜检查的前内侧和前外侧入路的位置

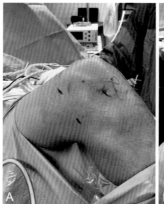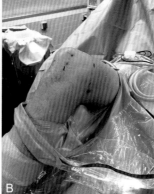

图 1-2　以右膝关节为例，图示诊断性膝关节镜检查的后外侧（A）和后内侧（B）入路的位置

- PM、PL 入路需在屈膝 90°时在关节镜指示下完成。
- PM 入路位于股骨内侧髁的后内侧缘，距关节线 1cm 处。
  - 该入路主要用于观察 PCL 及内侧半月板的后角。
- PL 入路位于关节线内侧 1cm、股骨外侧髁后方 1cm 处。建立该入路时需特别注意勿损伤股二头肌和腓总神经。
  - 该入路主要用于观察 PCL 及外侧半月板的后角。
- ■ 其他偶尔用于诊断性膝关节镜的入路包括经髌腱入路，近端内上方入路，辅助性（远端）内/外侧入路。

诊断性膝关节镜

- ■ 如果打算将 SM、SL 入路用作出水孔，则应首先建立这两个入路（图 1-3）。
- ■ 将膝关节伸直，以 11 号刀片在 SM、SL 入路的位置做 5mm 小切口。
- ■ 接下来，以钝头 Trocar 将出水套筒在入路点处置入髌上囊。
- ■ 成功插入套筒后，可向远端近端摇摆套筒以去掉缠绕在上面的黏膜。
- ■ 拔掉 Trocar 之后，通常关节液可以自套筒内流出，这说明套筒已成功置入关节内。

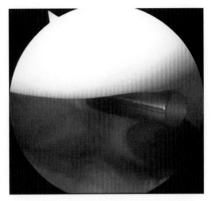

图 1-3　左膝关节镜照片可见髌股关节，流出管道管置于内上侧

- ■ 接下来，屈膝 90°，建立 AL 入路。首先以 11 号刀片在前述位点做切口。
  - 垂直、水平、斜行（沿 Langer 线）做切口均可，主要取决于术者的习惯。
  - 当做垂直切口时，应将刀刃指向头侧，以免伤及半月板。
- ■ 切开后，自切口处插入直的止血钳，以直钳扩张切口处皮肤及皮下组织，既要水平方向扩张，又要垂直方向扩张。
- ■ 然后，用钝头 Trocar 将关节镜套筒置入，并将其指向髁间窝。
- ■ 将膝关节完全伸直，将 Trocar 自髌骨下方插至髌上囊。
- ■ 将套筒置入髌上囊的时候可以适当旋转套筒以便套筒插入，这样做还可以一定程度上避免医源性软骨损伤。
- ■ 将入水管连接至套筒上，拔出 Trocar 并插入 30°镜。
- ■ 此时，术者需确认出水管成功插进了关节腔内（而不是卡在了关节滑膜上），必要时应拔出套筒重新插入。
- ■ 最后，术者应调节镜头焦距至画面清晰。在髌上囊位置，可以观察有无游离体、髌上黏膜褶皱或滑膜增生等。
- ■ 轻轻后撤关节镜，观察髌股关节（图 1-4、图 1-5）。
- ■ 镜头指向正上方，并分别向内外侧旋转镜头以观察髌骨的内外侧关节软骨。
- ■ 关节镜指向外侧，镜头旋转 30°并轻轻后撤镜头，以观察髌骨在股骨髁间窝的关系。助手此时应自伸膝位屈曲膝关节，以便观察整个股骨髁间沟。

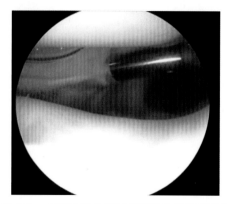

图 1-4　左膝伸直位髌股关节的关节镜下所见

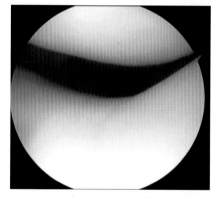

图 1-5　左膝轻度屈曲位髌股关节的关节镜下所见

- 此时观察股骨髁的最上部。
- 将膝关节恢复至完全伸直，将关节镜向深处置入，越过髌骨并偏向外侧，进入外侧沟。此时镜头应指向内侧。
- 术者向上抬起镜体并后撤，观察外侧沟。
- 关节镜越过外侧沟的黏膜褶皱并向内侧移动，直到在腘窝内观察到腘肌腱。
- 看到黏膜褶皱后，应抬起关节镜以观察腘窝。
- 股骨髁骨赘和紧张的外侧支持带可能使观察变得困难。
- 检查者可以从膝关节腔外叩打膝关节后外侧，以观察游离体。
- 推荐在存在不稳的病例里同时观察 PCL。
- 在膝关节尚处于伸直位时将关节镜放至髌上囊，并伸向内侧，观察内侧沟。
- 镜头应指向下。
- 术者抬起镜身并后撤镜体，进入内侧沟。
- 再次观察黏膜褶皱，并可能看到黏膜皱襞。
- 接下来，关节镜进入内侧间室。
- 从内侧沟开始，关节镜稍微回撤并横向移动，将膝关节置于屈曲位并保留约 10° 的外旋。
- 向腿部施加外翻应力，然后将摄像机指向后方，观察内侧间室。
- 在此处，将 18 号腰穿针放置在 AM 入路处，并在关节镜下进行观察（图 1-6）。
- 然后用 11 号手术刀建立 AM 入路，做一 5mm 切口，再次垂直、水平或斜向观察。
- 对于存在已知的外侧半月板撕裂的患者，可以将通道放置在相对于行内侧半月板修复时更靠上的位置，可能会有帮助。
- 在建立 AM 入路后，将探针插入中间间室（图 1-7）。
- 为便于操作，外科医师应抬起手，将探针对准地板以操作内侧半月板的后角。
- 如果探头不容易进入内侧间室，则需将膝关节屈曲，检查切迹处并与探针呈三角形位置。双手应处于同一垂直水平。
- 记住，摄像头与关节镜间成 30° 角。
- 一旦观察到探针，即可用前述的动作来重新进入内侧间室。
- 用探针仔细沿内侧半月板的上、下表面检测，评估是否存在撕裂。
- 在外翻应力的作用下将膝关节完全伸直，并在向内进镜的同时向上举起关节镜，以此改善后角的观察效果。

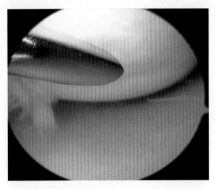

图 1-6　左膝关节镜照片，为建立前内侧入路针的位置

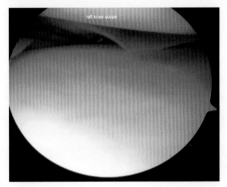

图 1-7　左膝关节镜照片，评估内侧半月板

- 在内侧间室时旋转镜头，以观察和探查整个半月板。
- 观察后角最好的视角是向切迹里观察。
- 向下旋转镜头，以评估胫骨平台软骨的情况。将膝关节从伸直的状态进行屈曲，并向上移动关节镜，以此观察股骨内侧髁。
- 接下来，观察髁间窝。
- 屈膝 90°，将腿从手术台上垂下来。
- 将摄像头从内侧间室指向髁间窝。
- 用镜头向上、向外侧扫视，以观察整个髁间窝的拱顶。
- 到达切迹外侧后，可以略后撤关节镜，观察前交叉韧带（ACL）。
- 探针此时可通过 AM 入路进入，探查 ACL。
- ACL 在股骨外侧髁上的附着点应完好无损（图 1-8）。
- 用探针横向牵拉 ACL，以显露 PCL（图 1-9）。

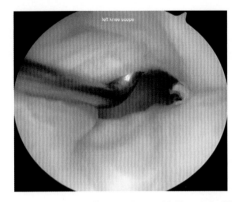

图 1-8　左膝关节镜照片，评估前交叉韧带

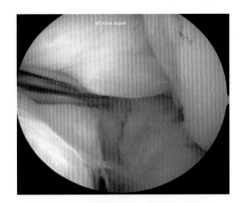

图 1-9　左膝关节镜照片，以探针对前交叉韧带施以一定张力以评估前交叉韧带

- 如果疑似由于髌后脂肪垫的遮挡而很难看到髁间窝，可以使用刨刀清理髌骨后脂肪垫。
- 接下来，观察外侧间室。
- 为了将镜头从髁间窝移动到外侧间室，可将关节镜停放在股骨外侧髁下方水平，并将探针放置在"停车点"三角形内。所谓"停车点"三角，就是由 ACL 外侧缘股骨外侧髁的内缘、外侧半月板的前角构成的三角形结构。

■ 将膝关节屈曲、内翻、内旋，摆成 4 字的腿型。

■ 将术侧脚放在对侧腿的胫骨前部。

■ 当腿摆放成 4 字后，握持关节镜的手应该外旋，旋转约 90°，用摄像头指向后方。

■ 这样，即可维持外侧间室的正确视角。观察并探查整个外侧半月板，尤其是后角，此处的撕裂经常会被漏掉（图 1-10 和图 1-11）。

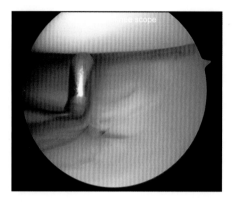 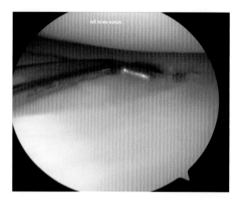

图 1-10　左膝关节镜照片，评估外侧间室　　　图 1-11　左膝关节镜照片，评估外侧半月板

■ 持镜手应向天花板方向抬起并向后推，以便于充分观察。轻柔增加内翻应力有助于打开该区域。

■ 腘肌腱裂孔应清晰可见。

■ 外侧半月板的后角天然比内侧半月板的后角松弛。

■ 轻柔地向侧面移动摄像头，镜头指向侧面，观察半月板的中段，然后观察前角。

■ 为了更好地观察前角，可将摄像头缓慢、轻柔地后撤。

■ 通过 AM 入路有时能更好地观察前角。

■ 随后评估胫骨平台和股骨外侧髁关节面。

后方诊断性膝关节镜

后方间室（图 1-12）

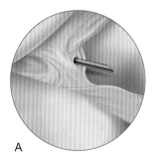 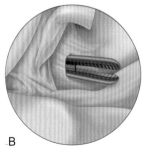 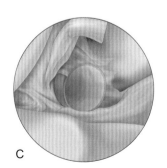

A　　　　　　　　　B　　　　　　　　　C

图 1-12　示意图显示了建立后内侧入路，包括用腰穿针在直视下定位入路位置 (A)；钝性分离入路进入关节囊（本例使用止血钳)(B)；插入塑料套管完成入路建立 (C)

■ 尽管许多作者同意将后方膝关节镜检查应作为大多数（如果不是全部的话）诊断性关节镜检的一部分，观察膝关节后方间室对于评估游离体和修复半月板根部的撕裂更加有帮助。

■ 为了进入膝关节后内侧和后外侧间室，通常可采用改良的 Gillquist 手法。

　● 此手法称为对侧穿越手法。

■ 为了显示后内侧间室，可将膝关节成 90°屈曲，通过 AL 入路向股骨内侧髁的前外侧壁放置钝 Trocar。

■ 将闭孔器在后外侧缓慢插入，同时将膝关节缓慢伸展，直至其"弹入"股骨内侧髁和 PCL 之间的间隙；可以使用外翻的应力来帮助进入。

■ 注意避免损伤 PCL 及髁间窝的内侧壁。

■ 通过 Trocar 置入关节镜。也使用同样的技术进入后外侧间室。将 Trocar 置入 AM 入路，轻轻推压并通过股骨外侧髁的内侧与 ACL 之间的间隙推进；施加内翻应力帮助镜头进入。只要术者感到舒适，可以使用关节镜直接代替钝 Trocar。通常，使用 70°镜有助于观察后关节腔。

■ 作者还发现，同侧穿越手法有助于进入后方间室。

■ 当进行此操作时，关节镜从 AL 入路放置，并在 ACL 起点和髁间窝外侧壁之间滑入；相反，AL 入路可用于滑入 PCL 和髁间窝内侧壁之间的后内侧入路。

■ 取决于视角和关节的相对松紧度，从 70°（即图 2-4 位置）到 30°的不同程度的膝关节屈曲可以便于上述操作。

■ 尽管对侧穿越手法通常更易于操作，但有时可能在内侧或外侧间室中出现较大的游离体，这使得创建辅助性的 PM 或 PL 入路的视角变得困难。

■ 一般来说，进入后方间室可能是必要的，如半月板囊撕裂、半月板根部撕裂修复、游离体、PCL 重建时观察后交叉韧带止点、滑膜切除及其他不常见的情况下，进行后关节囊松解或贝克囊肿减压等。

手术步骤小结

①髌上囊。	⑥内侧间室。
②髌股关节。	⑦髁间切迹。
③滑车沟。	⑧交叉韧带。
④内侧沟。	⑨外侧间室。
⑤外侧沟。	⑩后方间室。

技术要点

● 髌上囊→摄像头位于 12 点钟处以便于在回撤镜头时可以观察到近端髌骨入路的位置

● 髌股关节→摄像头位于侧方，摄像头横向倾斜 30°。

● 滑车沟→摄像头位于 6 点钟处。

● 外侧沟→摄像头看向内侧，当看到滑膜皱褶时，向上抬起关节镜。

● 内侧沟→摄像头位于 6 点钟处或者看向内侧。

● 内侧间室→在髁间窝处镜头看向外侧；在膝关节绷紧的情况下，摄像头可能还需要向上看。

- 通过将关节镜放置在半月板前角内侧可以用第二种方法来观察半月板后角。
- 髁间切迹→前交叉韧带股骨止点最佳的视角是将摄像头置于 10 点钟处或 2 点钟处。
- 外侧间室→摄像头位于 12 点钟以观察半月板后角，将摄像头向侧向旋转以检查半月板体部和前角。

所需器械

- 止血带
- 30°关节镜
- 关节镜塔、供水系统、泵、管路
- 关节镜抓钳、剪刀
- 关节镜探针、Wissinger 棒、转换棒、打结器
- 套管
- 腰穿针

常见问题（需要联系上级医师）

- 入路的位置太低，会出现半月板损伤的风险，并不利于充分观察内侧关节。
- 脂肪垫的过度扩张可能导致出血，并增加术后疼痛。
- 过度的外翻应力可导致内侧副韧带损伤。
- 太过粗暴、频繁置入 Trocar、关节镜或探针可能会对关节软骨造成医源性损伤。
- 僵直膝可能会使进入内外侧沟变得十分困难；在这些情况下，可以从髌股关节处开始，通过髁间窝进入间室，这样可能会有助于操作。
- 在内外侧沟处应谨慎使用射频；因为射频离皮肤太近会引起皮肤烧伤水泡。

术后康复

第 1～2 周：术后 48 小时后，如果可耐受可以负重。

运动范围（ROM）：在可耐受的范围内，通过被动活动，主动活动和阻抗式 ROM 训练进行锻炼（目标：术后 2 周后应可完全伸直，术后 6 周时应可屈膝 130°）。

每日活动髌骨。

力量：股四头肌等长收缩，直腿抬高（SLR），足跟滑动等。

踝和髋的力量训练没有限制。

仪器治疗：电刺激、超声、训练前后热疗、训练前后冷疗。

第 2～6 周：

ROM：继续进行日常 ROM 训练（目标：可耐受的范围内增加 ROM）。

力量：增加全弧的闭链运动；增加滑轮负重、治疗弹力带等；进行力量运动活动（靠墙蹲、弓步蹲、平衡球、卷腿、压腿、增强式训练、深蹲、核心力量）。

继续骑固定自行车和户外自行车训练以锻炼 ROM、力量和心肺功能。

仪器治疗：电刺激，超声波，训练前后热疗、训练前后冷疗。

术后随访

7～10 天：第一次术后随访，拆线并检查 ROM。

4～6 周：第二次术后随访，检查步态、活动度和力量。

8～10 周：最后一次术后随访。

推 荐 阅 读

1. Frank RM, McCormick FM, Harris JD , et al. Diagnostic knee arthroscopy: surgical technique. ＜ http://orthoportal.aaos.org/oko/article.aspx?article ＝ OKO_SPO079#abstract ＞ ; 2014. Accessed 16.02.15.

2. Ward BD, Lubowitz JH. Basic knee arthroscopy part 1: patient positioning. Arthrosc Tech. 2013; 2(4): e497-e499 . doi:10.1016/j.eats.2013.07.010.

3. Ward BD, Lubowitz JH . Basic knee arthroscopy part 2: surface anatomy and portal placement. Arthrosc Tech. 2013; 2(4): e501-e502. doi:10.1016/j.eats.2013.07.013.

4. Ward BD, Lubowitz JH. Basic knee arthroscopy part 3: diagnostic arthroscopy. Arthrosc Tech. 2013; 2(4): e503-e505. doi:10.1016/j.eats.2013.07.012.

5. Ward BD, Lubowitz JH. Basic knee arthroscopy part 4: chondroplasty, meniscectomy, and cruciate ligament evaluation. Arthrosc Tech. 2013; 2(4): e507 - e508. doi:10.1016/j.eats.2013.07.011.

6. Jackson RW. Arthroscopic surgery. J Bone Joint Surg Am. 1983; 65(3): 416-420.

7. Kramer DE, Bahk MS, Cascio BM, Cosgarea AJ. Posterior knee arthroscopy: anatomy, technique, application. J Bone Joint Surg Am. 2006; 88(suppl 4):110-121. doi:10.2106/JBJS.F.00607.

8. Morin WD, Steadman JR. Arthroscopic assessment of the posterior compartments of the knee via the intercondylar notch:the arthroscopist's field of view. Arthroscopy. 1993; 9(3): 284 - 290.

第 2 章

诊断性肩关节镜手术技术

原著　Rachel M. Frank | Brian J. Cole

最少病例数要求

N=20（肩关节镜）

常用 CPT 码

- CPT 码：29805- 关节镜，肩关节，诊断性，有或无滑膜活检（单独的手术）
- CPT 码：29806- 关节镜，肩关节，手术；关节囊缝合术
- CPT 码：29819- 关节镜，肩关节，手术；移除游离体或异物
- CPT 码：29820- 关节镜，肩关节，手术；滑膜切除术，部分切除
- CPT 码：29821- 关节镜，肩关节，手术；滑膜切除术，完全切除
- CPT 码：29822- 关节镜，肩关节，手术；关节腔清理，有限的
- CPT 码：29823- 关节镜，肩关节，手术；关节腔清理，广泛的
- CPT 码：29825- 关节镜，肩关节，手术；松解和粘连切除，有或无手法松解
- CPT 码：29826- 关节镜，肩关节，手术；肩峰下间隙减压术及肩峰部分成形术，有或无喙肩峰松解

常用 ICD9 码

- 715.91- 退行性关节疾病 (DJD)/ 骨关节炎 (OA) 肩膀
- 716.91- 肩袖撕裂关节病
- 715.11- 肩锁 (AC) 关节炎
- 840.4- 肩袖撕裂，创伤性肩袖 (关节囊) 扭伤
- 840.7- 从前到后的上盂唇撕裂 (SLAP)，上盂唇损伤
- 840.0-AC(关节)(韧带) 扭伤
- 840.9- 肩关节扭伤，肩和上臂关节扭伤，部位不明
- 718.31- 复发性肩关节脱位
- 726.0- 冻结肩，肩关节粘连性关节囊炎
- 718.41- 肩关节挛缩，肩关节区域性挛缩
- 718.11 - 肩关节游离体，肩关节部位游离体
- 718.01 - 肩软骨问题，涉及肩关节区域的关节软骨紊乱

常用 ICD10 码

- M19.01- 原发性骨关节炎，肩
- M19.11- 创伤后骨关节炎，肩
- M75.1- 肩袖撕裂或破裂，未指定为外伤性
- S43.43- 上盂唇病变

- S43.5- 肩锁关节扭伤
- S43.0- 肩关节半脱位
- M75.0- 肩周炎
- M24.51- 肩关节挛缩
- M24.01- 肩关节游离体
- M24.11- 其他关节软骨疾病，肩部

　　施行基本的诊断性肩关节镜是骨科医师的一项关键技能。除了少数例外情况，无论骨科医师最终决定专攻哪个领域，每年都可能施行多次肩关节镜检。在许多情况下，尤其是对于专门从事肩肘外科、运动医学或普通骨科手术的外科医师来说，肩关节镜检仍然是最常见的手术之一。彻底、准确和有效的肩关节镜检所需的手术技巧通常是在住院医培训早期习得的。由于工时的限制，加上 2013 年美国毕业后医学教育认证委员会（ACGME）对低年资住院医师实施技能培训要求，在最初的培训中养成良好的操作习惯的重要性比以往更加重要。这是施行关节镜治疗手术的基础。本章的目的是为了施行彻底、准确、有效的诊断性肩关节镜提供最新的技术要点。在本章中，作者介绍了在沙滩椅（BC）位和侧卧（LD）位进行肩关节镜诊断的基本技术。通过适当的术间设置和体位摆放，上述两种体位均可用，同时并发症发生率均较低。沙滩椅位的优点是易于中转为开放手术，侧卧位的优势则是允许在关节盂上较低的位置缝合锚钉。值得注意的是，有许多不同的技术被用来进行有效的肩关节导航定位，这里只介绍众多技术中的一种。这里作者希望强调的是，读者们需要明白习得并养成标准的操作习惯对于施行诊断性肩关节镜的重要性，以便对每个肩关节以常规的方式施行手术。

手术技术

手术室准备

- 确保所有需要的设备都在术间里。
- 确保所有植入物和器械均可用并且无菌。
- 确认显示器的摆放位置令术者舒适。
- 确认显示器、泵和刨刀系统可以正常工作。
- 显示器应放置在术者的头部高度，位于术者对面。

患者体位

沙滩椅位
- 将腿垫牢固地放在患者臀部，以确保患者臀部和背部紧靠沙滩椅；这种体位固定方式可防止对坐骨、下背部和骨盆等处造成压伤。
- 为患者戴上面罩，注意不要阻塞气道；注意保护眼、耳和鼻。
  - 如果不使用面罩，则可将手术巾放在前额处并用胶带将患者头部固定在中立位。
- 而后，团队一起努力将患者从仰卧位变换至沙滩椅位（床头抬高约 60°）。确认气道和

面罩维持于安全的位置，并确认护腿垫紧贴患者臀部，同时患者背部紧贴手术台。

■ 调整手术台的上部，以改善肩部后方的显露。为了良好显露通常需要将手术台的背部向健侧肩部滑动，同时将患者的躯干向术侧移动。确认患者的头部和颈部保持在中立位。

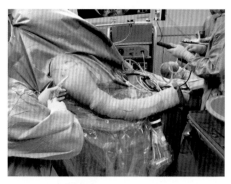

图 2-1　术中照片示以沙滩椅位行肩关节镜时的最终位置

■ 将叠好的手术巾放在同侧肩胛骨的内侧缘后方，将肩胛骨固定于手术台上。

■ 在手术所需的运动范围（ROM）内活动肩关节。

■ 确认患者的膝和肘有合适的衬垫包裹。

■ 将手术台旋转 45°～90°，以便麻醉团队和手术团队可以更好地操作患者（图 2-1）。

侧卧位

■ 在转运之前，需确保豆袋已放置在手术台上。豆袋的上下应各铺手术巾。

■ 将患者转移到手术台上。

■ 团队一起努力将患者在豆袋上翻身成侧卧位，术侧肢体向上。

■ 将腋垫放置在患者身下，位于腋窝远端 2～3 指宽处抵靠肋骨。这种腋垫放置方式可以最大限度地减少压迫神经。

■ 根据需要放置豆袋，以确保显露良好，并便于操作肩部及所有入路。

■ 给豆袋充气。

■ 用厚胶带将豆袋固定牢固，并注意保护患者皮肤。

■ 将骨性突起垫好，尤其是前臂和小腿的尺神经和腓神经处。

■ 在两腿间放置一个枕头，以减少对双腿的压迫。

■ 将手术台旋转 45°～90°，以便麻醉团队和手术团队进行操作（图 2-2）。

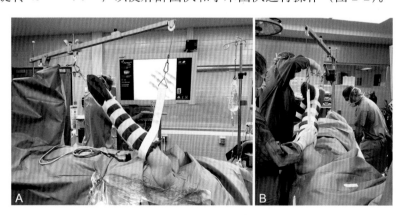

图 2-2　术中照片示在侧卧位牵引下行肩关节镜（A.30°～40° 外展；B.20° 前屈）所用的牵引装置

消毒铺巾

■ 将两个塑料手术巾（自粘 U 形单）放置在肩部周围（一个从近端向远端铺，另一个从远端向近端铺），以将无菌的消毒液和患者的非无菌部分隔离开。

■ 根据术者 / 单位的偏好进行消毒。作者通常先使用酒精消毒，然后用氯己定消毒。用

Kerlix 纱布（Covidien，Minneapolis）环绕手指，将手臂悬吊在"糖果手杖"手臂架上。

- 对患肢进行分层铺巾，如下所述：
  - 在患者身体上放置一张底单。
  - 在肩关节的上下方各放置一张 U 形单，U 形单分开的尾部朝向手臂。这样，铺巾的粘合部分就在手术区域和消毒前放置的塑料铺巾之间形成了一道屏障。铺巾时注意维持宽敞的操作空间，以免"把自己铺出术区"。
  - 用无菌巾抓住手腕，让巡回护士从手指上取下 Kerlix，并拆下"糖果手杖"手臂架。
  - 用防水袜套沿手、腕和前臂覆盖至肘部，而后用 Coban（3M, Minneapolis, MN）绷带包裹袜套。
  - 将关节镜肢体洞巾覆盖在手臂上，尽可能靠近由 U 形单所形成的屏障，从而建立最终的无菌区。这种铺巾的中心通常有一个洞，为术区和塑料方型集水袋提供了密封，便于在手术过程中收集液体。集水袋应朝向地面，以便更加有效地收集液体。
    - 用关节镜肢体铺巾来隔离术区和麻醉团队。
  - 将 Ioban 胶带（3M）绕着肢体铺巾粘合一周，在铺巾和无菌区间制造一道屏障。

沙滩椅位

- 在沙滩椅位，手臂可以①自由放置，由助手托举或以 Mayo 架固定；或②放置在肢体固定架中。
- 如果手臂自由放置，在没有助手帮助的情况下，可用铺好无菌巾的 Mayo 架将手臂固定就位。
- 如果使用手臂支架，则需将支撑臂的附件部分通过标准手术台的 Clark 导轨固定到手术台上，并以无菌巾覆盖。而后将术侧前臂放入所提供的泡沫手臂支架中。然后将垫好的手臂架用 Coban 绷带包裹好，并放置于手臂支架上，可以根据外科医师的喜好用手臂支架本身或脚踏板进行调整。

侧卧位

- 在侧卧位，将手臂放入侧卧位牵引装置中。
- 值得注意的是，应在铺巾前将牵引塔放置到位（图 2-2）。该系统使用悬挂在远离工作区的滑轮牵引索上的重量提供牵引。沿牵引索走行设置几个定位器，以便根据需要调整长度、屈曲、外展等。
- 将手臂放入泡沫垫手臂套中，注意保护桡神经浅支。

> 技术要点：可在此处放置额外的腹部（ABD）棉垫，以增加保护。

- 使用 Velcro（Velcro USA Inc., Manchester, NH）将袖套固定在前臂，使用带绳索的无菌 S 形钩将泡沫垫系统连接到牵引系统上。然后，由助手（非无菌的）调整悬吊系统和牵引重量，以提供适当的牵引力和合适的体位。目标是将手臂维持于 30°～40° 的外展及 20° 的前屈位（图 2-2）。
- 或者，也可以在腋下放置卷起的手术巾以扩张关节，这样就不需要双牵引装置。

> 技术要点：需要小幅度屈曲和外展以进入肩峰下间隙。

解剖标志和入路

- 用不可擦的记号笔画出以下解剖标志：肩峰（"切迹"和后缘、侧缘）、锁骨、喙突、肩锁关节。
- 诊断性关节镜的标准入路如下所述（图 2-3 和图 2-4）。可用局部麻醉药进行切口周围浸润麻醉。

技术要点：腋神经通常位于后入路下方 3cm，肩胛上神经位于后入路内侧 2cm。

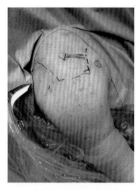

图 2-3　沙滩椅位行诊断性肩关节镜所需的解剖标志

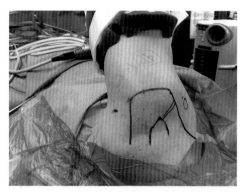

图 2-4　沙滩椅位行诊断性肩关节镜所需的解剖标志

- 后入路：标准的观察入路位于肩峰后外侧缘的下方 2cm、内侧 1cm 处，即所谓的"软点"处。在侧卧位上，其位置通常略高于沙滩椅位时的位置。触诊软点时，可将示指尖放在"切迹"处，将中指尖放在喙突上，这时拇指就会自然地位于软点处。这一手法对于定位是很有帮助的。解剖上，这个入路位于冈下肌（IS）的下缘，或位于 IS 和小圆肌之间。建立入路时在此处刺入 18 号腰穿针，针尖瞄准喙突，将生理盐水注入关节（图 2-5 和图 2-6）。然后切开皮肤和皮下组织，插入钝头 Trocar。在插入 Trocar 和内镜时，需将其瞄向喙突的方向。尝试触诊肩胛骨边缘和肱骨头间的连接处，然后将 Trocar 轻轻地"推"过后侧的肩袖。记住这个切口是用来从后方进入肩峰下间隙的（图 2-7）。

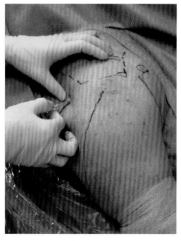

图 2-5　在沙滩椅位从后入路向盂肱关节穿刺注水

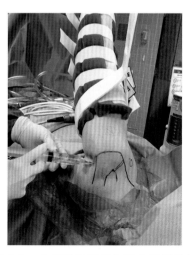

图 2-6　在侧卧位从后入路向盂肱关节穿刺注水

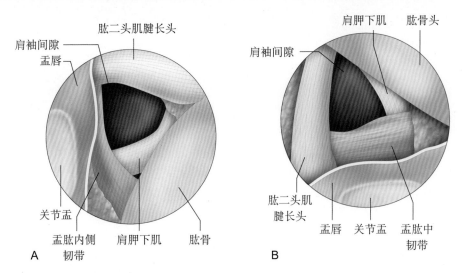

图 2-7　在诊断性肩关节镜检中，从后方观察时，比较沙滩椅位（A）和侧卧位（B）时，盂肱关节示意图。可见结构包括关节盂、肱骨头、盂唇、肱二头肌腱长头、肩袖间隔、肩胛下肌腱和盂肱中韧带

- 前入路（图 2-8 和图 2-9）：标准前方工作入路位于肩峰前缘下方约 1cm 处，位于肩峰前外侧缘与喙突之间；该入路的位置可根据拟行的手术进行调整。这个入路可以通过一个内-外（以针头定位）技术或通过外-内（即将后方套筒推进到肩袖间隙，将 Wissinger 杆穿过套管，并穿出前方软组织）技术建立。切开皮肤皮下，途经三角肌、胸大肌，最终到达肩袖间隔（冈上肌和冈下肌之间）。该入路位于肱二头肌腱长头外侧，位于盂肱中韧带（MGHL）外侧。

> 技术要点：建立入路时需位于肩峰外侧以避免神经血管损伤。

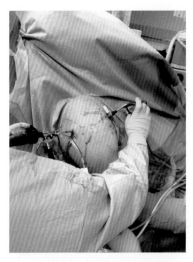

图 2-8　术中照片示沙滩椅位的前后入路

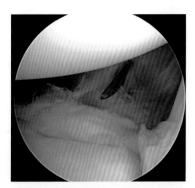

图 2-9　术中照片显示前入路的建立（侧卧位，左肩，从后方观察）

- 外侧入路：通常用于肩胛下间隙的手术，该入路是通过直视下针头定位（从后方观察）

建立的。将腰穿针沿肩锁关节后部走行方向刺入肩峰外缘的外侧 1～2cm 处。切开皮肤和皮下组织，将钝头 Trocar 通过三角肌插入肩峰下间隙。

- 根据拟行的手术，还可以建立几个辅助入路：
  - 前上入路：该入口有助于 Bankart 损伤修复、SLAP 损伤修复及用于后盂唇修补过程中的观察。这个入路是用外 - 内技术建立的，类似于前述的标准前入路。这个入路位于肩锁关节前缘的正下方，在冈上肌前缘正前方处进入关节。在建立此入路后，需使用螺纹套管来防止液体外渗到关节周围软组织。
  - 前下方入路（5 点钟方向入路）：该入路也有助于进行 Bankart 损伤修复，通常经皮直接建立，穿过肩胛下肌（经肩胛下肌）。这个入路通常使用腰穿针定位而后经皮建立，不使用套管。
  - Neviaser 上入路：该入口有助于进行肩袖损伤修复、SLAP 损伤修复和肩胛上神经减压术。该入路通常位于由锁骨（前）、肩胛棘（后）和肩峰（侧）构成的软点处，此处也被称为"切迹"。该入路穿过斜方肌，并在冈上窝内从内瞄向外。入点应适当偏内侧，注意避免损伤肩胛上神经。
  - Wilmington 入路：该入路有助于进行 SLAP 损伤修复，入点位于肩峰后外侧角外侧 1cm、前方 1cm 处。这个入路通常是经皮建立的，用腰穿针定位；不使用套筒。

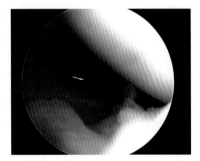

  - 后外侧入路（7 点钟方向入路；图 2-10）：该入路有助于前、后方不稳定的修复，通常穿过小圆肌或低于小圆肌，经皮建立。由于该处靠近腋神经，故建立该入路时应在放置套管前先使用扩张器进行扩张。
  - 经典的诊断性关节镜检使用标准的后入路和标准的前入路，根据拟行的手术，可向上或向肩胛内侧略偏。

图 2-10　术中照片示 7 点钟方向入路的建立（侧卧位，左肩，从后方观察）

诊断性肩关节镜

- 标准的 30°关节镜可用于诊断性关节镜检；但 70°关节镜很可能对于全面评估前陷关节囊和下关节囊也十分有帮助。
- 无论患者的体位如何，均应对每个患者的盂肱关节和肩峰下间隙进行常规的诊断性关节镜检查。应该从标准的后方观察入路和标准的前方工作入路对一些结构进行仔细的检视。通过从不同的角度对盂肱关节的解剖结构进行检查可以让我们识别到所有的病理学改变。
- 此外，一些结构应既从关节侧（在盂肱关节内）又从关节囊侧（在肩峰下间隙内）进行观察。
- 如前述建立了标准的后、前入路后，应从后入路观察如下几个结构：
  - 肩袖间隙：允许观察肱二头肌腱长头（LHBT）、盂肱上韧带（SGHL）、盂肱中韧带（MGHL）和肩胛下肌腱。
  - 向下旋转摄像头，以充分观察肩胛下肌腱和肩袖间隙下方的盂肱关节的前部。
  - 将摄像头向上旋转，以查看 LHBT、上方盂唇和 LHBT 锚定点。此时，可以通过前入路插入探针，并且可将 LHBT "拉" 入关节（从 LHBT 的上部向关节内拉出），以评估 LHBT 的病损（如 "唇膏损伤"）。以探针探查盂唇的上半部，以评估 SLAP 撕裂与正常的 SLAP 解剖变异。

- 通过将手臂从内收 / 中立位变换到 90° 外展 – 90° 外旋（ER），可以在肩关节盂上部看到 LHBT 盂唇侧附着点的 "剥离损伤（peel back lesion）"。
- 在肩袖间隔的上部找到 SGHL，通常与 LHBT 伴行。
- MGHL 外观多变，看上去从结构清晰的结构到一个条索状结构（Buford 复合体，条索状的 MGHL，直接止于 LHBT，留下一个没有盂唇的关节盂的 "裸" 区），甚至可能是一个变细不明显的结构。

- 轻轻地将视野推进进入关节，然后向下转动镜头，以便更好地观察关节的前方和下方结构，包括肩胛下肌腱、MGHL、盂肱前下韧带（AIGHL）、前下盂唇和前下关节囊。可用探针探查这些结构并评估是否存在不稳定，注意不要损伤肱骨头或关节盂的关节软骨。
  - 肩胛下肌卷曲的上缘定义了肩袖间隔的下缘。
  - 前盂唇不稳，以及可能存在的前下盂唇套袖状撕裂（ALPSA），是肩关节前方不稳的表现。
  - 一定要看到肩关节盂肱韧带的肱骨附着点，以排除盂肱下韧带肱骨部撕脱（HAGL）损伤或反向 HAGL 损伤。
- 在不向外拔镜头的情况下，先向下再向后移动镜头，这样可以评估 AIGHL、下关节囊、后隐窝（图 2-11）和盂肱后下韧带（PIGHL）。
- 下关节囊和后隐窝常有游离体。
- 在缓慢后退关节镜时，需小心不要从关节内退出。将镜头向上旋转，握着内镜的手可以轻轻向下，这样摄像头就可以看到后上肩袖（冈上肌和冈下肌）的关节面。
- 当镜头仍在后入路时，向前转动镜头，观察关节盂的关节面（包括裸点）和肱骨头关节面（包括裸区）。注意不应将其与 Hill-Sachs 病变相混淆。轻轻向内、外旋转肱骨，观察整个肱骨头。
  - 记录所有关节软骨软化、裂隙或碎裂（图 2-12）。

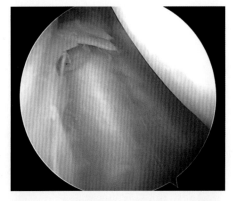

图 2-11　关节镜照片示后隐窝（沙滩椅位，右肩，从后方观察）

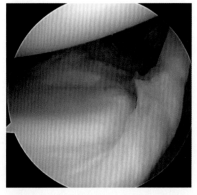

图 2-12　关节镜照片示盂肱关节（沙滩椅位，右肩，从后方观察）

- 接下来，轻轻地从后入路中撤出关节镜，转而从前入路处的套管置入，以便更好地观察后盂唇、PIGHL 和后方关节囊。再次用探针探查这些结构并评估是否存在不稳定，注意不要损伤肱骨头或关节盂的关节软骨。
- 仍将关节镜留在前入路，向前转动镜头以观察肩胛关节面（包括裸点）和肱骨头关节面（包括裸区），不应将其与 Hill-Sachs 病变相混淆。
- 从这个位置将窥镜的镜头向上旋转，并且轻轻地放低持镜手，这样摄像头就可以看到后上肩袖（冈上肌和冈下肌）的关节面。
  - 记录任何肩袖组织的磨损、钙化或撕裂（部分撕裂或全层撕裂）。
- 退镜，从后入路进入肩峰下间隙。为了达到这一目的，可使用钝 Trocar，并将尖端指向肩峰的前外侧角，穿透三角肌。一旦 Trocar 进入肩峰下间隙，术者就应该能够向内侧和外侧挥动 Trocar 而不感到任何阻力。插入关节镜，肩峰下间隙应被视为"一个有视野的房间"。观察肩峰下部（通过向上方转动镜头）、肩峰下囊（通过向下转动镜头）、肩袖的关节囊（镜头向下）和喙肩峰（CA）韧带的下表面（镜头向上）。如前所述，侧入路可以通过直视下腰穿针定位来建立。
- 在肩胛下间隙，可以找到肩胛上切迹和冈盂切迹处的肱二头肌沟、胸大肌腱止点和肩胛上神经。

关闭伤口

- 用褥式缝合或 8 字缝合将入路处用 3-0 尼龙线缝合。
- 用纱布、ABD 垫，胶布包扎伤口，使用上肢吊带。

手术步骤小结

① 用不可擦的记号笔标记解剖标志：肩峰（"切迹"和后缘 + 外缘）、锁骨、喙突、肩锁关节。
② 建立后入路和标准的外侧入路。
③ 自后入路进入盂肱关节。
④ 观察和探查以下结构：

- MGHL。
- SGHL。
- LHBT。
- 二头肌锚定点。
- 上盂唇。
- 肩胛下肌的卷边。
- 冈上肌（肩袖的关节侧）。
- 冈下肌（肩袖的关节侧）。
- 小圆肌（肩袖的关节侧）。

- 肱骨头关节面。
- 肱骨裸区。
- 肩胛骨关节面。
- 关节盂裸区。
- 前唇。
- 后唇。
- 后关节囊隐窝。
- 腋下袋和下盂唇。
- AIGHL。

⑤ 将关节镜转换至前入路观察上述结构。
⑥ 将关节镜转换至后入路并进入肩胛下间隙，观察如下结构。

- 下肩峰（通过上翻摄像头）。
- 肩胛下囊（通过下翻摄像头）。

- 肩袖关节囊侧（摄像头向下看）。
- CA 韧带下表面（摄像头向上看）。

⑦以腰穿针在直视下建立外侧入路。

技术要点

沙滩椅位优势

- 易于转换为开放手术。
- 更"自然"的解剖学；更容易教学。

手臂自由悬垂：

- 可完全控制旋转和外展。
- 摆放体位简单；使用铺垫好的 Mayo 手术架。
- 易于进行开放手术。

手臂托

- 可使用商用体位架。
- 便于一人操作（不需要助手）。
- 液压式、气动式或机械控制。
- 允许精确控制手臂。
- 允许一定程度的牵引。

侧卧位优势

- 减少对大脑低灌注的担忧。
- 便于进入下关节盂。
- 便于操作后关节盂。
- 20°～ 30°的外展可以改善肩峰下间隙的视角。
- 可能降低翻修不稳定率。
- 对外科医师来说可能更符合人体工程学。

所需器械

- 30°关节镜
- Mayo 手术架和商用的手臂托（沙滩椅位用）
- 牵引系统，重物，滑轮，豆袋（侧卧位用）
- 关节镜塔，液体灌注系统，泵，管路
- 套筒
- 关节镜刨削刀，磨钻，透射 X 线的设备
- 关节镜抓钳，关节镜剪
- 关节镜剥离器，探针，Wissinger 棒，转换棒，推结器

常见问题（需要联系上级医师）

沙滩椅位

- 注意潜在的低颅压可能性。
- 对术者来说，麻醉过程中控制性低血压可以减少出血，从而改善视野。
- 可以使用 β 受体阻滞剂（取决于麻醉团队）。
- 注意血压袖带的位置。
- 将臀部稍向上靠在床上，避免压伤。
- 避免过多的内旋，防止臂丛神经拉伤。
- 避免对侧肘关节屈曲超过 90°，避免尺神经损伤。

注意头部的位置

- 将头部和颈部置于中立位，以降低脑血管灌注不足的风险。
- 确保膝关节处铺垫良好，以避免腓总神经损伤。

侧卧位

- 理想体位：前屈 15°，外展 45°。
- 最大限度手术显露，最大程度避免臂丛神经损伤。

警惕牵拉伤

- 避免过伸和过度外展以免损伤肌皮神经。
- 避免使用超过 10 磅的牵引力。
- 在骨性突起处使用额外的衬垫。

大转子

- 置于身体和豆袋边缘之间。
- 注意头部位置；颈部处于中立位十分重要。
- 注意患者的正常颈椎曲度。
- 使用头部和耳朵垫圈以避免耳周压伤。

总体来说

- 在向关节注水前标记解剖标志并创建入路。
- 尽可能使用螺纹套管。

术后康复

术后 0～4 周：可耐受的情况下，进行被动活动范围训练，目标是前屈（FF）140°，体侧外旋 40°。

至少 4 周内不得进行外展或 90°-90° 旋转。

为了舒适，可在术后 0～2 周内佩戴吊带。

允许行握力锻炼，但不得行阻抗性运动。

术后 4～8 周：在耐受范围内增加被动和主动活动范围直至没有限制。

在可耐受范围内，使用治疗性弹力带在体侧进行等长肌力训练。

术后 8～12 周：在可耐受范围内增加针对运动范围和力量的训练。

术后随访

术后 7 ～ 10 天：第一次术后复诊，拆线并检查 ROM。

术后 4 ～ 6 周：第二次术后随访，检查步态、活动范围和力量。

术后 8 ～ 10 周：最后一次术后随访。

推 荐 阅 读

1. Frank RM, Saccomanno MF, McDonald LS, et al. Outcomes of arthroscopic anterior shoulder instability in the beach chair versus lateral decubitus position: a systematic review and meta-regression analysis.Arthroscopy.2014;30(10):1349-1365. doi:10.1016/j.arthro.2014.05.008.

2. Skyhar MJ, Altchek DW, Warren RF, Wickiewicz TL, O'Brien SJ. Shoulder arthroscopy with the patient in the beach-chair position. Arthroscopy. 1988; 4(4): 256-259.

3. Paxton ES, Backus J, Keener J, Brophy RH. Shoulder arthroscopy: basic principles of positioning, anesthesia, and portal anatomy. J Am Acad Orthop Surg. 2013;21(6):332-342. doi: 10.5435/JAAOS-21-06-332.

4. Neviaser TJ. Arthroscopy of the shoulder . Orthop Clin North Am. 1987; 18(3):361-372.

5. Meyer M, Graveleau N, Hardy P, Landreau P. Anatomic risks of shoulder arthroscopy portals: anatomic cadaveric study of 12 portals. Arthroscopy. 2007; 23(5):529-536. doi:10.1016/j.arthro.2006.12.022.

6. Lee JH, Min KT, Chun Y-M, Kim EJ, Choi SH. Effects of beach-chair position and induced hypotension on cerebral oxygen saturation in patients undergoing arthroscopic shoulder surgery. Arthroscopy. 2011; 27(7): 889-894. doi:10.1016/j.arthro.2011.02.027.

7. Peruto CM, Ciccotti MG, Cohen SB. Shoulder arthroscopy positioning: lateral decubitus versus beach chair . Arthroscopy. 2009; 25(8):891-896. doi:10.1016/j.arthro.2008.10.003.

8. Chalmers PN, Sherman S. Patient positioning, portal placement, normal arthroscopic anatomy, and diagnostic arthroscopy. In: Cole BJ, Sekiya JK, eds. Surgical Techniques of the Shoulder, Elbow, and Knee. 2nd ed. Philadelphia: Elsevier; 2014:3-12.

第 3 章

自体或异体髌腱移植，前交叉韧带重建

原著 Andrew Joseph Riff | Michael Collins | Brian Forsythe

最少病例数要求

- 正在恢复体育运动的年轻患者的前交叉韧带（ACL）撕裂
- ACL 功能不全患者的症状性膝关节不稳
- 膝关节多韧带损伤

常用 CPT 码

- CPT 码：29888- 关节镜辅助 ACL 修复 / 增强或重建
- CPT 码：29888-22- ACL 重建翻修的常见变体术式
- CPT 码：29882- 关节镜，膝关节，手术；半月板修复（内侧或外侧）
- CPT 码：29883- 关节镜，膝关节，手术；半月板修复（内侧和外侧）

常用 ICD9 码

- 844.2- 膝关节交叉韧带损伤
- 836.0- 内侧软骨或半月板撕裂
- 836.1- 外侧软骨或半月板撕裂

常用 ICD10 码

- M23.61- 膝关节前交叉韧带的其他自发断裂
- M23.20- 陈旧性撕裂或损伤导致未明确的半月板紊乱
- M23.21- 陈旧性撕裂或损伤导致内侧半月板前角紊乱
- M23.22- 陈旧性撕裂或损伤导致内侧半月板后角紊乱
- M23.23- 陈旧性撕裂或损伤导致内侧半月板其他部位紊乱
- M23.24- 陈旧性撕裂或损伤导致外侧半月板前角紊乱
- M23.25- 陈旧性撕裂或损伤导致外侧半月板后角紊乱
- M23.26- 陈旧性撕裂或损伤导致外侧半月板其他部位紊乱

前交叉韧带（ACL）重建是最常见的骨科手术之一，美国每年会有 10 万～ 25 万例。约 70% 的 ACL 损伤为非接触性损伤，其余 30% 为接触性损伤。该损伤最常见的机制是非接触的减速，并突然向蹬地足的对侧变向（如切入）。该损伤最常见于十几岁的后期及二十几岁的早期。同时，根据最近的一项 Meta 分析，在足球、篮球运动中女性的受伤率约是男性的 3 倍。ACL 断裂后，建议希望重返运动的年轻运动员和那些运动量不太大但存在不稳定症状（如反复"打软腿"）的患者进行交叉韧带重建。一些文献表明 ACL 重建有助于防止半月板撕裂和软骨损伤；然而，关于该手术是否可以预防骨关节炎，目前尚缺乏高质量证据。O'Connor, Laughlin 和 Woods 的研究表明，与损伤后 2 周内行 ACL 重建相比，损伤后 6 个月以上再行 ACL 重建会导致男性半月板损伤的风险增加 1.5 倍，女性半月板损伤风险增加 3.4 倍。

　　ACL 重建中最有争议的话题包括建立股骨隧道的方法（前内侧入路法还是经胫骨法）、移植物选择（髌腱与腘绳肌腱）及使用自体或异体移植物的适应证等。尽管自 20 世纪 90 年代初以来，经胫骨前交叉韧带重建取得了良好的效果，但近年来使用独立钻孔的 ACL 重建技术的比例显著增加（从 2006 年的 10% 增加到 2013 年的 68%）。前内侧入路技术的倡导者认为，独立钻孔可以获得更接近解剖情况的股骨轨迹，并提高旋转稳定性；然而，这种技术会导致隧道过短和后方骨皮质爆裂风险的增加。许多外科医师认为使用中 1/3 髌腱（BTB）是移植的金标准。在大量登记性研究和系统性综述中，较之自体腘绳肌，BTB 移植的失败率较低。然而，该项技术的缺点是移植物长度固定（移植物 - 结构不匹配）、较高的供区并发症风险（膝前痛和髌骨骨折）及造成儿童患者的骨骺闭合。同种异体前交叉韧带重建在 20 世纪 90 年代末由于供区并发症发生率低、运动功能损失少和手术时间短而大受欢迎；然而，由于存在移植相关感染病例，其流行程度在 21 世纪初有所减弱。虽然改良的二次灭菌技术似乎可以降低感染风险，但却也损害了移植物的生物力学特性，从而导致其在年轻患者中的失败率高得惊人（一项研究中提到其失败率是自体 BTB 的 2.6 ～ 4.2 倍）。根据目前的文献，30 岁以下的患者应尽量避免使用同种异体移植。作者中较为资深的人士更倾向于经前内侧入路使用软钻建立股骨隧道。对于移植物的选择，对于年轻的接触性运动的运动员及有韧带松弛的年轻女性患者中，只要骨骺已经闭合，自体移植即应作为首选。作者选用的同种异体移植物也是低剂量辐照的 BTB。

手术技术

手术室准备

- 手术台置于手术室内的常规位置。
- 上台护士应准备第二个无菌手术桌。第二个手术桌应具有足够的空间来放置装备及准备移植物。

患者体位

- 患者侧卧位，预防性使用抗生素，完成全身麻醉。
- 应在麻醉诱导完成后、最终摆放体位前行膝关节查体。查体应包括轴移试验和 Lachman 试验，以确认前交叉韧带功能不全诊断成立并评估前交叉韧带功能不全的程度。在完全伸膝和屈膝 30° 的位置检查侧副韧带。分别在膝关节屈曲 30° 和 90° 的体位下行膝关节拨号试验。在膝关节屈曲 90° 下检查前内侧和后外侧旋转稳定性。
- 在术侧大腿上放置一个裹好衬垫的止血带。
- 大多数术者将患侧大腿放在腿托上，手术侧腿垂于手术台边缘，对侧腿放在截石位腿托上。本文的第二作者更喜欢在大腿近端使用侧挡，将腿部自由垂下进行消毒铺巾（图3-1）。将健侧膝的远端垫高，以便在移植物采集时可将膝关节屈曲到90°（图3-2）。非固定状态下铺巾便于放置股骨导针时将膝关节过屈及向股骨插入骨塞。

- 如果轴移试验阳性，作者会在行诊断性关节镜检查前进行移植物采集。
- 如果轴移不明确，则需在取移植物（或解冻移植物）之前进行诊断性关节镜检。

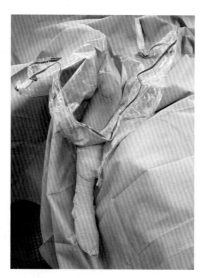 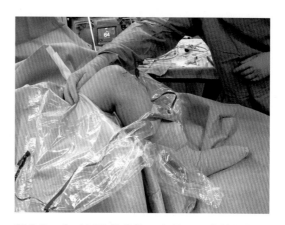

图 3-1 在大腿侧方使用侧挡，并使腿在消毒铺巾完成后可以自由下垂。同时这样可将腿摆放于屈曲90°的位置。相比使用腿托，此方法更加便于将膝关节过屈。此外，此方法便于在没有熟练助手的情况下摆放腿部体位并使手术操作更容易进行

图 3-2 在对侧膝关节的下方放置一个体位垫块并用胶布固定，以使膝关节屈曲90°。该法便于采集移植物并可防止腿从床上滑下来

消毒铺巾

- 将非无菌的 U 形单置于止血带周围。
- 先用酒精擦洗膝关节以减少微生物载量。
- 最后以葡萄糖酸氯己定消毒。
- 用无菌 U 形单覆盖膝关节，然后用肢体洞巾覆盖。

髌腱采集

- 在确定轴移试验阳性的情况下，可在诊断性关节镜检查开始之前进行自体髌腱采集，以便经采集髌腱的伤口处进行诊断性关节镜检，并可以在行诊断性膝关节镜检期间准备移植物。
- 从髌骨下极开始到胫骨结节内侧做一个 8cm 的切口（图 3-3）。沿切口向下锐性分离，直到遇到髌腱旁的横行纤维。
- 提起皮瓣，纵行切开髌腱旁组织。
- 用电刀对髌骨 - 胫骨塞周围的骨膜进行画线标记，髌骨侧标记范围约 10mm×20mm，胫骨侧标记范围约为 10mm×30mm。

- 用 2mm 钻头钻入髌骨和胫骨取材处的角部，深度约为 8mm，以便于移植物的游离（图 3-4）。

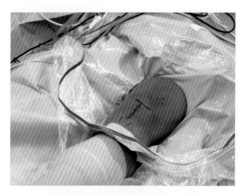

图 3-3　从髌骨下极到胫骨结节近端做一长约 8cm 切口，以此切口采集髌骨肌腱移植物

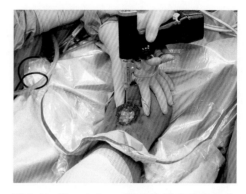

图 3-4　用一个 2mm 钻头穿透移植物的皮质和角部，以便于将骨塞从骨床上取出

- 使用往复锯进行截骨。截骨时需与垂直线呈一个角度，从髌骨和胫骨上切取等边三角形的骨塞。
- 当进行髌骨近端和胫骨远端的横向切割时，锯片应相对于皮质倾斜 45°，以避免在纵向切口的内、外侧造成额外的应力提升（图 3-5）。
- 一旦切割完成，用 1/4in 的骨刀轻轻地从髌骨和胫骨的骨床上撬起骨塞。作者会避免使用锤子敲击髌骨侧的骨刀，以保护软骨表面。
- 用画线笔标记髌腱，标记移植物的内外缘。内外缘间相距 10mm（图 3-6）。

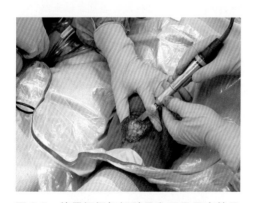

图 3-5　使用摆锯标记髌骨和胫骨骨塞的骨性边缘。当做近端和远端横向切割时，锯片应相对于皮质成 45°，以避免超出内、外侧纵向切口的范围

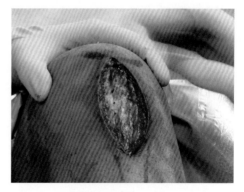

图 3-6　切开髌腱旁组织并游离内侧和外侧皮瓣，用画线笔标记肌腱，确定移植物的内侧缘和外侧缘，二者相距 10mm

- 使用 11 号刀片根据纵行走行的髌腱纤维方向（图 3-7），沿髌骨塞和胫骨塞的内外侧边缘走行方向切取髌腱移植物。
- 注意：作者习惯先切髌骨，再切髌腱，最后切胫骨。

移植物准备

- 在后方手术桌上，一助测量并记录所取移植物的总长度、骨塞的长度和腱部的长度。
- 使用摆锯，适当修整骨塞使其管状化，以便于通过 10mm 的隧道。
- 用一根 0.062in 的克氏针分别在胫骨塞和股骨塞上钻孔。将 2 号 FiberWire（Arthrex，Naples，FL）缝合线穿过这些钻孔，以帮助移植物通过隧道并拉紧。
- 使用标记笔标记两个骨塞的腱骨连接处及胫骨侧骨塞的皮质表面（图 3-8）。
- 将移植物放在湿海绵上，做好标记，放在安全不易污染的地方。
- 移植物保存的位置应告知手术团队的每个成员。

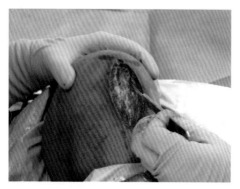

图 3-7 用 11 号刀片沿纵行的纤维走行方向切开所标记的髌腱内外缘

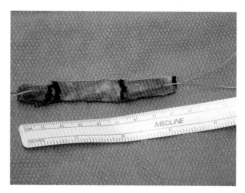

图 3-8 在调整骨塞大小合适后，将 2 号 FiberWire 穿过骨塞以便于骨塞通过隧道，标记两个腱骨接合处及骨塞胫骨侧末端

腘绳肌腱采集

- 鹅足由缝匠肌腱、半腱肌腱和股薄肌腱组成。这三个肌腱有一个共同的附着点，位于胫骨结节以远、向内侧各 2cm 处。
- 在胫骨结节向远端、内侧各 2cm 处做一个 1in 的切口。
- 向下解剖分离至缝匠肌筋膜，将筋膜以倒"L"形切开。切口横肢沿股薄肌上缘走行，纵肢沿肌腱胫骨附着点处走行（图 3-9）。
- 从缝匠肌筋膜的后部处分离股薄肌腱和半腱肌腱，并用 2 号 Ethibond（Ethicon，Somerville，NJ）缝线锁边缝合。
- 在用 Ethibond 缝线建立对肌腱的控制后，小心完全游离肌腱外带，特别是从半腱肌到腓肠肌内侧头的两条大肌腱带。如果这些部位没有充分松解，肌腱过早截断的风险就会增加。

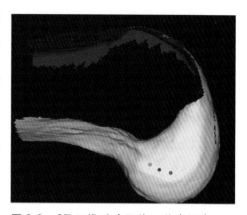

图 3-9 CT 三维重建图像示前内侧束（绿点）、后外侧束（蓝点）的肌腱止点位置及二者中心位置（红点）。中心位置可用作移植物放置的中心点

- 用末端封闭的钝头肌腱剥离器取出肌腱。
- 将所获取的肌腱束放在后面的工作台上，放置在牵张板上以 15 磅的力量牵引 15 分钟，以尽量减少蠕变。
- 将移植物和一个 EndoButton（Smith & Nephew, Andover, MA）一起穿过一个 10mm 的 EndoLoop。

诊断性膝关节镜

- 当诊断明确并且移植物采集已完成时，即可通过采集移植物用的创口将关节镜和器械置入（图 3-10）。
- 如果轴移试验结果不明确或计划使用同种异体植入物时，则应在采集植入物前进行关节镜检。这种情况下，应先建立关节镜入路。包括标准的前外侧、前内侧和经髌腱入路（图 3-11）。

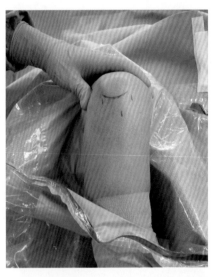

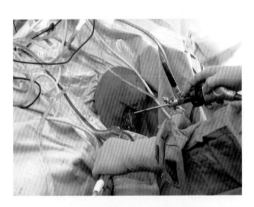

图 3-10 当在移植物采集完成后进行诊断性膝关节镜检时，可以通过采集移植物用的创口将关节镜和器械置入

图 3-11 当轴移试验结果不明确或计划使用同种异体移植物时，通过前外侧、前内侧和经髌腱入路进行诊断性膝关节镜检

- 在屈曲 90°下建立膝关节前外侧入路，该处位于髌腱外侧、髌骨下缘。这个相对"高"的位置为 ACL 的胫骨止点提供了一个很好的视角。
- 直视下建立前内侧入路。在建立这个通路时必须小心，因为该入路将被用于磨钻股骨隧道。使用腰穿针来定位这个入路。针头在内侧半月板前角上方进入关节。针轨必须允许无障碍操作前交叉韧带止点，并尽可能垂直于侧壁。然而，针又必须离股骨内侧髁足够远，以防止在磨钻时造成医源性损伤。
- 进行诊断性膝关节镜检：①评估髌骨和滑车的软骨；②评估髌上囊、外侧沟和内侧沟中的游离体；③评估内侧间室和外侧间室的软骨和半月板的完整性（图 3-12）；④检查前交叉韧带是否有撕裂（图 3-13）；⑤确认后交叉韧带（PCL）的完整性。

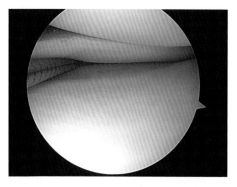

图 3-12　诊断性关节镜检应包括仔细检查软骨表面及两个半月板，因为前交叉韧带重建可以提高半月板修复的成功率

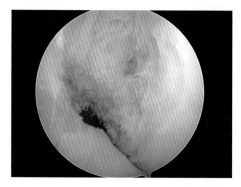

图 3-13　前交叉韧带残端清理完成后，利用髁间切迹外侧壁上残留的软组织识别前交叉韧带股骨侧印迹处的骨性标志

解剖分离和准备

- 通过经髌腱入路或髌旁入路观察股骨外侧髁侧壁，将操作器械通过前内侧入路置入关节腔。
- 将关节镜咬钳、全直径刨刀和射频头相结合清除 ACL 残端（图 3-13 和图 3-14）。在股骨壁上确认并标记前内侧（AM）束和后外侧（PL）束的中心点。小心标记出股骨壁上的外侧髁间嵴（"resident's ridge"）和外侧分叉嵴（图 3-15）。

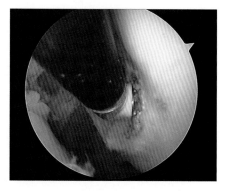

图 3-14　用射频头确认外侧髁间嵴、外侧分叉嵴、AM 束和 PL 束的中心点

- 用射频头仔细解剖 ACL 的胫骨止点。识别并标记 AM 束和 PL 束的中心点，前结节间嵴也一起识别和标记（图 3-16）。

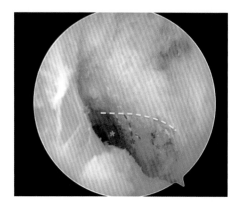

图 3-15　彻底清理后，股前侧交叉韧带止点处的解剖结构轻易可见。绿色星号代表前内侧束的起点，蓝色星号代表后外侧束的起点，红色线代表分叉嵴，黄色线代表外侧髁间嵴。红色星号代表股骨导针放置的理想位置

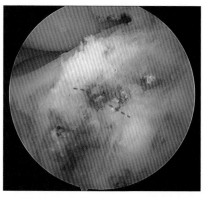

图 3-16　完全清理胫骨平台后，胫骨前交叉韧带止点处的解剖轻易可见。绿色星号代表前内侧束的止点，蓝色星号代表后外侧束的止点，红线代表前结节间嵴。红色星号代表胫骨导针的理想进针位置

■ 注意：本文第二作者很少行髁间窝成形术，除非在髁间窝成形术后（在翻修病例中）出现过度生长的情况下。如果术者认为髁间窝存在狭窄，可以通过下内侧入路放置一个 1/4in 的弧形骨刀来切除 ACL 止点前方的骨。可用抓钳清除游离碎骨片。然后用球形或圆柱形磨钻对髁间窝成形进行精细的调整。

股骨隧道

■ 通过经髌腱入路观察 ACL 的股骨侧止点，通过前内侧入路在分叉嵴后方约 1mm、髁间嵴下方 1 ～ 2mm 处放置弯的导向器。导向器在水平面下方旋转 10°，略偏向外上。膝关节屈曲 120°，通过股骨外侧皮质和大腿置入柔性导丝（图 3-17 和图 3-18）。

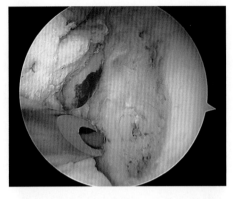

图 3-17　将柔软的股骨导向器推进到股骨前交叉韧带止点处，并保持相对于胫骨平台大致 10° 头倾的方向

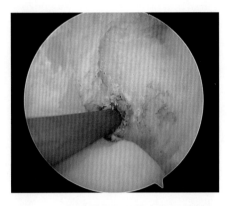

图 3-18　取出导向器，检查导针的位置

■ 可以根据针穿出皮肤的位置来确定针的位置是否合适。自大腿前方穿出的针头提示针轨过度垂直，而从外侧穿出的针提示针轨太过水平，存在股骨隧道过短的风险。
■ 去掉导向器，通过导丝钻入 10mm 的空心软钻，小心不要损伤股骨内侧髁的软骨表面。
■ 在直视下，通过导针将髓腔钻前进到 10 mm 的初始深度（图 3-19）。此时，撤回钻，并检查初始隧道，以确保后壁的完整性（图 3-20）。

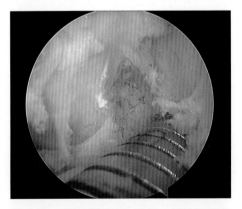

图 3-19　通过导丝钻入软钻。将膝关节弯曲 120°，将软钻前进至 10mm 深度，制备初始隧道

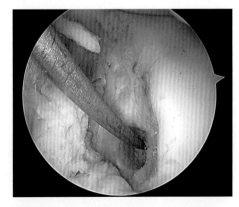

图 3-20　制备完成最初的 10mm 隧道后，撤出软钻并检查初始隧道，以确保后方皮质的完整性

- 然后，将软钻重新推进并钻至 25 ～ 30mm 的深度。
- 软性磨钻应保持在屈膝 120° 的情况下进行，以防导丝扭结。
- 然后移除软钻，用刨刀清除隧道上的骨屑。
- 然后将关节镜切换到前外侧入路，仔细检查隧道以确保其完整性（图 3-21）。
- 将柔性导丝留置在隧道中，以备稍后使用。
- 在隧道的上方使用六角形螺丝刀或开槽装置开槽，以便于自体 / 异体 BTB 移植时放置界面螺钉。该孔约位于右膝 10 点钟位置和左膝 1 点钟位置。

胫骨隧道

- 使用角度可变的胫骨导向器在适当的位置创建胫骨隧道。
- 可使用点对点或点对肘的导向器。术者应注意所使用的导向器的种类，以确保导针进入关节的适当位置。
- 根据移植物软组织部分的长度，用 N+10 法则确定导向的角度，以尽量减少移植物隧道失配（如 45 mm 软组织移植物 =55° 角）。对于大多数移植物来说，瞄准导向器可设置为 65°。
- 通过经髌腱入路将导向器的尖端置入关节腔（图 3-22）。

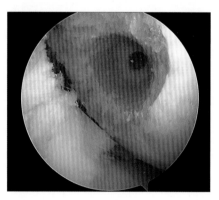

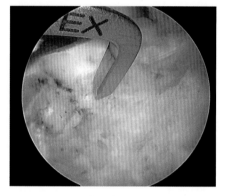

图 3-21　股骨隧道完成后，通过前内侧入路放置关节镜并将内镜向上推进并观察，以确保隧道环周的完整性

图 3-22　将导向器的尖端通过经髌腱入路置入关节腔，将尖端置于胫骨侧韧带止点处

- 放置导针时，应使针自前结节间嵴的髁间棘处进入关节，即 AM 束起点和 PL 束起点间的中点（图 3-16）。
- 如果使用自体移植，可以通过取材伤口放置胫骨导向器。然而，如果使用同种异体骨移植，则在胫骨后方皮质和胫骨结节之间的中点处的胫骨前内侧，沿着鹅足腱的上缘走行做一个 3cm 的切口。
- 牵拉皮肤，将空心导臂推进到胫骨前内侧。它应该在胫骨结节内侧约 1.5cm 处及鹅足腱止点近端 1cm 处与胫骨接触。这个区域是垂直方向的内侧副韧带（MCL）纤维和斜行走向的鹅足腱纤维之间的过渡区。
- 直视下置入导针，以确定其位于 ACL 胫骨止点的中心这一适当位置（图 3-23）。

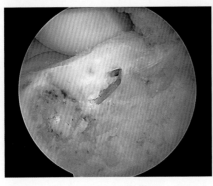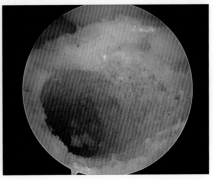

图 3-23　直视下钻入胫骨导针。导针应该在前结节间嵴处进入关节，进入关节点应位于 AM 束和 PL 束起点的中间

- 然后使用 10mm 直磨钻扩孔。
- 钻孔后，使用咬骨钳和刨刀去除胫骨开口周围松动的骨和骨膜。刨刀还可用于清除隧道内松动的骨碎片，并使关节内隧道后部的开口处光滑，保证移植物易于通过。

移植物通过

- 然后，将环形的 2 号 Ethibond 缝线的游离端从柔性通过针的孔眼处穿过，并将通过针从大腿前外侧拉出，使得 Ethibond 缝线的游离端穿出大腿，环端留在隧道内。
- 将抓钳放置在胫骨隧道上，并拉出通过线的环端。
- 行肌腱移植的术者将移植物从后方手术桌取回。
- 将穿过股骨塞的缝线穿过导向用的线环，将导向线从大腿处拉出。
- 当移植物穿过胫骨隧道时伸直膝关节，沿胫骨隧道方向牵拉（图 3-24）。
- 在弯止血钳或关节镜探针的帮助下，将股骨塞定位并固定在股骨隧道中。

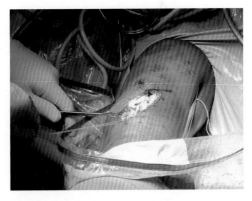

图 3-24　在膝关节完全伸直的状态下穿过移植物，这样移植物的牵引轨迹得以与胫骨隧道平行

移植物固定

- 将 1.2mm 的镍钛合金导丝经前内侧入路置入导孔，即先前建立的股骨隧道开槽的位置。
- 使用 8mm 工具攻丝后，将 8mm×20mm PEEK BioInterference（Arthrex，Naples，FL）螺钉自导丝处置入隧道。
- 在螺钉置入过程中，膝关节应保持屈曲 120°，以增加螺钉和移植物之间的距离并尽量减少移植物的损伤。屈曲的膝关节也便于达到螺钉与移植物共线并尽量减少对线差异。
- 植入移植物时，注意螺钉不要撕裂移植物。
- 当螺钉处于半固定状态即可移除导丝，并继续拧入螺钉，直到钉尾与股骨塞底部齐平。
- 股骨塞固定后，即对胫骨侧缝合线施加张力，循环拉扯 10 次以减少移植物的蠕变。

- 在关节活动范围内，在关节镜下检查移植物，以确保移植物不会在完全伸直时撞击骨槽（图3-25）。

- 胫骨固定需在屈膝10°位置进行，以确保移植物固定不会"限制"膝关节，导致术后膝关节屈曲挛缩。

- 将胫骨骨塞旋转180°，使皮质朝向前方。该方向允许骨塞的松质骨和胫骨隧道后部的松质骨愈合到一起。

- 将膝关节屈曲10°，在胫骨缝线上施加张力，并使用轻柔的后抽屉手法复位膝关节（图3-26）。在胫骨隧道的前部外侧沿移植物放置镍钛合金丝，使移植物在隧道内居中。

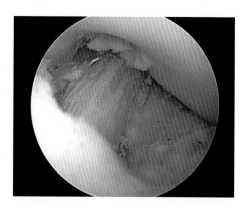

图3-25　移植物放置到位后，在膝关节运动范围内活动膝关节，以确保在髁间窝的顶部处无移植物撞击

- 使用9mm器械攻丝后，将一个10mm×20mm PEEK BioInterference螺钉通过导丝攻入，使之与胫骨前方皮质平齐，以防植入物引起疼痛（图3-27）。

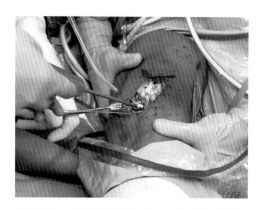

图3-26　对于胫骨侧固定，应将膝关节置于大致10°的屈曲状态，并用一个后抽屉动作轻轻地将胫骨复位到股骨上。可将移植物外旋180°，以重现前交叉韧带的带状形态（及其两个有功能的AM束和PL束）

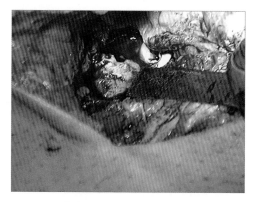

图3-27　完成固定后，应置入BioInterference螺钉，理想的位置应与胫骨前皮质齐平，与胫骨侧骨塞的远端水平大致相同

- 如出现移植物-隧道失配，可以使用多种策略进行纠正。
  - 在轻微失配的情况下，可将移植物至多旋转540°，以使整体结构缩短约10%，且不会显著改变其生物力学特性。
  - 一些作者建议重新进行股骨侧钻孔，以重新放置移植物。
  - 对于更明显的失配，一些作者主张将骨塞翻转180°，转到移植物的软组织部分（通过胫骨塞的长度缩短结构）。
  - 或者，可以使用游离骨块修饰法。该方法是将胫骨侧的骨塞在腱骨连接处切断，以制造一个伪股四头肌腱用做移植。在这种情况下，需要在软组织中放置把持线，在隧道内将骨塞置于软组织的前面，并用界面螺钉进行固定。

● 最后，检查移植物并用探针探查，以确保移植物放置的方向正确，张力适当（图 3-28）。

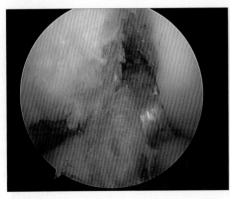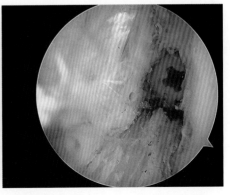

图 3-28 固定完成后，观察并探查移植物，以确保植入物具备适当的方向轨迹和张力

■ 活动膝关节以确保其活动范围完全，进行轻柔的 Lachman 试验以确认适当的移植物张力。

手术步骤小结

① 摆放体位并于麻醉下查体。
② 采集移植物（如果诊断明确）。
③ 移植物制备。
④ 诊断性关节镜检查。
⑤ 局部形态的解剖、分离和准备。
⑥ 制备股骨隧道。
⑦ 制备胫骨隧道。
⑧ 将移植物穿过隧道。
⑨ 移植物固定。

技术要点

● 在建立前内侧入路之前，应小心以腰穿针定位入路，使该入路能够操作前交叉韧带止点，但又能够避开股内侧髁。
● 软钻应通过 AM 入路进行，并通过经髌腱入路观察，以改善视角并降低医源性损伤脂肪垫和内侧股骨髁的风险。可同时观察后壁。
● 如果难以将移植物置入股骨隧道，应先确认胫骨塞没有卡在胫骨通道入口处。
● 当放置镍钛合金导丝进行股骨侧固定时，应确保其与骨塞平行，以尽量避免牵拉方向与通道方向不一致，这可能导致移植物骨折、固定失败或隧道爆裂。
● 胫侧固定应在完全伸直或屈曲 10° 下完成，以确保不出现膝关节"捕获"并限制膝关节伸直。

所需器械

● 关节镜（4.0mm）
● 2 号 FiberWire 2 根（制备移植物）
● 股骨导向器
● 软导针（股骨隧道钻孔用）
● Clancy 软钻（股骨隧道钻孔用）

- 2 号 Ethibond 缝线（做套圈以穿过移植物）
- "尖"或"肘"形胫骨导向器
- 胫骨导针
- 10mm 全螺纹开髓钻（胫骨隧道钻孔）
- 镍钛合金导丝
- 8mm×20mm PEEK Biointerference 螺钉（股骨侧固定，髌腱移植物）
- 10mm×20mm PEEK Biointerference 螺钉（胫骨侧固定，髌腱移植物）

常见问题（需要联系上级医师）

- 隧道定位错误是 ACL 重建失败的最常见的技术原因。
- ACL 的股骨侧和胫骨侧断端的清除不足，增加了非解剖性隧道钻孔的可能性，并容易导致"独眼巨人"损伤。
- 股骨导针放置太过水平增加了股骨隧道短缩的可能性。
- 胫骨开口处和关节内口处的软组织碎片清除不充分可能导致移植物通过非常困难。
- 在伸直位（而不是屈曲 120°）置入股骨侧螺钉会增加移植物撕裂或螺钉位置不佳的可能性。
- 在屈曲位放置胫骨侧螺钉会增加术后膝关节屈曲挛缩的可能性。

术后康复

Ⅰ A 期：早期运动（0 ~ 2 周）

目标：减少疼痛和肿胀，实现完全伸直，实现股四头肌自主收缩。

治疗建议：冰敷，进行主动及被动的活动范围训练，股四头肌收缩，髌骨活动，直腿抬高，股四头肌全弧训练（非负重状态下），俯卧位膝关节运动，小腿和腘绳肌伸展，全部时间佩戴锁定支具（术后 7 天内锁定至 0°，训练期间除外）。

Ⅰ B 期：后期运动（2 ~ 6 周）

目标：完全屈曲，良好的股四头肌控制，步态正常。

治疗建议：Ⅰ A 训练 + 小幅下蹲，股四头肌部分弧训练（可耐受范围内负重），足趾抬高（可耐受范围内负重），步行前进（行走时佩戴锁定支具；直腿抬高时解锁支具）。

Ⅱ A 期：早期力量锻炼（6 周 ~ 3 个月）

目标：力量达到对侧肢体的 60%。

治疗建议：Ⅰ B 训练 + 增加闭链活动 [小幅下蹲，骑自行车，StairMaster（StairMaster，Vancouver，WA）]、步态训练、本体感觉训练、监督下慢跑、停用膝关节支具。

Ⅱ B 期：后期力量锻炼（3 ~ 5 个月）

目标：力量达到对侧肢体的 80%。

治疗建议：ⅠB 期训练，逐步增加增强式训练的强度，增加慢跑 / 跑步训练，跳绳；自体移植术后从 3.5 个月开始慢跑，异体移植术后 4 个月开始慢跑。

Ⅲ期：功能性训练（5 个月及以上）

目标：恢复到完全活动、工作和运动。

治疗建议：进阶的增强式训练并进一步向增强式训练倾斜，慢跑、跑步、原地跳、前后跳、单腿跳、模拟对抗训练。

恢复体育运动的标准：单腿跳跃距离测试（达到对侧腿的 90%）、慢跑无跛行、全速跑无跛行、穿梭跑无跛行、8 字跑无跛行、单腿垂直跳跃（高度达到对侧腿的 90%）、蹲起。

术后随访

患者通常在术后 1～2 周、6～8 周、3 个月和 6 个月复诊。

推荐阅读

1. Barrett GR，Luber K，Replogle WH，Manley JL．Allograft anterior cruciate ligament reconstruction in the young，active patient: Tegner activity level and failure rate. Arthroscopy. 2010; 26(12):1593 - 1601. doi:10.1016/j.arthro.2010.05.014.

2. Duquin T，Wind W，Fineberg M，Smolinski R，Buyea C. Current trends in anterior cruciate ligament reconstruction. J Knee Surg. 2010; 22(01): 7-12. doi:10.1055/s-0030-1247719.

3. Forsythe B，Kopf S，Wong AK，et al. The location of femoral and tibial tunnels in anatomic double-bundle anterior cruciate ligament reconstruction analyzed by three-dimensional computed tomography models. J Bone Joint Surg Am. 2010; 92(6):1418-1426.

4. Hewett TE，Myer GD，Ford KR．Anterior cruciate ligament injuries in female athletes: part 1，mechanisms and risk factors. Am J Sports Med . 2006; 34(2): 299 - 311. doi:10.1177/0363546505284183.

5. McAllister DR，Joyce MJ，Mann BJ，Vangsness CT. Allograft update: the current status of tissue regulation，procurement，processing，and sterilization . Am J Sports Med. 2007; 35(12): 2148 - 2158. doi: 10.1177/0363546507308936.

6. O'Connor DP，Laughlin MS，Woods GW．Factors related to additional knee injuries after anterior cruciate ligament injury. Arthroscopy. 2005; 21(4): 431 - 438. doi:10.1016/j.arthro.2004.12.004.

7. Persson A，Fjeldsgaard K，Gjertsen JE，et al. Increased risk of revision with hamstring tendon grafts compared with patellar tendon grafts after anterior cruciate ligament reconstruction: a study of 12, 643 patients from the Norwegian Cruciate Ligament Registry，2004-2012. Am J Sports Med. 2014; 42(2): 285 - 291. doi:10.1177/0363546513511419.

8. Prodromos CC，Han Y，Rogowski J，Joyce B，Shi K. A meta-analysis of the incidence of anterior cruciate ligament tears as a function of gender，sport，and a knee injury-reduction regimen . Arthroscopy. 2007; 23(12): 1320-1325.e6. doi:10.1016/j.arthro.2007.07.003.

9. Reinhardt KR，Hetsroni I，Marx RG. Graft selection for anterior cruciate ligament reconstruction: a level I systematic review comparing failure rates and functional outcomes. Orthop Clin North Am. 2010; 41(2): 249-262. doi:10.1016/j.ocl.2009.12.009.

10. Sutton KM，Bullock JM. Anterior cruciate ligament rupture: differences between males and females. J Am Acad Orthop Surg. 2013; 21(1): 41-50. doi:10.5435/JAAOS-21-01-41.

第 4 章

全髋关节置换术

原著 Bryan D. Haughom | Aaron G. Rosenberg

最少病例数要求

ACGME 轮转毕业要求：至少 30 例

常用 CPT 码

- CPT 码：27130- 关节置换术、髋臼和股骨近端假体置换（全髋关节置换术），带或不带自体或同种异体移植物
- CPT 码：27132- 既往髋关节手术转为全髋关节置换术，有或没有自体或同种异体移植物
- CPT 码：27236- 股骨骨折，股骨近端、股骨颈，内固定或假体置换术的开放治疗

常用 ICD9 码

- 715.15- 髋关节骨关节炎
- 714.0- 类风湿关节炎

常用 ICD10 码

- M16- 髋关节骨关节炎
- M05- 伴类风湿因子的类风湿关节炎

髋关节炎是骨科的常见病，病因多种多样（骨关节炎、感染性关节炎、创伤后关节炎、儿童期髋关节疾病后遗症、败血症后关节炎等）。非手术治疗方法包括减肥、机械辅助、非甾体类抗炎药和关节内注射等。髋关节炎的其他手术治疗包括关节镜、关节周围截骨术、关节表面置换术和关节融合术，本章重点介绍髋关节炎最常用的手术：全髋关节置换术（THA）。

由于日益升高的手术成功率及现代设计带来的日益延长的假体寿命，全髋关节置换术治疗髋关节炎的适应证已拓展到年轻患者身上。全髋关节置换术是美国最常见的髋关节手术之一。2009 年全美共进行了 284 000 例初次全髋关节置换术。按目前态势估计，到 2030 年上面的数字将增加 174%。从约翰·夏恩利爵士（Sir John Charnley）最初的骨水泥髋假体设计来看，现代全髋关节置换术包括使用骨水泥固定的假体和不使用骨水泥固定的假体。后者在美国更为常用。

虽然手术的效果通常很好，但该手术在改善功能和疼痛的同时，并非没有风险。应充分告知患者围术期的潜在风险（如麻醉风险、深静脉血栓形成、术中骨折等）和长期风险

（如假体周围感染、脱位、无菌性松动、磨损等）。此外，在论及上述风险及选择适当植入物和入路时，医师应充分考虑患者潜在的合并症。例如，前方或侧方入路，选用较大的股骨头假体，选用限制性假体或双极头假体等可能更适合于高脱位风险的患者，包括神经系统疾病（如帕金森病、癫痫、痉挛性瘫痪）患者、存在认知功能障碍的患者、药物滥用的患者等。

有多种入路可供选择，包括前入路、前外侧入路、直接外侧入路和后入路。本章的大部分内容集中描述后入路，因为这是美国最常用的入路。然而，每种入路均有其优点，选用哪个由术者自行决定。

术前的评估包括髋关节活动范围、是否存在关节挛缩、双腿长度差异及所拍摄的 X 线片是否符合要求。X 线片应包括骨盆的前后位片，患侧髋关节的前后位和侧位片。使用一个尺寸标记来确定放大倍数可以使术前模板测量能够更精确地估计各假体的位置和尺寸。

手术技术

手术室准备

- 使用标准手术台，手术台中心位于手术灯下方，应有足够的空间让麻醉团队能够接触到床头（图 4-1）。
- 手术室应采用层流通风，许多术者选择穿着排气式手术衣（即"太空服"），这两种装备都被认为可以降低感染的风险。

患者体位

- 最初患者取仰卧位，因为经常需要放置导尿管。
- 在全身麻醉或神经阻滞麻醉完成后，根据手术入路可将患者置于仰卧位或侧卧位，患髋朝向天花板。

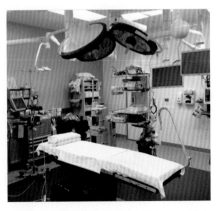

图 4-1　手术台置于房间中央，床的中央位于手术灯下方

- 注意铺垫好骨性突起（如踝、腓骨头；图 4-2）。
- 为了在准备髋臼时防止骨盆运动，人们设计出了一些装置用来在侧卧位固定患者。从钉板到豆袋，髋部固定装置需要有两个点与患者接触。前体位架与患者有两个接触点：耻骨和髂前上棘。后体位器则放置在骶骨水平。
- 在使用侧卧位时，放置腋垫（腋下术巾卷）以减轻对上肢神经血管的压迫。
- 在侧卧位时，使用毯子或手托来固定手臂，使上方的手臂保持中立内收位。用厚胶布（或体位约束带）将患者的躯干固定在手术台上；用手术巾保护皮肤不受胶布黏合剂的影响（图 4-2）。
- 在仰卧位，患者的手臂以约 90° 的外展位固定于手臂托上，下臂掌侧向上。
- 侧方和前方入路可采用仰卧位。

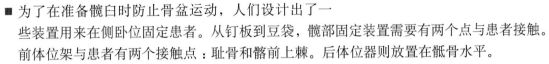

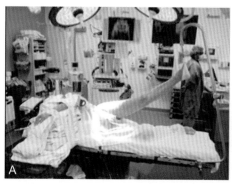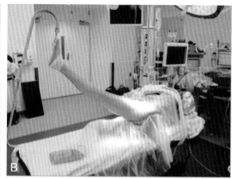

图 4-2　对于髋关节的后入路，将患者置于侧卧位。使用髋关节定位器来固定骨盆的位置。A. 垫好所有的骨性突起，将手臂保持在前屈的位置；B. 消毒时将腿部以外旋位悬吊于腿架中，这有助于将膝关节固定于伸直位

消毒铺巾

■ 使用电动剃刀以无损伤的方式剃光术侧髋的毛发。

■ 术侧腿以外展外旋位固定在腿托内（图 4-2）。在术侧腿上贴上一层不透水的塑料巾，保护会阴。

■ 使用含醇、或含氯己定或含碘的产品进行标准消毒。

■ 沿髋关节周围铺好手术巾，并在会阴上铺无菌的防水 U 形单（图 4-3）。

■ 此时，从腿托中取出术侧腿，并在患腿上戴好防水袜套，并用 Coban（3M，St.Paul，MN，即自粘性弹力绷带）覆盖。

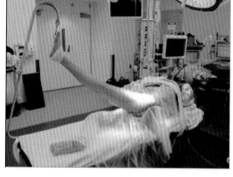

图 4-3　用手术巾覆盖会阴。注意手术巾应尽可能向后。还请注意，在这张图片中使用的身体排气服

■ 然后铺下肢洞巾。

■ 用 2 个 Ioban 敷料（3M）贴于臀部，以完成铺巾。第一个（较小的）Ioban 敷料纵向贴于腿的内侧，第二个（较大的）Ioban 敷料横向贴于髋关节的后、外和前部。在贴 Ioban 敷料之前，用与切口垂直的线标记皮肤，以便稍后关闭伤口（图 4-4）。

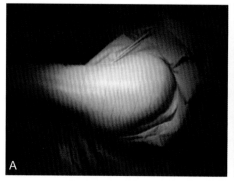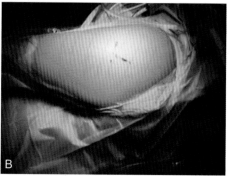

图 4-4　A. 在铺 Ioban 敷料（3M,St.Paul,MN）之前,在皮肤上进行标记以便于缝合皮肤；B. 触诊并标记大转子，在皮肤上标记切口

手术入路

- 有很多手术入路被用于全髋关节置换术，包括直接前入路、前外侧入路、直接外侧入路和后入路。每一种入路都利用不同的神经界面或肌肉界面。这些入路都是行人工全髋关节置换术的可选入路，具体选用哪一种很大程度上取决于术者的偏好和患者本身的因素。

- 髋关节前方入路（Smith-Peterson 入路）利用缝匠肌（股神经）、阔筋膜张肌（臀上神经）浅层与股直肌（股神经）和臀中肌（臀上神经）深部间的神经平面。在进行浅层解剖时，应小心股外侧皮神经。该入路需采用仰卧位。

- 髋关节前外侧入路（Watson-Jones 入路）使用阔筋膜张肌和臀中肌之间的肌肉间隙。由于这两块肌肉都由臀上神经支配，因此，在该入路中没有神经界面。

- 直接外侧入路（Harding 入路）是一种没有真正的神经界面的劈开肌肉的入路。在这种入路中，需劈开臀中肌和股外侧肌以进入髋关节。注意，劈开两块肌肉时需远离其各自的神经入点。然而，应注意不要太过向近端延长切口，因为可能在大转子近端约 5cm 处遇到臀上神经。

- 髋关节的后入路（南方入路）是最便于延伸的髋关节入路。该入路是一种劈开臀大肌的入路(图 4-5 和图 4-6)。为了完成该入路，必须从大转子上离断髋关节外旋转肌群(图 4-7)。尽管这些肌肉稍后可被重建到骨上，但使用该入路患者脱位的风险仍略有增加。仔细修复短外旋肌群可以减少这种脱位风险。在离断肌肉时，应在关节囊和短旋肌处放置标记缝线，以便稍后进行修复、重建。修复可以使用从肌腱缝向骨膜的结实的不可吸收缝线进行，或者也可通过 2.0mm 钻头制备的骨隧道进行缝合。因为后入路是现代骨科中最常用的入路，所以本章对该入路进行更加详细的描述。

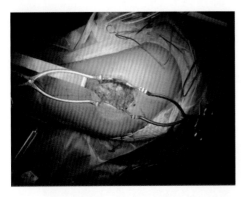

图 4-5　切开皮肤后，用电刀止血。向下切开分离至筋膜水平。如图所示，使用 Cobb 骨膜剥离器清理筋膜。在建立此切口的过程中，可使用自动牵开器便于操作

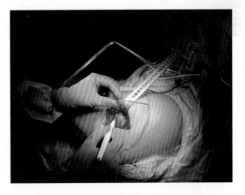

图 4-6　报道称有很多技术可以用来估计腿部长度和偏距的变化。此处描述了一种简单的技术：在髂骨上放置一根克氏针，将其弯折，作为简单的测量标记。在克氏针触碰大转子的位置用电刀进行标记，并在手术结束后用来比较腿的长度和偏距

- 在髋关节后入路操作开始前，应触诊并标出大转子。切口长约 10cm。切口开始于大转子的近端后方，向远端和下方走行。大转子位于切口前 1/3 和后 2/3 的交界处（图 4-4）。

- 进行浅层止血时可以使用自动牵开器，进行深筋膜层次止血时可使用电刀（图 4-5）。用 Cobb 骨膜剥离器清理出一个筋膜平面以便于稍后关闭伤口。
- 沿臀大肌纤维走行切开深筋膜。将 Charnley 牵开器置于深部筋膜处，显露臀肌组织和外旋肌群。
- 去掉覆盖在这些肌肉上的筋膜滑囊后，将外旋肌作为一个完整的组织袖进行离断，并切开关节囊。或者也可以分层切开。留置标记线以便稍后关闭伤口。这一步骤完成后，即可进行脱位（图 4-7）。

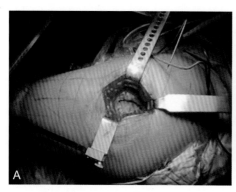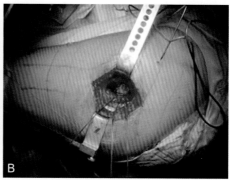

图 4-7　切开筋膜后去掉关节囊，显露短外旋肌。A. 在其止点处切短外旋肌群。B. 切短外旋肌群后，将其缝扎以备稍后缝合用

髋关节脱位及股骨颈截骨

- 在尝试进行髋关节脱位之前，术者应充分清除附着于髋臼边缘的关节囊和骨赘。髋臼内陷可能会增加脱位的难度，此时需要更广泛的软组织松解，以及股骨颈或股骨头的原位截骨，从而以碎片的形式将股骨颈及股骨头取出。
- 脱位需要结合牵引（打破真空现象）和旋转。前脱位需要将肢体放置于 4 字的位置，而后脱位则需要屈曲、内收和外旋。
- 脱位完成后，股骨颈部截骨对于股骨假体置入和髋臼显露是十分关键的。术前模板测量对于精确评估颈部截骨水平来说至关重要，并且必须以脱位后仍可触及的可重复的标志物作为参考（图 4-8 和图 4-9）。

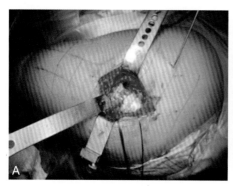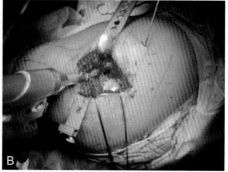

图 4-8　将牵开器置于股骨颈下方（A），用摆锯进行股骨颈截骨（B）

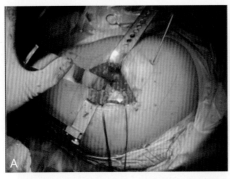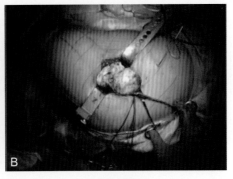

图 4-9　A.可见直行的截骨线；B.用尖头巾钳移除股骨头

- 对于后入路，参考点通常是小转子的上方。
- 对于前入路，通常使用鞍点（股骨颈上外侧和梨状窝前方的交界处）更便于进行操作。

■ 在颈部截骨时必须小心操作以免损伤大转子从而导致转子处骨折。可将两把 Homan 牵开器放置在股骨颈的上下部，以保护周围的结构。如果截骨方向与预期的位置相比过度垂直，则会导致留存的股骨颈过短。

髋臼准备

■ 切除股骨头后，必须显露髋臼。为了使整个髋臼清晰可见并且便于开髓点定位及放置假体，对髋臼周围的无关组织（如盂唇）进行充分的清理是十分必要的。

■ 根据术前的屈曲挛缩程度，可以考虑在这一步对前方关节囊进行清理。但是，需要注意避免过度切除关节囊，因为这样会导致术后不稳。

■ 依次将牵开器放置于髋臼周围，以充分牵开股骨和软组织（图 4-10）。具体来说，髋臼前缘放置髋臼前方牵开器，在髋臼后缘放置后方牵开器。

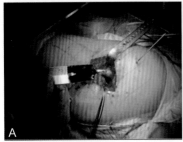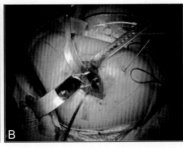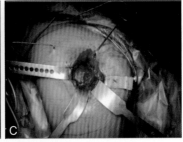

图 4-10　在髋臼周围依次放置牵开器（A 和 B），以充分显露髋臼（C）

■ 首先使用比模板所测假体型号小几个型号的半球型髋臼锉，清除残留的软骨和枕区（pulvinar）。软骨和软组织清理完成后，使用更大的髋臼锉去除内侧骨赘和软骨下骨，以免其与髋臼假体发生撞击（影响放置）。术者必须在臼杯的最终位置上进行磨锉，因为磨锉限定了臼杯最终嵌塞的位置（图 4-11）。

■ 髋臼假体的最佳位置为外展 45°±10°，前倾 20°±10°。臼杯的位置可以在术中用骨性标志和软组织标志进行确定。计算机导航辅助也被描述为一种适当的定位手段。

■ 可以考虑使用髋臼螺钉进行辅助固定（只要所选设计允许置钉）。理想情况下，螺钉应放置在髋臼的后上象限，如果后上象限骨量不足，则应放置在前上象限。

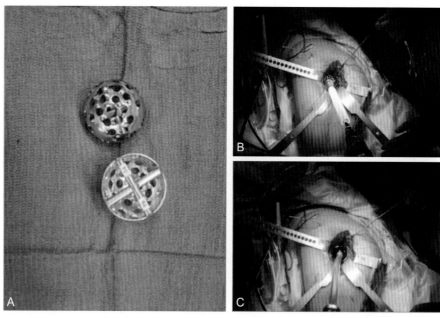

图 4-11　用半球形的髋臼锉移除髋臼内所有的软组织和软骨（A）。注意髋臼锉磨锉的方向（B）和最终置入假体的方向（C）

- 在打入假体后，使用骨刀或咬骨钳去除任何可能导致撞击的骨赘。这些骨赘可以导致术后不稳。
- 髋臼假体放置到位后，即可放置内衬试模或者最终的内衬（图 4-12）。

股骨准备

- 股骨髓腔的准备因假体柄的固定类型和几何特性而异。
- 骨水泥假体需要避免假体内翻并维持粗糙的骨界面以允许水泥嵌入，骨水泥用作灌浆而不是胶水。

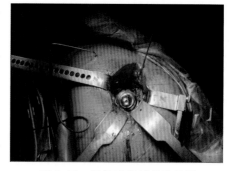

图 4-12　最终髋臼假体的位置

- 股骨准备时股骨近端必须充分显露。将股骨近端牵开器置于股骨近端干骺端下方以完成显露。助手需将患肢置于内旋位、屈曲位，以便操作。
- 使用盒式骨刀将位于梨状窝的髓腔锉起点侧方化（译者注：即切除股骨颈外侧、大粗隆内侧的残留骨松质及影响股骨柄放置的软组织）后，使用开髓钻对髓腔进行中心化（图 4-13）。
- 而后，术者使用依次增大的髓腔锉来准备干骺端和近端股骨干。髓腔锉应尽可能在髓腔内靠外侧放置，并注意锤击髓腔锉时需维持适当的前倾角，以免造成术中骨折和假体内翻（图 4-14）。
- 依次使用连续增大的髓腔锉，直到感到遇到骨皮质且髓腔锉不再容易前进，或者磨锉达到预期的模板尺寸。最好匹配患者的自然前倾（图 4-15）。甚至，可以使用轻柔的锤击来将磨锉打入髓腔。

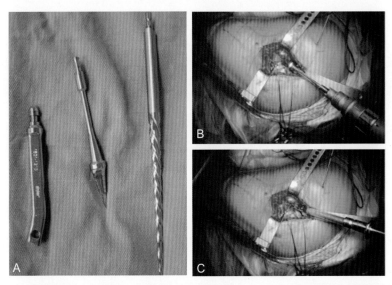

图 4-13　A. 箱式骨刀，开髓钻，髓腔锉（从左至右）；B. ~ C. 用开髓钻对髓腔进行中心化

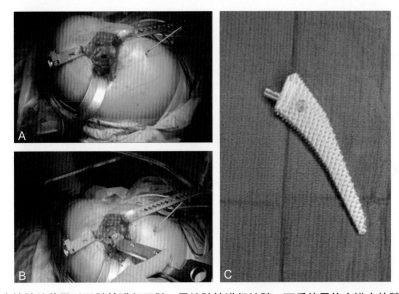

图 4-14　A. 磨锉髓腔前需以开髓钻进行开髓，用扩髓钻进行扩髓，而后使用依次增大的髓腔锉（B 和 C）

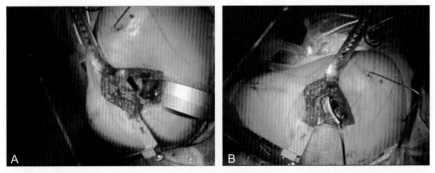

图 4-15　用股骨近端处的板钩将股骨抬离创口，以便于锉髓。A. 置入髓腔锉的时候需注意于股骨前倾匹配；B. 锉髓完成后，放置最终假体。注意，最终假体柄的深度应该和最大号髓腔锉置入的深度一致

- 非骨水泥假体可能只需要开髓钻和髓腔锉。
- 干骺端固定型假体（通常为解剖柄或锥形柄）只需要磨锉。使用依次增大的髓腔锉，直到遇到骨皮质且髓腔锉不再容易前进为止，或者磨锉已达到预计的大小。在这些柄中，初始固定依赖于股骨近端的压配。
- 对于那些通过骨长入并与远端髓腔压配的远端固定柄来说，需要持续磨锉髓腔直到在髓腔内遇到坚实的骨皮质。
- 开髓后，用髓腔锉准备干骺端。应在扩髓钻达到预期尺寸之前进行磨锉（译者注：即不得使用比最后一次使用的扩髓钻大的髓腔锉），以确保远端和近端大小之间没有明显的不匹配。
- 一旦磨锉到最终尺寸，选择根据术前模板测量所得假体型号选用股骨头和股骨颈假体试模。根据前面提到的标准评估假体大小是否适宜，并对整体结构进行评估。

结构评估

- 稳定性。术侧髋关节的稳定性是通过极端运动来完成的。在不稳定的情况下，术者必须确定是否需要增加股骨偏距（offset），增加股骨头直径，或使用唇形的髋臼内衬。此外，重新评估髋臼假体位置可能是必要的，因为假体位置不良已被证明是术后早期不稳定的常见来源（图 4-16）。
- 腿部长度。虽然全髋关节置换术后腿长差异对功能的实际影响尚不清楚，但这却是术后患者不满意的常见原因。有几种方法来评估腿长（图 4-17）。术前 X 线片可用于评估长度差异，以指导可能进行的延长矫形。术中可以使用多种设备来估计所需的下肢延长量。一些固定的解剖标志，如髋骨，也可用来粗略比较两条腿之间的长度差异。最后，可以通过使用伸直位牵引评估软组织张力，以髋关节被牵开的程度替代长度评估。请注意，稳定的重要性胜过腿长一致。

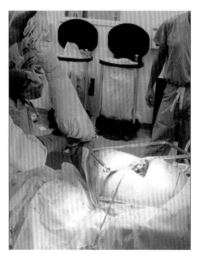

图 4-16　通过活动下肢，并测试活动范围评估假体结构的稳定性

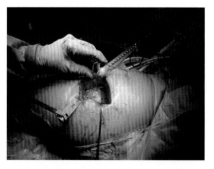

图 4-17　有多种方法评估腿长，方法之一就是用之前留置的克氏针。比较克氏针和开始时用电刀做的标记，以此评估腿长

最终假体置入

■ 股骨准备完成后，插入股骨试模，评估最终结构并记录最终股骨部件尺寸。然后将假体置入股骨髓腔，注意最后假体的位置需与试模位置相同。如果假体置入深度超过试模置入深度，提示可能存在术中骨折。

■ 如果最终假体就位且结构已被确认为稳定，则将注意力转向细致地关闭切口。

伤口关闭

■ 最终置入假体后，尤其对于使用需切断臀中肌或短外旋肌的髋关节外侧或后入路时，仔细关闭伤口是十分必要的。根据 Brown 及其同事的研究，在关闭伤口之前应对伤口进行"络合碘浴"（图 4-18）。缝合关节囊，并如前所述使用粗的不可吸收缝线进行短外旋肌（后入路）或臀中肌（外侧入路)重建。可以将这些结构用缝线固定在骨膜上，也可以将其固定到骨隧道上。该方法已经被证明可以降低术后不稳的发生率（图 4-19）。

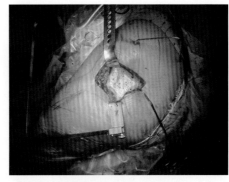

图 4-18　彻底冲洗伤口，如 Brown 及其同事所述，以络合碘浸泡伤口

■ 分层缝合筋膜、皮下组织和皮肤，并使用防水敷料（图 4-20）。

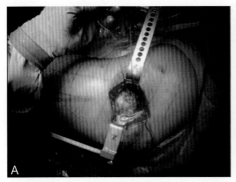
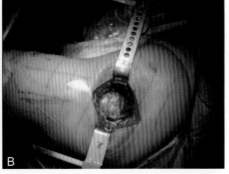

图 4-19　小心修补重建关节囊（A）及外旋肌群（B）；此举可降低后入路的脱位发生率

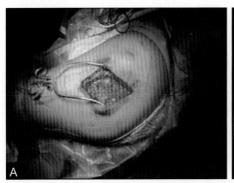
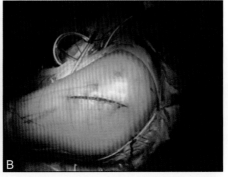

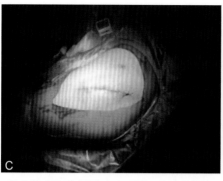
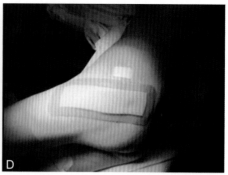

图 4-20　分层关闭伤口首先是筋膜层 (A),其次是皮下脂肪 (B),以及皮肤 (C),最后使用防水敷料包扎伤口 (D)

手术步骤小结

①切开分离浅层。　　　　　　　⑤准备髋臼和股骨。

②处理关节囊。　　　　　　　　⑥测试。

③脱位。　　　　　　　　　　　⑦置入假体。

④股骨颈截骨术。　　　　　　　⑧关闭伤口。

技术要点

- 术前模板测量有助于避免错误,并可防止术中假体位置不佳。
- 充分显露髋臼有助于确保假体位置正确。
- 髋臼假体的位置应为外展 45°±10° 和前倾 20°±10°。
- 如补充髋臼螺钉应将其置于髋臼的后上象限。
- 股骨假体位置应与患者的自然前倾相匹配。
- 打入股骨髓腔锉时,髓腔锉型号与术前模板测量尺寸不匹配可能提示假体内翻。
- 股骨假体的位置如比试模更靠远端,可能提示术中骨折。
- 如果虽然增加了偏距、股骨头尺寸、衬垫厚度但仍存在术中不稳定,则说明髋臼假体可能位置不佳。

所需器械

- 术前测量模板
- 层流 / 身体排气服
- 自动髋部牵开器（如 Charnley 牵引器）和手动髋部牵引器（如大 Homan 牵开器、髋臼牵开器）
- 大摆锯 / 骨刀
- 长头电刀 / 长刀柄
- 髋臼锉
- 髓腔锉 / 扩髓钻
- 假体试模

常见问题（需要联系上级医师）

- 术中骨折。
- 假体型号与术前模板测量不一致。
- 如螺钉需放置在除后上象限外的其他任何象限,或需使用的螺钉长度大于 25mm。
- 术中大量出血。
- 评估假体稳定性期间。
- 打入最终假体时。

术后康复

术后早期恢复的目标是预防感染及其他并发症、疼痛控制和术后早期活动。手术当晚开始使用三剂预防性抗生素，并开始抗凝治疗。美国矫形外科学会的观点认为抗凝治疗是有必要的。在作者的单位，只要不存在相关禁忌证就需要使用华法林进行抗凝治疗。深静脉血栓的预防性治疗需持续到术后 3 周。此外，在手术期间和整个术后住院期间均使用序贯加压装置（SCD，又称序贯压缩泵）。

疼痛控制是从术中神经阻滞镇痛开始的。如果保留硬膜外导管，则可在术后 1 ～ 2 天使用硬膜外患者自控镇痛（PCA）。或者，患者也可以过渡至静脉 PCA 并以口服长效阿片类药物作为补充。不管怎样，术后第 1 天均应开始口服药物镇痛。

患者最好在手术当晚即开始运动，这样不仅可以加快康复而且可将血栓形成的风险降到最低。物理治疗师和职业治疗师在术后需与患者密切合作，以教育患者术后存在一些活动限制。尤其是使用后路进行手术时，活动限制是有必要的；患者被要求避免深屈髋、髋外展和过度内旋。在使用外侧入路的情况下，术后 3 周内需限制患髋主动外展，以最大程度上保证外展肌重建处的愈合。

术后随访

患者应分别在术后 2 ～ 3 周、6 周、3 个月、6 个月、1 年复诊，此后应每年随诊。在初次就诊时，应检查伤口（拆线或者拆皮钉），再次提醒患者注意活动限制。如使用外侧入路，则可开始主动外展。此时可停用抗凝治疗。

复查 X 线片，并与术后恢复室拍摄的 X 线片进行比较。注意评估是否有假体移位或假体周围骨折的迹象。

在此后的随访中，复查 X 线片，检视是否有骨长入、假体磨损、无菌性松动的迹象。

此外，在每次术后访视时，均需询问患者是否存在感染或松动迹象（如新发疼痛）。

推 荐 阅 读

1. Barrack RL. Dislocation after total hip arthroplasty: implant design and orientation. J Am Acad Orthop Surg. 2003; 11: 89-99.

2. Brooks PJ. Dislocation following total hip replacement: causes and cures. Bone Joint J. 2013; 95-B: 67-69.

3. Brown NM, Cipriano CA, Moric M, Sporer SM, Della Valle CJ. Dilute betadine lavage before closure for the prevention of acute postoperative deep periprosthetic joint infection. J Arthroplasty. 2012; 27: 27-30.

4. Kurtz S, Ong K, Lau E, Mowat F, Halpern M. Projections of primary and revision hip and knee arthroplasty in the United States from 2005 to 2030. J Bone Joint Surg Am. 2007; 89: 780-785.

5. Kwon MS, Kuskowski M, Mulhall KJ, Macaulay W, Brown TE, Saleh KJ. Does surgical approach affect total hip arthroplasty dislocation rates? Clin Orthop Relat Res. 2006; 447: 34-38.

6. American Academy of Orthopaedic Surgeons. Preventing venous thromboembolic disease in patients undergoing elective hip and knee arthroplasty. < http://www.aaos.org/Research/guidelines/VTE/VTE_full_guideline.pdf>;2011. Accessed 01.11.14.

7. Wasielewski RC, Cooperstein LA, Kruger MP, Rubash HE. Acetabular anatomy and the transacetabular fixation of screws in total hip arthroplasty. J Bone Joint Surg Am. 1990; 72: 501-508.

第 5 章

全膝关节置换术

原著　Michael D. Hellman | Tad Gerlinger

最少病例数要求

30 例全膝关节置换

常用 CPT 码

- CPT 码：27447- 关节置换术、膝关节、股骨髁和胫骨平台；内侧和外侧间室，有或没有髌骨表面置换（全膝关节置换术）
- CPT 码：27487- 全膝关节置换术后翻修，有或无同种异体植骨；股骨侧和整个胫骨侧假体
- CPT 码：27442- 关节置换术，股骨髁或胫骨平台（两侧平台），膝关节
- CPT 码：27443- 关节置换术，股骨髁或胫骨平台（两侧平台），膝关节；关节腔清理和滑膜部分切除术
- 部分：27445- 关节置换术、膝关节、铰链式假体（如 Walldius 型）
- 部分：27446- 关节置换术、膝关节，股骨髁和胫骨平台；内侧或外侧间室

常用 ICD9 码

- 715.16- 下肢远端原发性骨关节炎
- 715.26- 下肢远端继发性骨关节炎
- 714.0- 类风湿关节炎
- 714.30- 幼年类风湿关节炎
- 905.4- 创伤 / 骨折的晚期效应

常用 ICD10 码

- M17- 膝关节 OA
- M17.0- 双侧原发性膝关节 OA
- M17.1- 单侧原发性膝关节 OA 或原发性膝关节 OA NOS（需要外侧）
- M17.10- 单侧原发性 OA，未指定膝
- M17.11- 单侧原发性 OA，右膝
- M17.12- 单侧原发性 OA，左膝
- M17.2- 双膝关节创伤后 OA
- M17.3- 单侧膝关节创伤后 OA 或膝创伤后 OA NOS（需要外侧）
- M17.30- 单侧创伤后 OA，未指定膝
- M17.31- 单侧创伤后 OA，右膝
- M17.32- 单侧创伤后 OA，左膝

- M17.4- 其他双侧膝关节继发性 OA
- M17.5- 其他单侧继发性膝关节 OA 或继发性膝关节 OA
- M17.9- 膝关节 OA，未指定

全膝关节置换术是治疗膝关节退行性变的金标准。手术的目标包括减轻疼痛、恢复理想的活动范围并恢复力线。进行全膝关节置换的两个经典方法是测量截骨法和间隙平衡法。

测量截骨法是为了行保留交叉韧带（CR）的全膝关节置换术而开发的。严密的固定假体以维持关节线的位置是确保后交叉韧带（PCL）的张力和假体整体存活时间的关键。如果 PCL 太紧，会发生过多的胫股骨后滚，从而可能导致后方磨损。如果 PCL 太松，则会发生过度的股骨前移，这有可能导致前方磨损。测量截骨法是依靠解剖标志来确定股骨组件的旋转角度。

间隙平衡技术是为交叉韧带替代型 [也称为后稳定（posterior stabilized, PS）型] 的全膝关节置换而开发的。间隙平衡的目的是在伸直和屈曲中均可实现均匀的矩形间隙。通常，先行胫骨和股骨远端截骨，而后进行韧带松解，以纠正所有存在的畸形。建立一个平衡的伸直间隙后，屈曲膝关节，根据平衡的韧带张力决定股骨后方截骨量。间隙平衡法依赖于屈曲状态下的软组织的张力来确定股骨组件的旋转。

本章介绍的是使用测量截骨法、使用骨水泥 CR 假体的全膝关节置换术。

手术技术

手术室准备

- 应该在术间展示术前 X 线片（负重前后位、侧位、日出位、滑雪者位和机械轴位片）。
- 术间中应展示术前模板（醋酸纤维素胶片或数码模板均可）测量的结果。
- 器械公司代表应在术间内或术间附近以提供假体组件。

患者体位

- 可以使用全身麻醉、腰麻或腰 - 硬联合麻醉。
- 患者应取仰卧位；注意垫好所有骨性突起。
- 在对侧腿上使用序贯加压装置（SCD）。
- 插入 Foley 导尿管。
- 垫起患者骨盆，使膝盖处于中立位，髌骨指向天花板。常使用卷好的毯子或手术巾垫起骨盆。
- 剃掉患肢手术区域的毛发。
- 将非无菌止血带缚于大腿近端。
- 用糖果手杖腿架和踝关节吊带抬起患侧腿（图 5-1）。
- 在止血带的远端包裹一个非无菌的 U 形单。

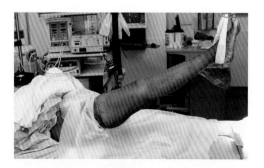

图 5-1　患者腿已正确摆放并已准备好消毒铺巾

- 在患者腹部或对侧大腿上贴好电刀的负极板。
- 如果拟使用腿部支撑固定装置 [如 Alvarado 膝关节固定器 (Zimmer, Warsaw, IN)]，则将初始杆和托板组装到床上。

消毒铺巾

- 先用浸有医用酒精的 4in × 4in 纱布垫消毒手术腿。
- 按个人喜好使用消毒液（如葡萄糖酸氯己定 + 异丙醇，或聚维酮碘擦洗 + 聚维酮碘消毒）消毒术侧腿。
- 佩戴头盔和电池包（即"宇航服"）。
- 刷手、穿手术衣、戴手套；额外戴一副手套进行铺巾。
- 在手术台远端铺无菌的半巾。
- 紧邻非无菌的 U 形单远端，将一条无菌蓝色手术巾缠绕在近端大腿上，用巾钳固定。
- 在每个手臂板上覆盖一张无菌的半巾。
- 将一个防水无菌 U 形单缠绕在大腿上，位于蓝无菌手术巾水平，从近端铺向远端。
- 将另一防水无菌 U 形单缠绕在大腿上，位于蓝无菌手术巾水平，从远侧铺向近端（图 5-2）。
- 用蓝手术巾握住并抬起小腿，让巡回护士取下腿架和踝关节吊带。
- 从足部向小腿中部包裹一个防水袜套。将足到袜套近端的范围用自粘性敷料 [如 Coban (3M, St. Paul, MN)；图 5-3] 包裹。

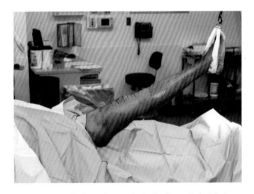

图 5-2　患者腿部已消毒完成，准备铺巾

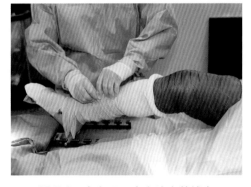

图 5-3　患者腿已完全消毒并铺巾

- 用无菌记号笔在膝盖上画出多条水平线，垂直于切口方向，以便缝合时更好地对合皮肤。
- 将膝关节弯曲 90°，在远端术区周围小心地覆盖抗菌切口敷料 [如 Ioban (3M)]。
- 将膝关节伸直，在近端术区覆盖抗菌切口敷料，确定没有皮肤显露。
- 脱掉上层手套。
- 铺肢体洞巾；现在可将腿放下，置于铺好的无菌区上。
- 如果使用腿部固定装置，则将腿部置于其无菌部分。
- 如果术中使用止血带，则将驱血带从足部缠绕至大腿近端，屈膝 90°，并将止血带充气。

显露

- 屈曲膝关节，寻找并标记髌骨边缘和胫骨结节。

- 在胫骨结节内侧做一个纵向切口；切口应足够长，以避免术中过度牵拉皮肤边缘，通常长约 12cm（图 5-4）。

- 向下锐性分离皮下组织，解剖分离至层次一：筋膜 / 支持带；在两侧的皮肤切口处使用耙钩提供双侧同等的牵开张力。

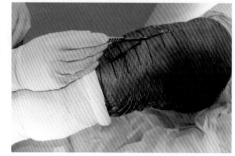

图 5-4 做一内侧髌旁入路皮肤切口

- 可以用海绵等钝性分离皮下组织，直到看到关节囊；股内斜肌（VMO）近端的肌纤维此时也应可见。

- 用电刀器或冷刀在内侧髌旁切开关节囊。

- 切开关节囊时，让一名助手准备好负压吸引器，以将关节液从术区吸除。

- 用双头 Hohmann 牵开器（译者注：双头板钩）将髌骨向外侧牵拉，并锐性切除前交叉韧带和内侧半月板的前角。

- 将内侧副韧带（MCL）和内侧关节囊的深部纤维适当游离至胫骨关节面远端的后内侧角；在内侧关节线处放置单头 Hohmann 牵开器。

- 在内侧牵开器就位时，伸直膝关节，找到关节囊下多余的内侧滑膜，予以切除；在内侧放置一把陆军 - 海军牵开器（译者注：即双头甲状腺拉钩）可能会对操作有帮助（图 5-5）。

- 伸直膝关节，小心切除髌骨脂肪垫；小心不要切断髌腱或因过度牵拉而撕裂髌腱。

- 切除外侧半月板的前角，然后使用骨刀松解胫骨关节面远端的外侧结构；在股骨外侧髁处放置双头 Hohmann 牵开器。

- 使用咬骨钳去除所有沿内侧关节线、外侧关节线以及股骨髁轮廓走行的骨赘。

- 使用电刀切除髌上脂肪垫和股骨前方滑膜。

- 注意，如果先行股骨或胫骨截骨，那么切除半月板就会容易很多。

- 当切除外侧半月板时，需在内侧使用间隙撑开钳；当切除内侧半月板时，需在外侧使用间隙撑开钳（图 5-6）。

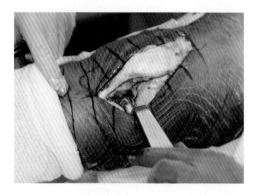

图 5-5 行胫骨内侧松解。Hohmann 牵开器用于牵开浅层内侧副韧带的深部

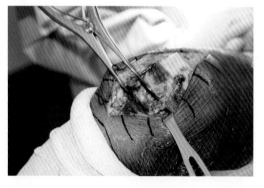

图 5-6 使用间隙撑开器显露半月板。注意现在内外侧间隙达到平衡

骨床制备及组件型号测量

股骨

- 股骨侧截骨应在屈膝状态下进行。
- 通常，可用膝关节牵开器来显露股骨近端，在股骨外侧髁上放置双头 Hohmann 牵开器用以外翻髌骨，并且在膝关节内侧关节线上使用单头 Hohmann 牵开器来保护 MCL。
- 通常使用髓内定位器械来进行股骨截骨（图 5-7）。
- 在 Whiteside 线的内侧、PCL 起点前方约 1cm 处开髓，用髓腔钻进入股骨髓腔。

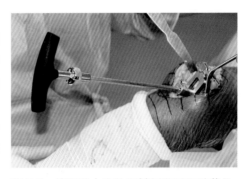

图 5-7　使用髓内定位器械行股骨远端截骨。用两个 Hohmann 牵开器显露双侧股骨髁

- 将股骨远端截骨定位杆插入股骨髓腔（通常设定外翻 5°）。用固定钉（用锤或电动改锥置钉）固定截骨模块后从截骨模块上移除髓腔定位杆。
- 行股骨远端截骨；如膝关节有明显的屈曲挛缩畸形，应仔细设计截骨量。
- 移除固定钉和股骨远端截骨模块。
- 将前/后型号测量器滑动到股骨后髁下方（通常外旋 3°或平行于髁上轴），使其抵靠在截骨后的股骨远端平面。
- 用测量器中心处的刻度测量股骨的前后大小，测量比针的尖部应接触前方股骨；同时，也可考虑使用内/外（M/L）测量器（图 5-8）。
- 通过测量器在股骨上钻 2 个定位孔，以放置四合一截骨模板；而后取掉测量器。
- 将尺寸适当的四合一截骨模板放入 2 个定位孔中（图 5-9）。

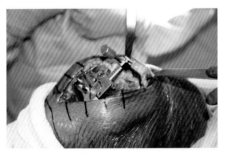

图 5-8　在股骨后髁下方放置一个前后测量器，测量器比针的尖部应接触前方股骨

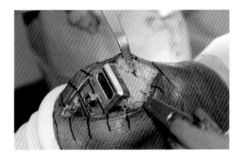

图 5-9　用四合一截骨模板来进行股骨截骨。注意，使用正确的外旋角度截骨后，股骨前方的形状像一个"三角钢琴"

- 用锤将四合一截骨模板钉入股骨，确保其与截骨后的远端股骨平齐，并用固定钉固定四合一截骨模板。
- 进行前、后和倒角处的股骨截骨。
- 移除四合一截骨模板。
- 用往复锯完成截骨。
- 用弧形骨刀和锤去除股骨后方骨赘。

胫骨

■ 使用髓外定位进行胫骨截骨（图 5-10 和图 5-11）。

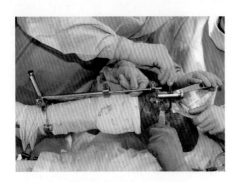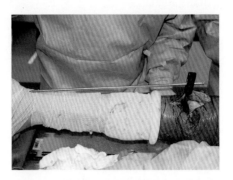

图 5-10　用髓外定位行胫骨截骨。两个双头 Hohmann 和一个单头 Hohmann 牵开器用于显露胫骨近端

图 5-11　使用间隙测量模块和力线杆检查胫骨力线

■ 通常用置于 PCL 处的双头 Hohmann 牵开器将胫骨半脱位，以便获得更佳的显露效果。在胫骨外侧平台处放置双头 Hohmann 牵开器，胫骨内侧平台处放置单头 Hohmann 牵开器。

■ 在患者小腿处放置髓外定位器。

■ 调整胫骨髓外导杆，使之处于中立的内翻 / 外翻对线处；通常，定位杆的近端以胫骨结节为中心，远端以踝关节中心处或第二跖骨为中心（图 5-12）。

■ 调整定位杆与腿的距离，以确保适当的胫骨截骨倾斜角（基于所使用假体的设计方案）。

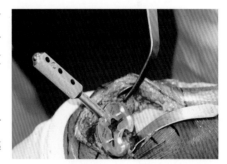

图 5-12　使用胫骨平台试模。留意图中适当的胫骨外旋

■ 对于软骨 / 骨缺失较多的情况，调整截骨模板的远近位置以使得胫骨平台处的截骨厚度为 2mm。

■ 或者，对于软骨 / 骨缺失较少的情况下，调整截骨模板位置，使得胫骨平台处的截骨厚度为 10mm。

■ 进行胫骨内、外侧平台的截骨，平台中间留下一个中心骨岛，以保留 PCL。

■ 移除固定钉和髓外胫骨截骨模板。

■ 使用往复锯，在 PCL 附着点的内侧和外侧截骨。

■ 用咬骨钳、骨刀和电刀切除双侧胫骨平台。

■ 用咬骨钳去除 PCL 骨岛处多余的骨。

■ 取一胫骨试模将之轻微外旋，将之对准胫骨结节的中内 1/3 的交界处。选取在该位置上前后径和内外径均与胫骨平台吻合的试模。

■ 在伸直膝关节的情况下，插入一个带有力线杆的间隙测量块，以确保胫骨截骨处于内、外翻的中立位。

髌骨

- 髌骨截骨应在膝关节伸直位进行（图 5-13）。
- 将一把巾钳穿过髌腱，置于髌骨远端，紧邻髌骨边缘；另一把巾钳穿过股四头肌腱置于髌骨近端，紧邻髌骨边缘，通过两把巾钳施加张力稳定髌骨。
- 使用髌骨截骨导钳精确地进行髌骨截骨。
- 使用测量截骨法进行髌骨截骨，截骨后应至少保留 12 mm 厚的髌骨，以降低髌骨骨折的可能性。
- 使用髌骨试模选择正确大小的髌骨假体，用髌骨测量模板的导孔进行髌骨钻孔，以用于插入固定柱。

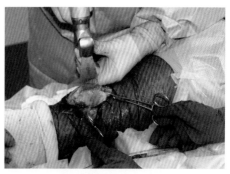

图 5-13　行髌骨截骨时需使用 2 把巾钳稳定髌骨

测试与平衡

- 屈膝。
- 向上提起股骨，并用锤将股骨试模放置在截骨完成的股骨上。
- 伸膝（图 5-14）。
- 将胫骨试模放在胫骨上，并插入一个 10mm 的聚乙烯垫片试模。
- 测试膝关节活动范围（目标是 0°～130°）。
- 测试试模在伸直和屈曲时的紧密性。
- 测试是否存在假体前方抬起（表明 PCL 太紧）和过度的股骨前移（说明 PCL 太松）。

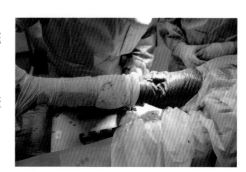

图 5-14　用试模测试膝关节内、外侧稳定性

- 测试膝关节外翻和内翻稳定性。
- 将力线杆穿过试模，测试是否存在外翻和内翻等力线异常。
- 如果膝关节屈曲和伸直时都松弛，则需增加聚乙烯垫片的厚度。
- 如果膝关节有持续性屈曲挛缩，应首先再次确认股骨后方骨赘是否均被移除；根据需要可行后关节囊松解。
- 如果膝关节存在持续的内翻畸形（间隙测量模块内侧紧），应首先再次确认胫骨平台内侧和股骨髁内侧骨赘是否均被移除。
- 如果膝关节仍存在持续的内翻畸形，则需对 MCL 浅层进行更深的骨膜下解剖（松解），注意不得损伤关节线远端 6～8cm 处的韧带止点。
- 如果膝关节存在外翻畸形（间隙测量模块外侧紧），则应确保该处骨赘已被移除，并根据需要进行外侧松解以平衡膝关节间隙。

骨水泥和缝合

- 如果只在放置骨水泥的时候使用止血带，则此时应用棉垫或海绵覆盖伤口，裹紧驱血带，屈膝 90°，然后给止血带充气。
- 让刷手护士开始搅拌骨水泥并启动骨水泥记时器（图 5-15）。

- 使用脉冲式冲洗器清洗股骨、胫骨和髌骨显露的骨面,清除任何的碎片和髓腔内容物等(图 5-16)。

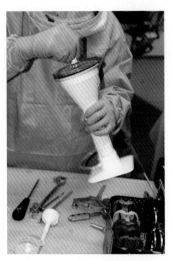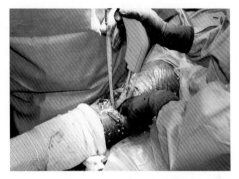

图 5-15　台上护士准备骨水泥　　图 5-16　清理膝关节骨床,直至表面无任何骨碎片及髓腔内容物残留

- 用干净的海绵（棉垫）擦干骨床。
- 用骨水泥枪将骨水泥填充至胫骨干骺端；用手指将水泥压入干骺端。
- 在胫骨组件的底部额外涂抹骨水泥。
- 将胫骨组件压配在胫骨上，用打器和锤子打实、固定。
- 使用神经剥离子和无齿的镊子清除渗出的水泥。
- 用手指将骨水泥涂压到股骨髁上。
- 应在股骨组件的后髁处涂抹水泥。
- 将股骨组件压配到股骨上，用打器和锤打实、固定（图 5-17 和图 5-18）。

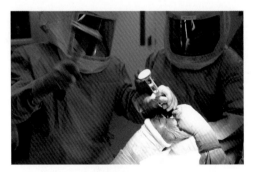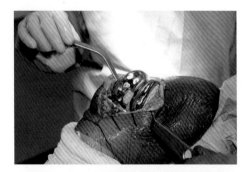

图 5-17　用股骨打器固定股骨假体　　图 5-18　用骨水泥将股骨假体和胫骨假体固定到位

- 用神经剥离子和无齿的镊子清除渗出的骨水泥。
- 将聚乙烯试模放置在股骨和胫骨假体间，并完全伸直膝关节。
- 用手指将骨水泥涂压在髌骨截骨面上。
- 在髌骨假体背面涂抹骨水泥。

- 用髌骨钳将髌骨组件压配到髌骨上。
- 用神经剥离子和无齿的镊子清除渗出的骨水泥。
- 将稀释的聚维酮碘溶液（0.35%）倒入膝关节腔（图 5-19）。
- 静置浸泡 3 分钟后用生理盐水冲洗。
- 使水泥充分干燥，移除垫片试模，清除所有的骨水泥碎片。
- 插入聚乙烯衬垫并确保其锁定到位。
- 在膝关节外上方放置一个引流管。
- 用 1 号 Vicryl（Ethicon，Somerville，NJ）缝合线（"8 根针"）或 2 号倒刺缝线（连续的棒球缝合；图 5-20）缝合关节囊。
- 2-0 Monocyrl（Ethicon，Somerville，NJ）缝合线（单纯缝合）或 0 号倒刺缝线（连续的棒球缝合）缝合皮下组织。
- 钉皮。
- 使用防粘敷料（如凡士林纱布）。
- 用大棉垫和弹力绷带包裹腿部。

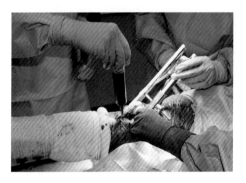

图 5-19　用骨水泥将股骨假体和胫骨假体固定到位

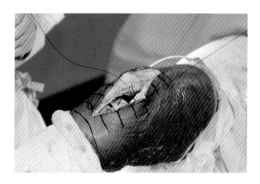

图 5-20　使用 2 号倒刺线缝合关节囊

手术步骤小结

①消毒和铺巾。	⑤股骨前后截骨。
②显露股骨和胫骨。	⑥假体测试。
③股骨远端截骨。	⑦骨水泥固定。
④胫骨截骨。	⑧关闭切口。

技术要点

- 如果膝关节存在明显的外翻畸形，可在手术开始时进行轻度内侧松解。
- 如果膝关节存在有明显的内翻畸形，在手术开始时进行相对大幅度的内侧松解。
- 如果膝关节有明显屈曲挛缩，可在手术开始时进行适当的截骨。
- 如果在测量截骨后膝关节没有达到正确的平衡，在行进一步截骨之前，必须先考虑软组织的松解。

所需器械

- 下肢铺巾包
- 厂家专用器械包
- 厂家提供的假体
- 动力设备包

常见问题（需要联系上级医师）

- 如果损伤了内侧副韧带。
- 如果损伤了后交叉韧带。
- 如果存在明显的畸形，难以显露。
- 如果无法平衡关节。
- 如果需行本章没有介绍过的截骨。

术后康复

手术后患者应立即接受血栓的机械预防和化学预防治疗。

应在围术期（23 小时内）使用静脉抗生素（通常使用头孢唑林；如果患者对青霉素过敏，则使用克林霉素）。

应使用多模式镇痛。

物理治疗应在患者能够耐受的情况下尽快开始，通常在术后第 0 天或第 1 天开始。如果使用引流管，应在术后第 1 天拔除。

患者术后通常可以回家，但有些患者则需要在康复中心接受额外的治疗。如果患者确实出院回家，则应开始家庭物理治疗。如果患者术后去康复中心，则应继续住院治疗。

通常，患者在术后 3 周内仍需要某种行走辅助装备。术后第 3 周时，检查伤口，评估活动范围，并停止深静脉血栓形成（DVT）的预防性药物治疗。

术后第 6 周时，患者膝关节的运动范围应该是 0°～100°。如果患者没有达到该活动范围，应进行积极的物理治疗。与此同时仍应该意识到，膝关节功能锻炼可能需要一定的镇痛辅助。0°至 110°～ 115°的活动范围方可认为是成功的结果。

术后随诊

患者通常在术后 3 周、6 周和 6 个月进行复诊，并应每年进行随访。术后 6 周、6 个月及每年随访时均拍摄 X 线片。

推 荐 阅 读

1. American Academy of Orthopaedic Surgeons. AAOS guideline on preventing venous thromboembolic disease in patients undergoing elective hip and knee arthroplasty. < http://www.aaos.org/Research/guidelines/VTE/VTE_guideline.asp >. Accessed 14.12.14.

2. Berger RA, Crossett LS, Jacobs JJ, Rubash HE. Malrotation causing patellofemoral complications after total knee arthroplasty. Clin Orthop Relat Res. 1998; 356: 144-153.

3. Brown NM, Cipriano CA, Moric M, Sporer SM, Della Valle CJ. Dilute betadine lavage before closure for the prevention of acute postoperative deep periprosthetic joint infection. J Arthroplasty. 2012; 27(1): 27-30.

4. Gililland JM, Anderson LA, Sun G, Erickson JA, Peters CL. Perioperative closure-related complication rates and cost analysis of barbed suture for closure in TKA . Clin Orthop Relat Res . 2012; 470（1）:125 - 129.

第 **6** 章

股骨颈骨折切开复位内固定

原著 Daniel J. Stinner

最少病例数要求

N=30 髋部骨折（包括股骨颈骨折、股骨转子下骨折及转子间骨折）

常用 CPT 码

CPT 码 27235- 股骨颈骨折经皮固定，未显露骨折部位

CPT 码 27236- 股骨颈骨折切开复位内固定，或半髋关节置换

常用 ICD9 码

- 820- 股骨颈骨折
- 820.0- 经颈型骨折（闭合性）
- 820.02- 股骨颈中段闭合性骨折
- 820.03- 股骨颈基底部闭合性骨折
- 820.08- 股骨颈未指定部位闭合性骨折

常用 ICD10 码

- S72.00- 股骨颈未指定部位骨折
- S72.01- 股骨颈囊内骨折，未指定部位
- S72.02- 股骨（上）骺（分离型）骨折
- S72.03- 股骨颈中部骨折
- S72.04- 股骨颈根部骨折
- S72.05- 股骨头骨折，未指定部位
- S72.06- 股骨头关节内骨折
- S72.09- 其他股骨头、颈部骨折

　　髋关节骨折的发生率呈双峰分布，绝大多数为老年人，并且发生率随年龄的增长而增加。在老年患者中，髋部骨折通常是低能量创伤（如从站立处跌倒），通常表现为头下型股骨颈骨折。随着老龄化人口的不断增加，髋部骨折的发病率预计也会随之增加，这将造成严重的医疗问题，因为髋部骨折 1 年内的死亡率在 14% ～ 36%。年轻患者的股骨颈骨折不太常见，通常是由高能量创伤（如机动车碰撞）引起的。这些骨折通常表现为股骨颈基底部骨折或骨折线更垂直的股骨颈骨折。骨折类型对于制订手术计划很重要，因为它会影响植入物的选择和放置方式。

　　由于骨折畸形会导致股骨缩短、内翻和向前成角，故而患者通常表现为受伤肢体短缩和外旋。除了髋部和股骨的正位 X 线和侧位 X 线片外，还应拍摄骨盆前后（AP）位 X 线片。如需进行关节置换，AP 位骨盆 X 线片可用于术前模板测量；如进行切开复位内固定术，可以用来测量健侧的颈干角进行比对并评估复位质量。在制订手术计划和骨折复位的评估中，外科医师应注意股骨颈干角平均为 $130°\pm7°$，股骨前倾角约为 $10°\pm7°$。

　　常用的股骨颈骨折分型系统有 2 种。第一种是 Garden 分型：Ⅰ，不完全型骨折，外翻嵌插型；Ⅱ，完全骨折，不移位；Ⅲ，完全骨折，部分移位；Ⅳ，完全骨折，完全移位。Garden Ⅰ型和Ⅱ型骨折被认为是稳定的，通常可在没有切开复位和显露骨折部位的情况下进行手术固定。另一方面，Garden Ⅲ型和Ⅳ型股骨颈骨折被认为是不稳定的，患者应进行切开复位、内固定。另一个骨折分型系统也许不太常用，但同样重要：Pauwel 分型。该分型可以指导固定方式。该分型系统根据骨折线与水平方向的夹角将股骨颈骨折分为 3 类：Pauwels Ⅰ，小于 $30°$；Pauwels Ⅱ，$30°\sim50°$；Pauwels Ⅲ，大于 $50°$。

　　当患者在高能创伤后出现股骨干骨折时，应始终注意排除股骨颈骨折（图 6-1）。在这种情况下，除了患侧髋关节的专用位置 X 线平片（包括 AP 内旋位 X 线片）外，作者还倾向于行骨盆 CT 扫描，以确保不遗漏股骨颈处的细小骨折线。这种情况发生在高达 9% 的股骨干骨折患者中。

　　对于移位型股骨颈骨折患者，实际年龄、生理年龄、功能状态、骨量、骨折粉碎情况、骨折移位情况等因素对于选择行切开复位内固定术还是关节置换术来说，是非常重要的。年轻患者（< 65 岁）的移位型股骨颈骨折（Garden Ⅲ型或Ⅳ型）应行切开复位内固定术。对于年龄大于 65 岁的患者来说，通常推荐行人工关节置换术，因为切开复位内固定失败率较高并且人工关节置换可以获得更好的效果。Garden Ⅰ型和Ⅱ型的患者通常可以单独以螺钉固定（无须切开复位）。不过作者在此提醒，非移位的股骨颈骨折在年轻患者中并不常见。

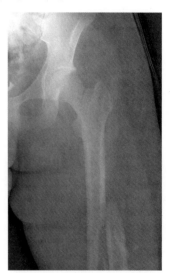

图 6-1　X 线片见同侧股骨颈骨折和股骨干骨折

　　股骨头的大部分血供来自旋股深动脉的内侧支，该动脉从后方进入股骨颈。这条血管可能因股骨颈骨折而损伤或扭曲，因此，许多人主张紧急切开复位内固定以减少股骨头缺血性坏死的风险。然而关于是否需要紧急手术，临床数据方面尚无定论。尽管如此，作者还是倾向于尽可能在术后 24 小时内进行切开复位内固定。

　　与股骨颈骨折相关的特殊并发症包括股骨头缺血性坏死和股骨颈骨不连。缺血性坏死发生于 10% ～ 40% 的患者中，其高风险与明显的初始移位和复位不佳有关。尽快复位并减少关节囊内血肿压迫的时间可能会降低缺血坏死的风险，但支持这一观点的文献尚有争议。骨不连发生于 10% ～ 30% 的移位型骨折中，在骨折复位不良的患者中其出现率更高。会导致骨不连的复位不良通常是残存内翻畸形或向前方的成角畸形，因此，外科医师应尽一切努力进行解剖复位。股骨颈骨不连的治疗有多种选择，常用的治疗方式是年轻患者的股骨粗隆间外翻截骨，或者对于老年患者转而行全髋关节置换术。

手术技术

手术室准备（图6-2）

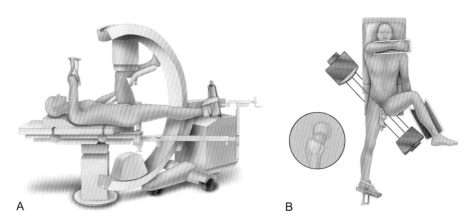

A

B

图6-2　A.图示患者和透视机器的位置，以便在股骨颈骨折切开复位内固定期间获得合适的透视图像。B.注意：透视机器对侧以约45°的角度投照

■ 使用可透射X线的手术台，必须使髋部显露良好。可以是透射X线的平顶普通手术台，也可以是骨折手术台，取决于手术医师的个人喜好。
  ● 如果使用投射X线的普通平顶手术台，可以将整个手术肢体消毒铺巾后置于手术区域，以便于术者操作。或者，也可使用骨牵引。
  ● 如果使用骨折手术台，可以用骨折台操纵肢体远端并通过骨折台进行牵引。
■ 作者建议，在拟行切开复位内固定时使用可透射X线的手术台。
■ 使用大C形臂采集术中影像，并将其置于手术台的对侧。
■ 将显示器置于手术台的尾侧。
■ 作者倾向于在体位摆放完成后、手术开始前，先确保可获得适当的AP位和侧位透视图像。
  ● 在地板上粘贴胶带可以帮助C臂在拍摄不同位置的透视片时进行定位。
    ● 在前轮和后轮周围贴上"L"形胶布
■ 台上护士和和器械台位于术者的同侧。

患者体位

■ 患者取仰卧位，垫高患髋。
■ 将同侧手臂固定在胸部，以便在拍摄髋关节侧位X线片时，手臂不会与C形臂碰撞。
■ 将腿自由放置或使用骨骼牵引，使用斜坡体位垫垫高患肢，以减小变形的应力（放松屈髋肌肉）。

消毒铺巾

■ 尽可能消毒整个肢体显露的部分，上达肋弓下缘，并超过躯体中线。
■ 在患肢远端和术侧肢体周围放置无菌巾，并固定。

- 在消毒整个肢体时，使用两个 U 形防水巾。
  - 当使用骨折台时，需额外使用一个 U 形防水巾在牵引靴近端包裹患肢。
- 使用两个 U 形单或一个 U 形单（围绕腿部）加一个条形单（覆盖于显露区域的头侧）。
  - 当使用骨折台时，需额外使用一个 U 形单或条形单在牵引靴的近端包裹患肢。
- 术前应使用适当的抗生素 [作者通常首选第一代头孢菌素，即头孢唑林 2g，静脉注射（IV）]。
- 切皮前再次核对。

闭合复位

- 当使用骨折台时，可以在消毒铺巾前尝试闭合复位。如果手术侧肢体已经消毒、包裹并置于术区中，则可以在消毒铺巾完成后尝试闭合复位，这样可以在无菌下对肢体进行操作。
- 最常用的手法是 Ledbetter 手法：髋关节屈曲、外旋、外展并轻柔的牵引，而后将髋关节伸展并内旋。
- 影像学检查可能会严重低估了移位程度，因此有必要用多个透视角度进行确认。

手术入路

- Watson-Jones（前外侧）入路。
  - 优点：采用单一入路进行骨折显露、复位和内固定物置入。
  - 缺点：对于肥胖患者显露股骨颈可能很困难。
  - 切口：开始于髂前上棘（ASIS）向后、向远端 2 ~ 4cm 处，向大转子的顶端延伸。然后切口沿股骨近端的前部走行，向远端延伸并向内侧弧形走行约 10cm（图 6-3）。
  - 显露：分离阔筋膜张肌与臀中肌之间的间隔。通常，在这个间隔内可以找到一条脂肪，这有助于识别该间隔（图 6-4）。将臀中肌、臀小肌前缘向后方牵开，将阔筋膜张肌前牵开，显露前关节囊。然后切开关节囊（图 6-5）。复位完成后，无须额外的皮肤切口即可放置植入物（图 6-6）。

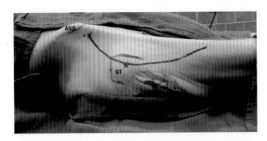

图 6-3　Watson-Jones 入路的皮肤切口始于髂前上棘（ASIS）向后、向远端 2 ~ 4cm 处，呈曲线状，中心位于大转子（GS）

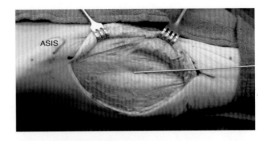

图 6-4　采用 Watson-Jones 入路切开分离髋部浅层筋膜。图中指示的脂肪条索可以清楚的显示阔筋膜张肌和臀中肌之间的间隙。ASIS，髂前上棘

- 改良的 Smith-Petersen 入路。
  - 优点：股骨颈前部显露良好。
  - 缺点：植入植入物需要单独额外的切口。

● 切口：起始于髂前上棘远端，并向远端延伸约 10cm（图 6-7 和图 6-8）。

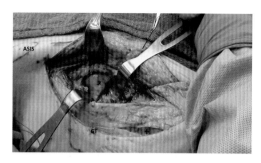

图 6-5　切开关节囊后，术者可以很容易地看到股骨颈（*），并且可以在伤口内放置植入物（＋），而无须再做切口。ASIS，髂前上棘；GT，大转子

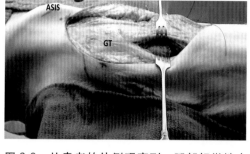

图 6-6　从患者的外侧观察到，腿部轻微地内旋，以 Watson-Jones 入路在股骨近侧的外缘深处解剖，用以放置植入物。ASIS，髂前上棘；GT，大转子

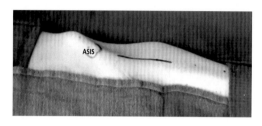

图 6-7　改良的 Smith-Petersen 入路的皮肤切口，从髂前上棘（ASIS）远端的两指宽处开始，向髌骨外缘方向延伸约 10cm

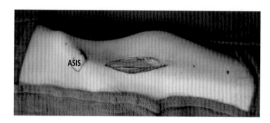

图 6-8　改良的 Smith-Petersen 入路的皮肤切口，向下分离至筋膜，分离缝匠肌和阔筋膜张肌之间的间隙

● 显露：寻找并分离缝匠肌和阔筋膜张肌间的间隔。一旦确定了层次合适，作者倾向于使用陆军 - 海军牵开器或索菲尔德牵开器（译者注：army-navy or Sofield retractors，即 2 种不同形制的双头甲状腺拉钩）对间隔进行钝性分离，通过向外牵拉阔筋膜张肌、向内侧牵拉缝匠肌来扩大间隔（图 6-9）。此处常可见股外侧皮神经，应将其与缝匠肌一起向内侧牵拉。为避免损伤神经，可在髂前上棘后方 1 ～ 2cm 处做皮肤切口，在阔筋膜张肌上做筋膜切口。股直肌的腱性部分覆盖在关节囊上，应将其从髋关节囊上游离。

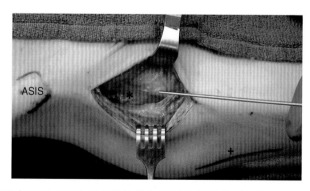

图 6-9　在用陆军 - 海军牵开器（双头甲状腺拉钩）通过改良的 Smith-Petersen 入路进行浅层和深层间隙的钝性分离后,显露关节囊。股直肌的直头位于关节囊的内侧（此处用指示针指示），可以向内侧牵开（作者的偏好），也可以将其从其起点处松解，并待手术结束时缝合修复该结构。使用本入路需要使用第二个切口来放置假体，位置如 ＋ 标记所示。ASIS，髂前上棘

- 通过分离股直肌腱起点的直头，可以获得额外的显露。在这样做时，作者更喜欢在肌腱内留置一个结实的编织缝合线，以便于在手术结束时牵拉寻找肌腱并将其修复。确认其腱袖被保留在髂前上棘上，以便关闭伤口时对其进行修复。轻微屈髋会松弛股直肌、腰肌和缝匠肌。

关节囊切开

- 将髂小肌从前关节囊处锐性分离，根据术者的喜好，可采用 Z 形、倒 T 形或 T 形关节囊切开术。当行 T 形切开时，通常可将关节囊从粗隆间线处抬起，以充分显露（图 6-10）。
- 注意，如果行 T 形关节囊切开，横行切口的近端不得损伤盂唇；如果使用 Z 形切开，切口远端不得离髋臼太近。
- 术中使用放射线显影的物体作为标记进行透视，可以根据骨折的特征确定关节囊切开的最佳位置。
- 在切开的关节囊的每个角处留置不可吸收的粗缝线以帮助牵拉关节囊，可在缝合关节囊期间使用该缝线，或将其替换（图 6-11）。
- 避免使用 Hohmann 牵开器或者任何可在股骨颈的后部形成铰链（合页）的牵开器，因为它们可能损伤股骨头的血液供应。
  - 理想的牵开器包括 Sofield 牵开器或 Hibbs 牵开器。

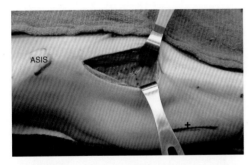

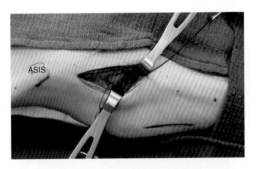

图 6-10　在改良的 Smith-Petersen 入路的伤口深处显示拟行的 T 形关节囊切开。同样，使用本入路需要第二个切口来放置植入物，位置如 + 标记所示。ASIS，髂前上棘

图 6-11　切开关节囊后，改良的 Smith-Petersen 入路可以很好地显露股骨颈（*）。将缝线置于关节囊角处以便于牵拉。ASIS，髂前上棘

复位技术

- 近端骨折 X 线片通常位于远端骨折片的后面。此外，股骨短缩是很常见的。
- 横向牵引结合轴向牵引，或者使用骨钩牵拉，或者在骨折远端部分放置斯氏针，可以用以提供足够的空间来避免骨折端撞击，并将近端碎片置于适当的位置以便骨折复位。
- 在股骨颈前部放置一个球头复位器并施加一个向后的力，有助于复位矢状面畸形。
- 在股骨头颈交界处钻一个 2.5mm 的孔。
  - 将改良的大 Weber 复位钳的一个尖牙放在钻孔中，另一个尖牙放在大转子的侧面或者放在远端骨折片的第二个钻孔内（图 6-12）。
  - 类似的，如果没有改良的 Weber 复位钳，则可以使用 Jungbluth 复位钳（图 6-13 和

图 6-14)。

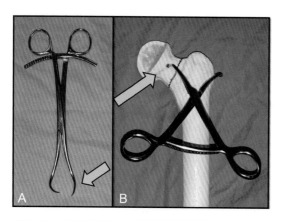

图 6-12　可以对 Weber 复位钳进行改良，其中一个齿是直的（A，绿色箭头），使得其可以很容易地放入股骨颈的 2.5mm 钻孔（B，绿色箭头）。将 Weber 复位钳的另一个齿放在大转子上，对骨折进行加压，如 B 所示

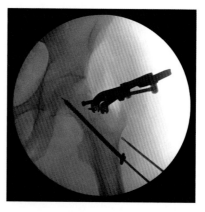

图 6-13　髋关节前后位透视示，使用 Jungbluth 钳对股骨颈上部进行加压。由于骨折的内下方会形成铰链，故此处是位移最大的位置。作者通常会在放置空心螺钉之前放置全部 3 根导针；然而，在此情况下，由于 Jungbluth 夹钳放置在上面，所以应先放置下方的螺钉以对骨折部位进行更平衡的加压

- 使用这项技术复位时，重要的是确保在获得前方加压时，骨折的后部不会张开。
- 可以将一个斯氏针置入股骨头或股骨颈，用于操纵或旋转近端骨片。
  - 当放置斯氏针时，对复位操作的预判是很重要的。这样可以确保斯氏针不会被软组织或髋臼阻碍（在股骨头 / 颈部中使用 4.0 ～ 5.0mm 的斯氏针）；大转子 / 股骨近端使用 5.0mm 斯氏针；图 6-15）。

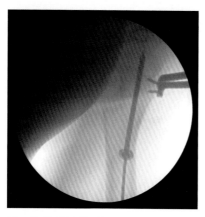

图 6-14　髋关节侧位透视显示，使用 Jungbluth 夹钳和单皮质螺钉进行加压，这样不会干扰稍后固定

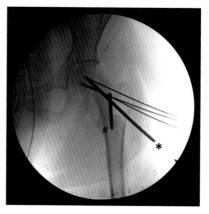

图 6-15　借助两个斯氏针进行复位，一个置于股骨头中（*），另一个置于股骨颈中（#）。然后，可将克氏针放置在不干扰内固定的位置，以临时维持固定

- 通过直接观察显露的皮质表面（理想的观察位置包括前方皮质和下方皮质）和正侧位透视来判断是否达到解剖复位。

- 骨折复位完成后，用改良的 Weber 复位钳或多根 2.0mm 的克氏针维持复位。
  - 放置这些克氏针时，应避免将其放置在将要放置植入物的区域。
- 如果前方和下方存在骨折碎片，可能妨碍复位，则可使用 2.4mm 或 2.7mm 的直钢板或重建板临时加固并维持固定，以保持复位，直到最终固定。

固定结构

- 最常用的固定方法是使用 6.5mm 或 7.3mm 空心螺钉，带垫圈。
- 3 个螺钉呈倒三角形排列；增加螺钉似乎没有任何额外的机械性能优势。
- 所有螺钉的进钉点均应高于小转子水平，以最大限度降低股骨粗隆下骨折的风险。
- 应通过放置螺钉，优化对骨折部位的加压（如垂直于骨折部位）。
- 螺钉的分布对减少术后骨折移位也很重要；尽量将螺钉放置在靠外周的部位。
- 应避免在后上象限置钉，以尽量减少股骨头血流阻断的风险。
- 当放置螺钉以获得加压时，需先放置距离潜在碎骨块（这些骨块最常见位置是后部和下部）最远的螺钉，以免造成畸形（意即先放置前上部螺钉）。
  - 如果无须考虑该问题，那么理想的置钉顺序是先放置沿 AP 位的下方皮质走行的螺钉，在侧位上该钉应位于中间。这个螺钉有助于抵抗向下方的移位。
  - 第二个螺钉是后上方螺钉，侧位透视下沿后方皮质走行，AP 位透视下钉头位于股骨头中心。当患者从坐位站起时，该螺钉可抵抗后方移位和前方成角。
  - 最后一个螺钉是前方螺钉，侧位片上沿前方皮质走行，AP 位上位于股骨头中心。
- 避免在上方置钉，因为该处置钉可能会损坏骺外侧动脉的分支。
- 术后在透视下观察髋关节活动十分重要，以确定不存在 in-out-in（即螺钉穿透股骨头进入髋臼）。
- 以下情况应考虑使用其他植入物和固定方法：
  - Pauwels Ⅲ型和基底部股骨颈骨折：由于垂直方向（Pauwels Ⅲ）上增高的剪切应力，故而应该使用其他固定方法作为替代。
    - 这些结构通常包括，额外放置水平方向的螺钉（即垂直于骨折线）或使用带有防旋螺钉的动力髋螺钉（DHS）。
    - 对于这些骨折，作者更喜欢使用低角度滑动髋螺钉，将其放置在 3 个螺钉结构中的下方螺钉处。如果可行的话，用 2 枚空心螺钉放置于近端形成倒三角的底部。
- 由于股骨颈基底部骨折的近端骨折块的把持力有限，可考虑使用带抗旋螺钉的 DHS 治疗该类型的骨折。

手术步骤小结

①确保体位摆放完成后可进行适当的透视。
②使用 Watson Jones 入路或改量的 Smith Petersen 入路。
③如果术者对于关节囊切开的位置不甚确定，可以用放射显影的标记物作为标记进行髋关节前后透视，以此确定关节囊切开的正确位置。
④显露骨折。
⑤复位骨折，并使用复位辅助工具固定到位。

⑥通过髋关节的前后位和侧位透视，确保所有的内翻和向前成角畸形得到纠正。

⑦根据股骨颈骨折的类型，使用 3 个空心螺钉及动力髋螺钉 + 防旋螺钉固定骨折。

⑧进行多角度透视，以确保所有植入物位置得当，并以达到解剖复位。

⑨用不可吸收的粗缝线缝合关节囊，然后关闭筋膜层和皮肤（根据术者的喜好决定是否使用引流管）。

技术要点

- 在手术开始前进行透视，标记 C 形臂底部的位置，使术中透视机器定位更容易。
- 如果不确定的话，可在髋关节前后位透视时使用放射显影的标记物来规划关节囊切开的理想位置。
- 在股骨颈和大转子处放置斯氏针是控制骨折块的理想方法（图 6-15）。
- 使用 Weber 复位钳时，如果对 Weber 钳进行适当的改进则会很容易的将钳子的一个头放置在股骨颈上（如将一个头变得更直而不是更弯曲），另一端放在大转子上（图 6-12）。
- 用球形复位器对前方股骨颈施加一个向下的作用力，纠正向前方的成角畸形。
- 使用动力髋螺钉时，使用防旋螺钉以防止骨折部位旋转。

所需器械

- 常用骨科器械
- 额外的牵开器：Hibbs 或者 Sofield 牵开器
- 大的 Weber 钳，适当改进使得一个头直一个头弯（图 6-12）
- 圆头复位器
- 斯氏针（股骨头或股骨颈用的 4 ～ 5mm 针以及大转子用的 5mm 斯氏针）
- 事先准备小钢板
- 6.5mm/7.3mm 或 7.0mm 空心钉套装
- 动力髋螺钉置入套装（如果预计可能使用动力髋螺钉的话）
- 手持式电源 / 电钻

常见问题（需要联系上级医师）

- 无法获得良好的股骨颈侧位透视图；在为患者消毒之前，需要花点时间确保可以获得良好的视图，并标记 C 形臂的位置，以便在手术期间容易进行透视。
- 固定物位置不佳。
- 关节囊切开；如果不确定，用透视和放射显影的设备以确定植入物的理想位置。
- 未能纠正内翻；确定已施加适当的牵引并已将腿部外展。
- 未能纠正向前成角；在股骨颈前方皮质处使用球头复位器施加一个直接的向后方的力以纠正畸形。
- 如果存在粉碎或偏心加压，螺钉的过度加压可能导致复位丢失（图 6-16 和图 6-17）。
- 在拧紧动力髋螺钉（如果使用的话）时，可通过放置防旋螺钉避免骨折部位旋转。
- 通过多角度透视，而不仅仅是前后位和侧位透视，可以避免螺钉太长或出现内 - 外 - 内。

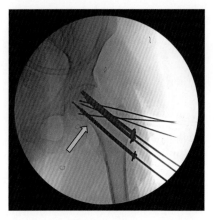 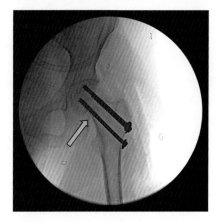

图 6-16　髋关节透视图示，在所有空心螺钉最终拧紧已达到解剖复位（绿色箭头）

图 6-17　图 6-16 中所示的髋关节的透视图，由于下方螺钉加压过度，导致轻微复位丢失（绿色箭头）

术后康复

术后不需要抗生素，即使使用也不应超过术后 24 小时。由于髋部骨折合并深静脉血栓的风险很高，所有患者均应该接受至少 3 周的血栓全身药物预防。作者倾向于使用低分子肝素 3 周，然后过渡到阿司匹林 325mg，每天 2 次，持续 3 周。使用序贯加压装置直到出院，但不得因此妨碍于术后活动。

对于稳定型（Garden Ⅰ 型和 Ⅱ 型）骨折的患者，如果使用空心钉进行固定且未行切开复位，可允许患者术后即刻完全负重。对于需行切开复位内固定的不稳定骨折（Garden Ⅲ 和 Ⅳ）患者，术后即刻可以使用辅助设备进行部分负重，并在 10 ～ 12 周时过渡到完全负重。

物理治疗不做常规使用，但对于需要辅助才可以活动的患者则可以选用物理治疗。如果事实证明患者可以使用当前的辅助设备进行安全活动，患者可于术后 10 ～ 12 周进展至完全负重。当患者能够完全负重并可在拐杖或助行器辅助下进行很好地活动时，他们可以用健侧手使用手杖并以此辅助行走，而后逐步脱离辅助设备。当 X 线照片显示骨愈合并且患者能够完全负重而不感到任何不适时，可以允许患者逐步恢复剧烈活动 / 跑步 / 体育运动。

术后随访

所有患者均应在术后 2 ～ 3 周复诊进行伤口检查并拆除缝线和皮钉。确认患者正在服用深静脉血栓预防用药，并评估患者的活动能力。如果患者使用辅助设备活动时遇到困难，则可开始物理治疗。除非担心可能出现复位丢失，否则无须复查 X 线片。

患者于术后 6 周后复诊，复查低位骨盆正位 X 线片和术侧髋关节的正、侧位 X 线片。再次评估患者在设备辅助下的活动性。

术后 12 周时，再次复查低位骨盆正位 X 线片和术侧髋关节的正、侧位 X 线片。除非临床上或影像学上有骨不连的迹象，否则应该开始向完全负重过渡。

术后 6 个月和 1 年应再次复查 X 线片并进行临床评估。如果存在骨折延迟愈合、骨不连或缺血性骨坏死的迹象，可以更频繁的进行随访，并可减缓负重的进程。

推 荐 阅 读

1. Aharonoff GB，Koval KJ，Skovron ML，Zuckerman JD. Hip fractures in the elderly: predictors of one year mortality. J Orthop Trauma. 1997; 11(3): 162-165.

2. Bhandari M，Tornetta P 3rd，Hanson B，Swiontkowski MF. Optimal internal fixation for femoral neck fractures: multiple screws or sliding hip screws? J Orthop Trauma. 2009; 23(6): 403-407.

3. Fisher MA，Matthei JD，Obirieze A，et al. Open reduction internal fixation versus hemiarthroplasty versus total hip arthroplasty in the elderly: a review of the National Surgical Quality Improvement Program database. J Surg Res. 2013; 181(2): 193-198.

4. Iorio R，Schwartz B，Macaulay W，Teeney SM，Healy WL，York S. Surgical treatment of displaced femoral neck fractures in the elderly: a survey of the American Association of Hip and Knee Surgeons. J Arthroplasty. 2006; 21(8): 1124-1133.

5. Kyle RF，Cabanela ME，Russell TA，et al. Fractures of the proximal part of the femur. Instr Course Lect. 1995; 44: 227-253.

6. Macaulay W，Nellans KW，Garvin KL，Iorio R，Healy WL，Rosenwasser MP. Prospective randomized clinical trial comparing hemiarthroplasty to total hip arthroplasty in the treatment of displaced femoral neck fractures: winner of the Dorr Award. J Arthroplasty. 2008; 23 (6 suppl 1): 2-8.

7. Schmidt AH，Leighton R，Parvizi J，Sems A，Berry DJ. Optimal arthroplasty for femoral neck fractures: is total hip arthroplasty the answer? J Orthop Trauma. 2009; 23(6): 428-433.

8. Zuckerman JD，Skovron ML，Koval KJ，Aharonoff G，Frankel VH. Postoperative complications and mortality associated with operative delay in older patients who have a fracture of the hip. J Bone Joint Surg Am. 1995; 77(10): 1551-1556.

第 7 章

股骨转子间骨折髓内钉固定

原著　Nicole A. Friel | Ivan S. Tarkin

最少病例数要求

N=30（髋部骨折）

常用 CPT 码

- CPT 码：27244- 治疗股骨转子间、转子周围或转子下骨折；钢板 / 螺钉形植入物，用或不用环扎
- CPT 码：27245- 治疗股骨转子间、转子周围或转子下骨折；髓内钉固定，用或不用锁定螺钉或环扎
- CPT 码：27236- 切开治疗股骨、近端、颈部骨折，内固定或关节假体置换

常用 ICD9 码

820.21- 闭合

820.31- 切开

常用 ICD10 码

- S72.14- 股骨粗隆间骨折
- S72.10- 股骨粗隆骨折，未指定
- S72.11- 股骨大转子骨折
- S72.12- 股骨小转子骨折

股骨粗隆间骨折，是指髋关节囊外的股骨颈至股骨小粗隆远端这一范围的骨折。美国每年髋部骨折的发病人数为 25 万，而且发病率还在持续上升。该骨折通常发生于骨质疏松的老年人，通常是低能量跌伤；年轻患者的股骨粗隆间骨折则多为高能量损伤。根据是否累及后内侧支撑结构，骨折通常可分为稳定型或不稳定型。如果后内侧皮质完好，复位完成后即可抵抗内侧压缩载荷。不稳定骨折，诸如后内侧皮质粉碎性骨折，如有荷载就会塌陷成内翻和后倾畸形。不稳定骨折包括反向倾斜骨折和转子下延伸骨折。

治疗的目标是安全有效地恢复活动能力，同时将医疗并发症的风险和技术失败的风险降到最低。一些患者存在合并症，这些合并症可导致不可接受的麻醉风险或手术风险。非手术治疗仅适用于这部分患者。术前应进行系统性评估和治疗，术前应处理可逆的、暂时性的临床问题，如电解质失衡和液体失衡，应于术前进行纠正。研究显示，若手术延迟超过 48 ～ 72 小时，老年患者的病死率会增加，因此，所有相关团队的密切关注和团队合作至关重要。

有两种植入物广泛应用于治疗股骨粗隆间骨折：动力髋螺钉（DHS）和髓内髋螺钉（IMHS；图 7-1）。髓内髋螺钉结合了滑动加压螺钉和髓内钉。由于其对于稳定和不稳定的股骨粗隆间骨折均可有效治疗，近年来已经广泛流行。

髓内髋螺钉因其优越的生物力学性能，最适用于不稳定骨折，包括反向倾斜型骨折、股骨粗隆下延长型骨折和股骨外侧壁完整性受损型骨折。髓内髋螺钉起支撑作用，以防股骨干向中间移位。此外，髓内髋螺钉具有闭合、经皮置入的优点，可保留骨折部位的生物学特性。近 10 年来，头颈型髓内钉在股骨粗隆间骨折中的应用急剧增加，从 1999 年的 3% 增加到 2006 年的 67%。

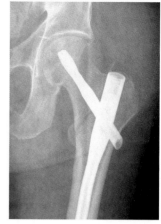

图 7-1　髋髓内钉是治疗股骨粗隆间骨折的常用植入物

手术技术

手术室准备

- 可透射 X 线的骨折手术台置于术间的中央。
- 透视设备从健侧进入术野，但显示器需置于床位便于术者观察的地方。

患者体位

- 和多个助手一起，将患者从平车转移到骨折台上。
- 使用垫好衬垫的会阴柱。
- 用垫好的足托将患侧下肢固定在骨折台上（图 7-2）。

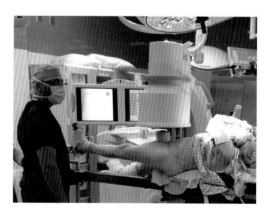

图 7-2　多数老年患者的髋部骨折可以使用牵引以韧带整复术来实现复位。剪刀位是首选姿势，即将患肢轻度外展。患侧上肢内收置于胸前并垫好，用腕约束带固定。透视屏幕与操作者视线处于同一条线

- 根据使用设备的种类、外科医师的偏好和患者的体型，可以将对侧腿（正常腿）摆成剪刀腿或半截石位，并将其用适当的附件固定在骨折台上。
- 为了便于侧位透视，将患侧上肢内收置于胸部。
- 常见的方法是使用棉垫和手腕约束带将上肢固定。
- 将对侧手臂以外展位伸出，置于臂板上。
- 消毒铺巾前应行满意的前后位（AP）和侧位透视。

使用骨折台进行骨折复位

- 在透视下进行骨折复位。
- 纵向牵引可通过韧带整复复位骨折。
- 股骨粗隆间骨折通常可随着腿部牵引而复位。应在正位和侧位透视中确认复位。
- 如果不能达到可接受的复位，则应行经皮或切开复位。

消毒和铺巾

- 根据术者的喜好，按常规方式消毒术区。
- 消毒区域应从髂嵴上方延伸至膝盖下方，从前正中线延伸至后正中线。
- 可以用块状手术巾覆盖术野，也可以使用特殊的手术帘，例如，垂直隔离手术帘（浴帘）（图 7-3）。

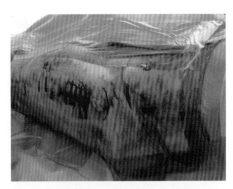

图 7-3 消毒铺巾必须形成一个足够大的无菌区，以满足经皮穿针的起点和针轨的无菌需要

复位

- 如果复位不充分，可使用经皮复位技术帮助复位。
  - 可使用圆头复位器。
  - 或者，偏心放置的斯式针可以当操纵杆使用，以实现复位（图 7-4）。
- 如果无法经皮复位，可以使用有限的或正式的切开复位。
  - 采用直接股骨外侧入路。
  - 当需要切开复位时，常用枪式复位钳维持复位（图 7-5）。

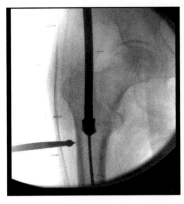

图 7-4 可以通过球头复位器或斯氏针作为操纵杆进行股骨粗隆间骨折的经皮复位

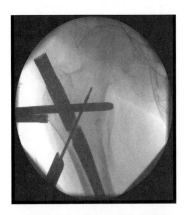

图 7-5 对于低能转子间骨折很少需要切开复位。相对而言，年轻患者的高能量粗隆间骨折通常需要切开复位。枪式复位钳是一种有用的复位工具

- 大多数老年低能量伤可在有或无经皮复位辅助装置的情况下进行闭合复位。
- 通常，年轻患者的高能量股骨粗隆间骨折需要切开复位。因为邻近的软组织袖大多被严重破坏，故通过韧带整复复位是无效的。

进钉点

■ 理想的进钉点是大转子的内侧缘，在前、中 1/3 的交界处。

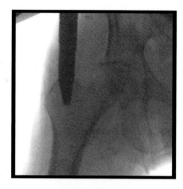

- 因为大转子是一个向后外侧走行结构，这个位置与股骨髓腔、髓内钉对线（图 7-6）。

■ 髓腔技术可以达到一个精确的进钉点，可以完全经皮进行。

■ 在股骨干外侧的经皮放置的克氏针可以用作进钉轨迹的指引（图 7-7）。

■ 另一种方法是，在大转子的头侧做一个沿股骨走行的有限的切口，经此切口到达进钉点（图 7-8）。

■ 使用双平面透视法确定导针位置良好。

■ 可以用环钻或骨椎在大转子建立入口（开窗）。

图 7-6　髋髓内螺钉的理想进钉点是大转子尖端内侧，前、中 1/3 的交界处

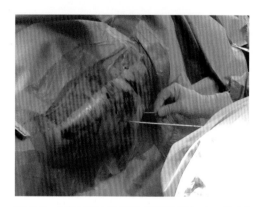

图 7-7　可以通过套筒技术到达进钉点。可以在股骨侧面放置第二根克氏针作为参考

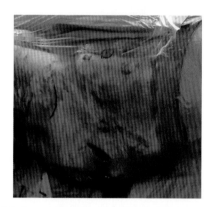

图 7-8　以经皮放置的进钉点处导针为中心，做一局限的切口。分层切开皮肤，皮下组织，到达臀肌筋膜

股骨准备

■ 经大转子入口将球头导针穿过骨折处，然后进入股骨远端。

- 对于长髓内钉，需确保导丝在股骨远端的正位和侧位透视视图均处于中心位置。

■ 进行扩髓以获得髓内髋螺钉的孔道。

■ 避免用铰刀"楔形进入"骨折处（图 7-9）。

■ 在股骨干处使用铰刀中心化装置和圆头复位器可以避免楔块效应（图 7-10）。

■ 扩髓应该至少比髓内钉直径大 1mm。

- 注意，一个典型的 IMHS 具有较大的近端直径。所以相对于股骨干和股骨远端来说，转子附近应使用较大的铰刀。

■ 仔细而缓慢的开髓。

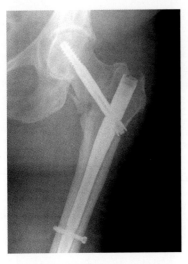

图 7-9 股骨粗隆间骨折的次选对位，包括通过髓内钉以外偏 / 外翻位通过骨折处

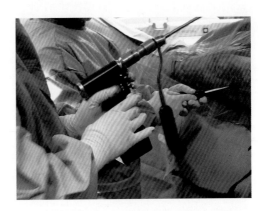

图 7-10 维持骨折复位 / 用扩髓钻为髓内钉修整出良好的路径可以避免"楔入效应"。使用圆头复位器（推杆）和扩髓铰刀中心化工具也有助于避免这种现象

置钉

- 在器械台上将髓内钉和导向系统装配好，以使 Herzog 曲线和髓内钉前弓的走向正确。
- 分别将钻头和髓内钉穿过套管，检查导向装置的可靠性。
- 将钉头连同其相关的组件插入制备好的股骨近端。
- 对长髓内钉来说，首先用导向器在前方开始操作置钉以通过近端股骨，然后将髓内钉向侧方旋转，使髓内钉走行与患者自身结构相匹配。
- 用锤轻轻敲打髓内钉，完成置钉。
- 髓内钉的最终位置由钉孔相对于头部 / 颈部的位置决定。
  - 理想的位置会将拉力螺钉引导致中心 - 中心处。

近端定位

- 髓内钉的正确定位，对于确保拉力螺钉在正侧位 X 线片上均位于股骨头中心来说，至关重要（图 7-11）。

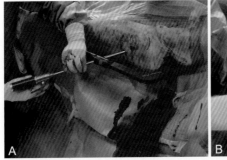
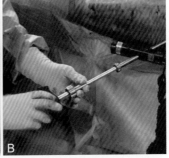

图 7-11 A. 套筒技术是精确放置髋髓内钉并使螺钉达到良好的尖顶距（TAD）的必要手段；B. 只有骨质良好时，才需要攻丝

- 使用管道技术。
  - 用 AP 位和侧位透视确认导针的位置。
  - 在两个透视图中，导针均应位于股骨颈和头部的中 1/3 处。
  - 当导针在两个平面上均到达正确位置时，将其推进至股骨头距关节面 5 ～ 10mm 的范围内。
  - 拉力螺钉尖端到股骨头顶点之间的距离之和(放大率较小的情况下)应为 25mm 或更小，以便螺钉在股骨头内形成足够的把持力。

置入拉力螺钉

- 测量导丝，并用铰刀为螺钉修整出合适的钉道。
- 在铰孔时使用透视，以确保导针不会穿透股骨头进入关节。
- 在骨骼强壮的年轻患者中，放置拉力螺钉前可以使用丝攻。
- 骨质疏松的患者不需要丝攻。
- 在透视监视下将拉力螺钉置入股骨近端的所需位置。
- 使用加压螺钉。
  - 通常在加压螺钉就位后，将螺钉拧松半圈，以允许螺钉在筒体内滑动。
  - 这一过程可以实现承重时骨折部位的的动态加压。
- 对于大多数内固定系统，在手术过程中可以使用导向器和其他附件实现压缩。
- 在特殊情况下，也可以完全固定加压螺钉，以作为固定角度固定装置使用。

远端锁定

- 不稳定骨折需要远端锁定；稳定的骨折不需要远端锁定（图 7-12）。

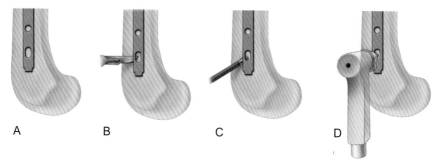

图 7-12　A.髓内钉的远端孔；B.股骨远端侧视图，手术刀片置于最远端孔的中心；C.股骨远端侧视图，钻头置于孔的上部；D.股骨远端的侧视图，钻孔前，应将钻尖直接对准孔的上部，以确保钻头完全进入孔内而不与钢板发生刮擦

- 用导向器锁定短髓内钉的远端。
- 用标准的徒手技术锁定长髓内钉的远端。

关闭

- 分层缝合近端伤口，放置负压引流。
- 远端伤口仅需缝皮。
- 使用防水敷料。

手术步骤小结

① 准备术间（骨折台）。
② 摆放患者体位（患肢纵向牵引）。
③ 通过牵引床以韧带整复技术进行骨折复位。
④ 消毒、铺巾。
⑤ 经皮或开放式复位。
⑥ 到达大转子处的进钉点。
⑦ 扩髓制备股骨。
⑧ 置入髓内钉。
⑨ 近端定位，按照中心 - 中心位置置钉并达到最佳 TAD。
⑩ 置入拉力螺钉。
⑪ 必要时使用远端锁定钉。
⑫ 关闭伤口。

技术要点

- 术前计划是必需的；髋髓内钉非常适合于不稳定的股骨粗隆间骨折，但用于固定稳定的骨折也是可以接受的。
- 进行牵引位透视可以使术者了解转子间骨折模式，并使用适当的植入物和复位工具。
- 在将患者放置在骨折台上进行手术时，首先需要确保安全；在将患者转运到病床上时，需使用多个人帮忙转运，在进行手术操作前应先将患者固定在手术台上。
- 铺单时，确保无菌区延伸到大转子以上，因为进钉点、近端切口、针轨可能显著地更靠头侧，尤其是在体型较大的患者中。
- 将患肢内收有助于到达大转子处的进钉点，但需要注意会阴柱不会导致骨折复位不良（内翻，股骨干侧方移位）。
- 在扩髓前和扩髓过程中必须进行骨折复位并维持复位。
- 使用长髓内钉时，需确保导针位于股骨远端的中心 - 中心位置，以避免穿透前方皮质。
- 使用长钉髓内钉时，确保所选髓内钉的曲率半径与患者股骨固有前弓之间完全匹配，以避免穿透前方皮质。
- 当进钉时，可以使用髓内钉的前弓来调整股骨近端的对位。
- 最后股骨髓内钉会造成"楔形撑开效应"，进而导致股骨干内翻和外偏；为了避免这种情况，应确保铰刀在股骨近端为髓内钉开出一条通路；在股骨干上使用球头复位杆并使用铰刀中心化工具有助于避免这种错误（经皮置钉）。
- 使用套筒技术将拉力螺钉精确的放置在头 / 颈处；通过两个方向的透视确定中心 - 中心位置，并具有理想的尖顶距。
- 所有病例均不推荐使用远端锁定钉，但股骨粗隆下延伸型骨折除外。
- 建议在进钉点伤口内放置引流管，因为扩随通道的隐匿性肌肉出血可导致血肿形成，导致病灶感染。
- 建议使用生物封闭敷料以避免潜在的污染。

所需器械

- 骨折台
- C 形臂
- 参与手术人员和辅助人员使用铅围裙和甲状腺防护罩进行防护

- 复位工具（球头推杆，斯氏针，复位钳如枪式复位钳等）
- 电钻／克氏针钻
- 扩髓系统
- 髓髓内钉植入物系统（髓髓内钉，近端锁定钉，远端锁定钉，导向器及相关的套筒和导丝、导针）

常见问题（需要联系上级医师）

- 老年髋部骨折是一种生命终末期外伤。关于骨折的严重性，必须进行家庭咨询（译者注：即充分向患者家属告知病情）。必须告知术后可预计的功能丧失及丧失独立生活能力的可能性。此外，家庭成员应为围术期死亡做好准备。
- 在手术室中，大多数骨质疏松的髋部骨折应以骨折台进行牵引，通过肌肉松弛和韧带整复进行充分复位；如欲行骨折开放复位，则须呼叫上级医师。
- 相反，大多数年轻患者的高能量股骨粗隆间骨折需行切开复位，可能需要上级医师的帮助。
- 老年患者无法耐受长时间的手术；使用 5 分钟规则获得进钉点（译者注：尽快到达进钉点）。如果团队的初级成员在执行此项操作时遇到困难，则应将此关键步骤交给团队的上级医师。
- 如果在置入髓内钉的过程中出现复位丢失，需要向上级医师寻求帮助进行重新复位和重新开髓。
- 如果老年患者出现医疗情况不稳定的迹象，应提醒手术人员迅速完成手术或决定推迟手术（复苏）或中止手术。

术后康复（包括复健的流程）

对于老年患者来说，手术的目的是控制疼痛和立即负重，以避免长期卧床的并发症进而提高生存率。

复查 X 线片直至骨折愈合（约需 4 个月）。

所有患者都需接受围术期抗生素治疗。

术后需预防深静脉血栓形成。

如果骨折固定满意，认知状况和体能较好的年轻患者更适合限制性负重。

术后随访

出院后，患者应于术后 2 周复诊，以确保他们积极配合治疗，并确保伤口愈合良好、骨折处维持对线。

患者需每隔 6 周复诊，直到成功康复并且临床和影像学上已经证实骨折已愈合。

推 荐 阅 读

1. Anglen JO, Weinstein JN. Nail or plate fixation of intertrochanteric hip fractures: changing pattern of prac-
tice. A review of the American Board of Orthopaedic Surgery Database. J Bone Joint Surg Am. 2008; 90(4):
700-707. doi:10.2106/JBJS.G.00517.

2. Bridle SH, Patel AD, Bircher M, Calvert PT. Fixation of intertrochanteric fractures of the femur. A ran-
domised prospective comparison of the gamma nail and the dynamic hip screw. J Bone Joint Surgery Br.
1991; 73(2): 330-334.

3. Azer E, Sands S, Siska P, et al. The "wedge effect" after intramedullary hip screw fixation for osteoporotic
intertrochanteric fractures. Presented at the Annual Meeting of the Orthopaedic Trauma Association, 2010.
Baltimore, MD.

4. Utrilla AL , Reig JS, Munoz FM, Tufanisco CB. Trochanteric gamma nail and compression hip screw for tro-
chanteric fractures: a randomized, prospective, comparative study in 210 elderly patients with a new design
of the gamma nail. J Orthop Trauma. 2005; 19(4): 229-233.

第8章

股骨粗隆间骨折滑动髋螺钉固定

原著 Stephanie J. Swensen | Kenneth A. Egol

最少病例数要求

N=30（髋部骨折）

常用 CPT 码

CPT 码：27244- 股骨粗隆间、粗隆周围、粗隆下骨折的治疗；钢板/螺钉植入物，有或无环扎

常用 ICD9 码

- 820.20- 股骨颈粗隆处闭合性骨折
- 820.21- 股骨颈粗隆间闭合性骨折

常用 ICD10 码

- S72.14- 股骨粗隆间骨折
- S72.10- 非特异性股骨粗隆骨折
- S72.11- 股骨大转子骨折
- S72.12- 股骨小转子骨折

股骨粗隆间骨折每年约有 250 000 例，随着美国人口老龄化问题的日益严重，已成为重要的公共健康问题。股骨粗隆间骨折多数发生于 65 岁以上的患者，而且本骨折更常见于女性（每 4 例骨折中有 3 例发生于女性）。股骨粗隆间骨折是老年人低能量跌伤的最常见损伤。必须明确跌倒的原因，并对患者进行一次彻底的医学评估。年轻人股骨粗隆间骨折通常是高能量损伤的结果，如高处坠落伤或机动车碰撞。

患者通常表现为跌倒后髋关节疼痛和行走不能。查体示患肢短缩、外旋。必须行再次检查以除外其他外伤，这点至关重要。必须注意软组织，以确定骶骨或足跟部是否存在脱套伤和压疮等。放射影像学检查，包括骨盆的后前（AP）位片、患侧髋关节的 AP 位和穿桌侧位片、牵引和内旋转位片可以更好地明确骨折类型。无移位或隐匿性骨折可采用磁共振成像（MRI）或计算机断层扫描（CT）进行评估。

手术治疗股骨粗隆间骨折可显著降低老年患者的病死率。股骨粗隆间骨折内固定物的选择取决于骨折的稳定性。根据后内侧骨皮质的完整性，Evans 分型将骨折类型描述为稳定型或不稳定型。对于稳定型和不稳定型骨折，滑动髋螺钉均是应用最为广泛的器械。该装置的组件包括一个拉力螺钉、一个 130° ～ 150° 的侧方钢板，用以将钢板固定到骨上的皮质螺钉。

这种结构允许近端骨折块沿拉力螺钉进行可控的动力滑动，在骨的动态荷载下，远端骨折片受到冲击并刺激骨折愈合。因此，术后早期负重是该装置治疗成功的关键。滑动髋螺钉固定的指征是稳定型骨折及后内侧皮质完整。禁忌证包括侧壁粉碎性骨折和反向斜形骨折。

手术技术

手术室准备

- 使用骨折台。
- 将 C 形臂或术中透视置于骨折台的对侧。

患者体位

- 患者仰卧于骨折台上。
- 将一个包裹良好的会阴柱放置在适当的位置。
- 将患者的躯干向尾侧移动，使会阴紧贴会阴柱。
- 确保没有挤到阴唇或阴囊（图 8-1）。
- 用托腿板将健侧下肢置于屈曲、外旋位，或者将患者摆成剪刀腿造型，将健侧足放置在固定靴中。
- 患侧腿用棉衬包裹，放在足部牵引靴中。
- 评估 C 形臂位置。
- 评估患侧髋关节的 AP 位和侧位图像，以确保透视可以充分显示骨折处、近端骨干、股骨颈和股骨头周围（图 8-2）。

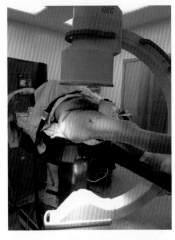

图 8-1　患者在骨折台上的体位

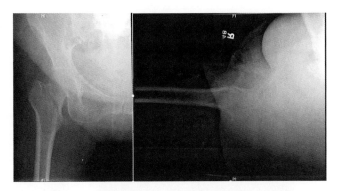

图 8-2　患髋的前后位 X 线片和穿桌侧位 X 线片

消毒铺巾

- 用氯己定（洗必泰）仔细消毒患侧臀部和大腿的侧面。
- 待消毒液干燥后再行铺巾。

- 用半巾覆盖患者，或者悬挂无菌帘（图8-3）。
- 将电刀和吸引器管放置在无菌袋中，将多余的线材穿过无菌帘，远离手术区域。

骨折复位

- 在消毒和铺巾前，必须完成合适的复位。在双平面透视指引下复位通常不难。
- 无移位骨折可能只需要轻微的内旋，使股骨颈与地板平行。
- 先施以轻度的轴向牵引以恢复长度，并部分矫正内翻畸形。
- 骨折复位后，肢体内旋，使股骨颈对位。
- 对于一些骨折的复位，外旋可能是必要的。这些骨折中近端碎片因外旋肌群的持续性牵拉而外旋。
  - 内翻畸形的矫正是通过额外的牵引或将下肢外展来完成。
  - 后凸畸形可用一个可调的衬垫来解决。将衬垫置于骨折台上，以施加向前的力。
  - 也可以用外部支撑来复位后凸畸形，或在手术中用骨钩或骨膜剥离器将骨干向前撬。
- 在正位和侧位视图上确认复位良好，确保没有残余内翻、成角、后凸畸形或旋转畸形等。

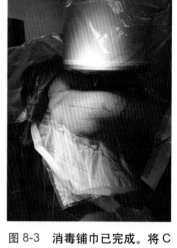

图8-3　消毒铺巾已完成。将C臂置于骨折台的对侧。确保患侧髋关节的前后位X线和侧位X线片上可以充分显示骨折部位

入路

- 在股骨上方做一直的侧方切口，切口近端位于股外侧肌隆起处，向远侧延伸（图8-4）。
- 切开阔筋膜，避免在近端、前方损伤阔筋膜张肌（图8-5）。
- 在大转子远端 4 ～ 6cm 处找到并结扎股动脉第一穿支。
- 切开股外侧肌的筋膜和肌肉，用Cobbs骨膜剥离器钝性分离至股骨干。

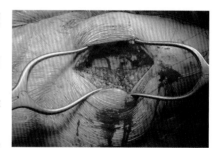

图8-4　股骨表面外侧的直切口

- 识别并电凝任何股外侧穿支血管，将股外侧肌向前牵开，显露股骨干（图8-6）。

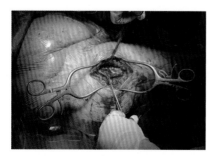

图8-5　解剖通过阔筋膜

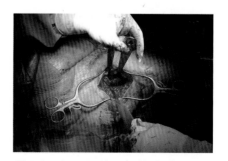

图8-6　切开股外侧肌的筋膜和肌肉，用Cobbs骨膜剥离器钝性分离至股骨干

- 避免向内侧分离，以保持骨折区足够的血供。

放置导针

- 导针的入钉点是根据钢板的角度选择的。
- 130°或 135°板的入钉点在股外侧嵴下方约 2cm 处。
  - 该进钉点由两个解剖标志确定：它位于小转子对面，与臀大肌肌腱的大多数肌纤维的股骨近端止点的水平相同。
  - 相对于 135°装置的的进钉点，测量到的颈干角每调整 5°就需要将进钉点调整 1cm。小角度装置的进针点向近端调整，大角度装置进针点则向远端调整。
- 在股骨干前后皮质中间的进针点处放置正确角度的导针（图 8-7）。
  - 或者，也可以徒手钻入导针。
- 在钻孔前，应进行透视确认，以确保导向器与股骨干外侧皮质平齐（图 8-8）。

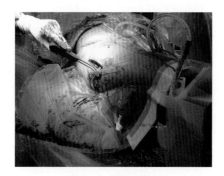

图 8-7　置入导针

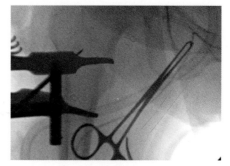

图 8-8　在透视指引下置入导针

- 在前后位和侧位透视的引导下，置入导针。
  - 导针在正、侧位两个视图上均应位于，距软骨下骨 5mm 范围以内。
- 调整导针的位置，直到针尖位于股骨头中心并且深度适宜，以保证螺钉在最好的骨质中把持。
  - 确保尖端顶点距离小于 25mm。
  - 在正位和侧位透视中，尖端 - 顶点距离是从拉力螺钉尖端到股骨头顶点的距离之和（图 8-9 和图 8-10）。

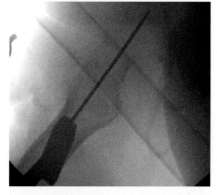

图 8-9　导针位于中心 - 中心位，尖顶距小于 25mm

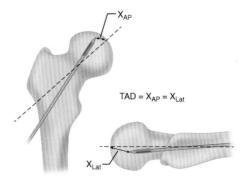

图 8-10　分别在前后位（X_{AP}）和侧位（X_{Lat}）片上测量从导针尖端到股骨头顶端的距离来计算尖 - 顶距（TAD）

- 使用器械套装中提供的尺测量导针在骨中的长度。
  - 95mm 螺钉通常与 135°板一起使用。
- 用绞刀在导针和透视的指引下进行股骨颈和股骨头的开髓。
  - 开髓钻深度应比所测量得到的拉力螺钉长度小 5mm，以便在开髓过程中不会损伤股骨头关节面。
- 攻丝整个螺钉路径，以防置钉时股骨头穿孔。
- 可以在第一枚导针的近端放置第二枚导针以起到防旋的效果，用以防止股骨颈和股骨头处的碎骨块在开髓和置钉时旋转（图 8-11）。

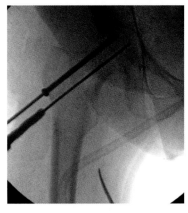

图 8-11　放置防旋转固定针

内固定植入

- 通常用 2 孔或 4 孔侧方钢板。
- 用定心套筒将空心拉力螺钉沿导针置入。
- 对于左侧股骨粗隆间骨折，置入拉力螺钉时的顺时针方向旋转置钉可以使骨折移位；但对于右侧骨折，置入螺钉可能有助于复位骨折。
- 用透视确定拉力螺钉的位置正确，将侧方钢板在拉力螺钉上滑动并固定在外侧皮质上（图 8-12）。
- 用复位钳将钢板夹在股骨干上，取出导针。如有防旋导针的话，一并取出。
- 松开牵引，使骨折端可在轴面上轻微撞击。
- 置入皮质螺钉，将钢板固定在股骨干上。
- 将一个加压螺钉置入拉力螺钉套筒中。拧紧螺钉加压骨折端通常是不必要的。
- 加压完成后用透视检查加压完成后的对位和植入物的位置（图 8-13）。

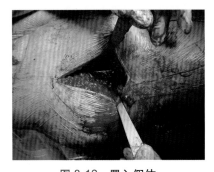

图 8-12　置入假体

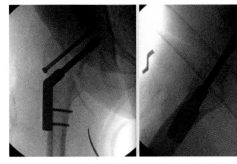

图 8-13　最终的对位和假体位置

关闭伤口

- 充分清除坏死组织，冲洗术区。
- 分层缝合肌肉、筋膜、皮下组织、皮肤。

手术步骤小结

- 将患者放在骨折台上，在骨折台的对侧放置大 C 臂。
- 以轻柔的牵引和内旋复位骨折。
- 通过患髋的前后位和侧位 X 线片确认复位适当。
- 从股外侧肌嵴附近开始做股骨外侧直切口；切开股外侧肌筋膜，解剖分离至股骨。
- 将导针在适当的高度处插入角度合适的钢板（小转子水平钢板的角度为 135°）；导针应位于中心 - 中心处，并距离软骨下骨 5mm 内。
- 测量导针在骨内的长度，并在透视下在导针指引下在股骨颈处开髓。
- 通过导丝置入空心拉力螺钉，并固定 2 孔或 4 孔侧方钢板。
- 解除牵引，以允许骨折处轻微撞击；将加压螺钉置入拉力螺钉套筒中；用透视确认对位和植入物的位置。

技术要点

- 在骨折台上确保所有突起处均垫好，阴囊或阴唇没有受到挤压。
- 在消毒和铺巾前评估骨折已复位。
- 使用角度正确的导向器将导针在适当的位置置入钢板。
- 将导针置于中心 - 中心处，距软骨下骨 5mm 内。
- 尖顶距应小于 25mm。
- 必要时可在此导针的近端置入第二导针，作为防旋转用。
- 在透视引导下对股骨颈和股骨头进行铰孔以防止穿入关节，并攻丝整个螺钉路径以防旋
- 将皮质螺钉置入钢板前，松脱牵引使骨折部位可以轻微碰撞。

所需器械

- 骨折手术台
- 大型 C 形臂
- 动力钻

常见问题（需要联系上级医师）

- 术前对骨折评估不足：必须仔细阅读前后位和侧位 X 线片评估骨折类型，以选择合适的植入物。
- 无法达到可接受的骨折复位。
- 股骨外侧皮质骨折。
- 插入导针时穿入关节或穿入盆腔。
- 未能将拉力螺钉放置在中心 - 中心位置及距软骨下骨 5mm 的范围内。
- 拉力螺钉置入期间导致复位丢失。
- 螺钉套筒不吻合，阻碍滑动。
- 拉力螺钉从套筒中脱出。

术后康复

术后，应维持患者病情稳定，疼痛控制良好。

患者应在可耐受范围内负重。

如果病情允许，最好在术后第 1 天尽快开始开始走动。

术后应开始机械抗凝和化学抗凝治疗以预防血栓栓塞事件。

术后随访

患者应在术后第 2、6 和 12 周时复诊，复查影像学检查并进行临床评估。滑动式髋螺钉固定治疗股骨粗隆间骨折的常见并发症包括感染、伤口裂开、股骨头拉力螺钉切割导致固定失败、骨不连。

推 荐 阅 读

1. Andruszkow H, Frink M , Fromke C, et al. Tip apex distance, hip screw placement, and neck shaft angle as potential risk factors for cut-out failure of hip screws after surgical treatment of intertrochanteric fractures. Int Orthop. 2012; 36(11): 2347-2354.

2. Baumgaertner MR, Curtin SL, Lindskog DM, Keggi JM. The value of the tip-apex distance in predicting failure of fixation of peritrochanteric fractures of the hip. J Bone Joint Surg Am. 1995; 77(7): 1058-1064.

3. De Brujin K, den Hartog D, Tuinebreijer W, Roukema G. Reliability of predictors for screw cutout in intertrochanteric hip fractures. J Bone Joint Surg Am. 2012; 94(14): 1266-1272.

4. Goffin JM, Pankaj P, Simpson AH. The importance of lag screw position for the stabilization of trochanteric fracture with sliding hip screw: a subject-specific finite element study. J Orthop Res. 2013; 31: 596-600.

5. Hsu CE, Shih CM, Wang CC, et al. Lateral femoral wall thickness. A reliable predictor of post-operative lateral wall fracture in intertrochanteric fractures. Bone Joint J. 2013; 95-B (8): 1134 - 1138.

6. Kaplan K, Miyamoto R, Levine BR, Egol KA, Zuckerman JD. Surgical management of hip fractures: an evidence-based review of the literature. II: intertrochanteric fractures. J Am Acad Orthop Surg. 2008; 16(11): 665-673.

7. McLoughlin S, Wheeler DL, Rider J, et al. Biomechanical evaluation of the dynamic hip screw with two-and four-holed side plates. J Orthop Trauma. 2000; 14: 318-323.

8. Mohan R, Karthikeyan R, Sonanis SV. Dynamic hip screw: does side make a difference? Effects of clockwise torque on right and left DHS. Injury. 2003; 31: 697-699.

9. Parker MJ, Das A. Extramedullary fixation implants and external fixators for extracapsular hip fractures in adults. Cochrane Database Syst Rev. 2013(2): CD000339.

10. Zuckerman JD, Skovron ML, Koval KJ, et al. Postoperative complications and mortality associated with operative delay in older patients who have a fracture of the hip. J Bone Joint Surg Am. 1995; 77A: 1551-1556.

第 9 章

腕管松解术

原著　Hilton Phillip Gottschalk | Randip Bindra

最少病例数要求

N=10

常用 CPT 码

- CPT 码：64721- 神经成形术或转位术；腕管处的正中神经
- CPT 码：29848- 内镜，腕关节，外科手术，腕横韧带松解术
- CPT 码：20526- 注射，治疗；腕管

常用 ICD9 码

- 354.0- 腕管综合征
- 719.24- 滑膜炎，手部
- 354.5- 多发性神经炎综合征

常用 ICD10 码

- G56.00- 腕管综合征，未指定肢体
- G56.01- 腕管综合征，右上肢
- G56.02- 腕管综合征，左上肢

　　腕管综合征（CTS）是一种常见的疾病。在美国，本病年发病率为每 1000 人 1～3 例，患病率约为每 1000 人 50 例。患者表现为腕掌区和前臂远端的疼痛，主要是夜间痛，正中神经支配区的麻木和刺痛，包括拇指、示指和中指及环指桡侧。当腕关节处于长时间屈曲或伸展时，可出现日间感觉异常。大多数患者描述其醒来时手指僵硬，需要甩手或握紧双手来缓解症状。在某些情况下患者也可表现为手指无力和持物掉落；但是该症状通常预示着更严重的疾病或合并有尺神经病变。

　　有几项临床体征可以用来帮助诊断 CTS。Durkan 的正中神经压迫试验是检查者用手在腕管处对正中神经施加超过 30 秒的压力。阳性结果是正中神经支配区麻木 / 刺痛。其他的体征包括 Tinel 征，即在腕掌处正中神经上敲击，以及 Phalen 征，即手腕在重力作用下弯曲 60 秒。当患者出现正中神经支配区麻木或刺痛即为上述体征的阳性。感觉检查如静态或移动的两点辨别觉测试是有助于诊断的，Semmes-Weinstein 单丝测试或振动测试也有参考意义。

神经电生理检查，包括有或者无肌电图的神经传导速度测量有助于明确腕管综合征的诊断或者除外其他疾病。

本病通常先行非手术治疗。非手术治疗包括患腕固定（在夜间将腕关节固定在中立位，也可在白天进行）。也可使用口服药物和糖皮质激素注射。其他的治疗方法包括超声治疗，人体工程学调整，神经和肌腱的滑动训练等。

手术治疗方法主要包括腕横韧带的松解。该手术可以用更经典的开放式松解、"微型"开放式松解或内镜松解的方法来完成。作者着重介绍了最常见的腕管松解方法，即开放法。

手术技术

手术室准备

- 术间设有一张标准手术床和一张手术桌。
- 可使用全身麻醉、区域阻滞麻醉或局部麻醉。

患者体位

- 患者取仰卧位，患肢伸直。
- 建议使用非无菌的止血带。
- 下肢常规使用序贯加压装置（SCD）。

消毒铺巾

- 束好非无菌的止血带。
- 在止血带周围置缠绕一层塑料巾，防止消毒剂流入止血带下面。
- 使用手部手术帘。
- 用适当的消毒剂清洁皮肤，笔者使用含氯己定的消毒剂。
- 如果在局部麻醉下进行手术，则将 3 ～ 5ml 2% 利多卡因和碳酸氢钠溶液的混合液注入前臂远端腕管，注意不要注入正中神经（图 9-1 和图 9-2）。
- 而后，在切口周围注射 3 ～ 5ml 2% 利多卡因和碳酸氢钠混合液（图 9-3）。
- 根据美国骨科医师学会（AAOS）临床实践指南总结（CPGS）推荐 "C"，术前可使用抗生素。

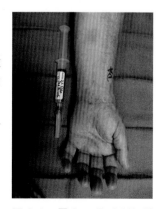

图 9-1　用 3 ～ 5ml 2% 利多卡因和碳酸氢钠混合液进行局部麻醉

总体原则

- 手术目标时将正中神经自腕管当中减压。
- 完全分离腕横韧带和屈肌支持带至关重要。

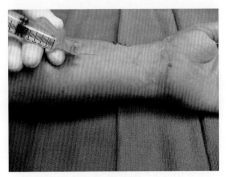

图 9-2　注意，将局部麻醉药注射到前臂远端的桡侧腕屈肌腱处，而不是正中神经处

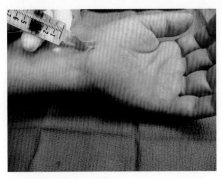

图 9-3　在切口周围注射 3 ～ 5ml 2% 利多卡因和碳酸氢钠混合液

切开

- 将止血带充气。
- 使用掌侧入路。
  - 入路位于环指桡侧缘的延长线上。
  - 切口远端不超过是 Kaplan 基线，即一条从外展的拇指尺侧指根斜穿过手掌的线（图 9-4）。
  - 切口近端不超过腕横纹。
- 切口长度可适当调整，但通常为 2 ～ 3cm（图 9-5）。
- 在一些患者中，切口可以在自然出现的皮肤皱褶处进行。

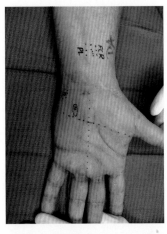

图 9-4　从环指的桡侧缘标出适当的解剖标记。从外展的拇指的尺侧缘标出 Kaplan 基线

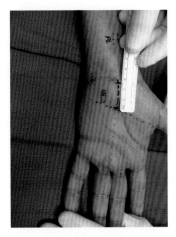

图 9-5　切口长度可变，但通常是 2 ～ 3cm

显露

- 用手术刀切开皮肤和皮下脂肪到达掌筋膜。
- 放置乳突牵开器，显露掌筋膜。
- 纵向切开筋膜（与其纤维走行方向一致）。

- 一些患者可能在这个层次下面有肌肉纤维，一般是掌短肌。
  - 如果此处发现肌肉纤维，则应将其向下逐层分离至腕横管，特别注意不要损伤正中神经运动支。
- 剩余的肌肉可以用手术刀切除，以充分显露腕横韧带（TCL；图 9-6）。
- 在切开 TCL 之前，作者建议使用剪刀沿 TCL 的表面在切口近端（即腕和前臂交界）处适当分离。这样可以使稍后分离前臂远端的前臂筋膜时更容易。
- 进行每一步前均可调整自动牵开器，以更好地显露 TCL。

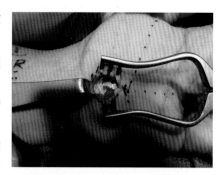

图 9-6　用手术刀清除韧带表面的肌肉以充分显露腕横韧带

切开腕横韧带

- 触诊钩状骨的钩，此处是腕管尺侧缘的良好参考点。
- 作者建议使用 15 号刀片将横韧带桡侧部向钩骨方向推压，从而切开 TCL 的一小部分。
  - 这样更好控制，并且当穿过横韧带时，你可以感觉到明确的韧带增厚感。
- 此外，注意保持在 TCL 的尺侧进行操作，因为这样可以保护正中神经，以免造成医源性损伤。
- 切开部分 TCL 后，一些学者主张在 TCL 的正下方放置一个钳子或钝器，以为切割提供一个平面，保护深层结构（图 9-7）。
- 如果按照上述步骤进行，则会遇到肌腱滑膜。
- 使用钝性牵开器更好地显露 TCL。随后在直视下将 TCL 向远端分离。
- 而后，将剩余的 TCL 的近端用刀或剪刀切开。
  - 作者建议使用钝头剪刀直视下剪开前臂筋膜（图 9-8）。
- 完全减压后，应能显露正中神经（图 9-9）。

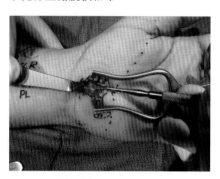

图 9-7　腕横韧带部分切开后，一些人主张在腕横韧带的正下方放置一个弯钳或钝性器械，以仅切割浅层并可保护深层结构

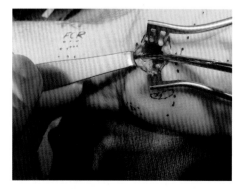

图 9-8　作者推荐使用钝头剪刀在直视下切开前臂筋膜

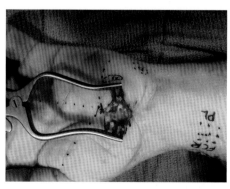

图 9-9　完全减压完成后，应可以显露正中神经

- 有的患者肌腱滑膜过多，可以切除一部分肌腱滑膜。
- 作者不推荐正中神经内部松解术。
- 用生理盐水充分冲洗伤口。
- 止血带可以放气，找到出血点并电凝止血。
- 用 4-0 尼龙线缝合皮肤。
- 口上覆盖 Xeroform Petrolatum Wound Dressing（DeRoyal，Powell，TN），并以敷料包扎。

手术步骤小结

- 掌侧入路位于环指桡侧缘的延长线上。
- 切口长度 2 ~ 3cm。
- 沿切口走行方向切开掌筋膜。
- 在腕和前臂交界处近端的腕横韧带上进行浅层游离。
- 打开腕横韧带尺侧的一小段（紧邻钩骨的桡侧）。
- 可以选择将钝器置于腕横韧带深处。
- 完全切开腕横韧带远端，向近端延伸。
- 直视下松解前臂远端筋膜。

技术要点

- 标出解剖标记（环指桡侧缘和 Kaplan 基线）对定位很有帮助。
- 适当使用牵开器牵开脂肪以增加显露。
- 在切开腕横韧带之前，在前臂远端的腕横韧带上方适当扩大显露，以更好地识别前臂远端的前臂筋膜。
- 仅打开腕横韧带尺侧的一小段，以防止正中神经的医源性损伤。
- 切开腕横韧带时有一种"沙砾"感，韧带可以很厚。
- 使用钝性分离有助于去除腕横韧带深层面的粘连。
- 应切开腕横韧带全长，以便能够在桡骨和尺骨上抬起组织瓣。
- 建议在整个过程中使用放大设备。

所需器械

- 充气式止血带
- 手术刀
- 自动牵开器
- Kleinert-Ragnell 或其他小的钝性牵开器
- Metzenbaum 剪刀
- 4-0 尼龙线
- 推荐使用放大设施

常见问题（需要联系上级医师）

- 入切口太偏尺侧或桡侧。
- 切口需要穿过腕横纹。
- 怀疑腕横韧带表面存在正中神经的运动支。
- 腕横韧带切开多处。
- 难以显露腕横韧带远端或近端。
- 切除前发现腱鞘滑膜过多。
- 出血过多；可能损伤了掌侧血管弓。

术后康复

手掌皮肤较厚，需要仔细对皮以留下漂亮的瘢痕。用一个大敷料包扎 48 ～ 72 小时，露出五指（图 9-10）。手腕置于中立位。笔者教育患者术后应保持手部抬高 24 ～ 48 小时。在第一次复诊（术后 2 ～ 3 天）时，去除大敷料使用自粘绷带。要求患者保持手部清洁、干燥 7 ～ 10 天；之后，切口可以接触水。

笔者推荐早期手指运动，以促进神经滑过手术部位。建议患肢有限负重；1 个月内不建议进行举重和用力抓握。术前与患者讨论恢复工作的事宜，需要和物理治疗师及患者本人一起商定。

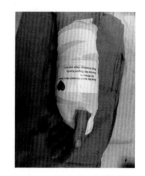

图 9-10　用一个大的敷料包扎 48 ～ 72 小时，需要露出五指

术后随访

术后 2 ～ 3 天复诊，更换敷料。下一次复诊是在后约 2 周，来拆线。在一些患者中，可以使用手法治疗来帮助恢复运动以及治疗瘢痕。下一次随访安排在术后 6 周，必要时可进行针对瘢痕的治疗。

推 荐 阅 读

1. Bury TF, Akelman E, Weiss AP. Prospective, randomized trial of splinting after carpal tunnel release. Ann Plast Surg. 1995; 35: 19-22.

2. Cook AC, Szabo RM, Birkholz SW, King EF. Early mobilization following carpal tunnel release: a prospective randomized study. J Hand Surg [Br]. 1995; 20: 228-230.

3. Gelberman RH, Pfeffer GB, Galbraith RT, Szabo RM, Rydevik B, Dimick M. Results of treatment of severe carpal tunnel syndrome without internal neurolysis of the median nerve. J Bone Joint Surg Am. 1987; 69: 896-903.

4. Keith MW, Masear V, Amadio PC, et al. Treatment of carpal tunnel syndrome. J Am Acad Orthop Surg. 2009; 17: 397-405.

5. Verdugo RJ, Salinas RS, Castillo J, Cea JG. Surgical versus non-surgical treatment for carpal tunnel syndrome. Cochrane Database Syst Rev. 2003; (3): CD001552.

第 10 章

椎管减压，后路融合术

原著　Nicholas M. Brown | Howard S. An

最少病例数要求

N=15

常用 CPT 码

- CPT 代码：22612- 关节融合术，后路或后外侧技术，单一节段；腰椎（使用侧方横向技术，如果使用的话）
- CPT 代码：22800- 关节融合术，后路，脊柱畸形，用或不用石膏；最多 6 个椎体节段
- CPT 代码：63005- 椎板切除术，探查或减压脊髓或马尾，无小关节面切除术、椎间孔切开扩大术或椎间盘切除术（如椎管狭窄），1 个或 2 个椎体节段；腰椎，除了椎体滑脱
- CPT 代码：63012- 椎板切除术，去除异常小关节或峡部，并对马尾和神经根进行减压，治疗腰椎滑脱（Gill 式手术）
- CPT 代码：63017- 椎板切除术伴脊髓或马尾探查或减压，无小关节切除术、椎间孔切开术扩大术或椎间盘切除术（如椎管狭窄），超过两个椎体节段；腰椎
- CPT 代码：63030- 椎板切除术（半椎板切除术）神经根减压术，包括部分小关节面切除术，椎间孔切开扩大术，或椎间盘突出的切除术；一个间隙，腰
- CPT 代码：63042- 椎板切除术（半椎板切除术）神经根减压术，包括部分小关节面切除术，椎间孔切开扩大术，突出的椎间盘切除术，再次探查，单一间隙
- CPT 代码：63047- 椎板切除术、小关节切除术和椎间孔切开扩大术（单侧或双侧脊髓减压术，尾侧马或神经根；如椎管或侧隐窝狭窄），单一腰椎节段

常用 ICD9 码

- 724.2- 腰痛
- 722.52- 椎间盘退变，其他椎间盘退变，腰椎区域
- 722.1- 椎间盘突出症，其他椎间盘移位，腰椎区域
- 724.3- 坐骨神经痛，未指定部位
- 724.02- 椎管狭窄，腰椎区域
- 738.4- 腰椎滑脱，未指定部位

常用 ICD10 码

- M54.5- 腰痛
- M51.36- 其他椎间盘退变，腰椎区域
- M51.26- 其他椎间盘移位，腰椎区域
- M54.30- 坐骨神经痛，未指定部位

- M48.06- 椎管狭窄，腰椎区域
- M43.1- 脊椎滑脱，未指定部位

　　许多疾病可能需要椎管减压和融合术。脊髓和神经根通常被突出的椎间盘、周围的软组织或骨赘压迫。脊柱滑脱、减压后不稳定、假关节形成，或退行性、特发性、神经性、医源性等原因导致的进行性的畸形等可能均需融合术。一般来说，神经结构受压时需行减压术，而由潜在得疾病或减压操作导致的不稳定则需行融合术。后路椎管减压脊柱减压术最经典的指征是退行性腰椎滑脱伴椎管狭窄，最常见于 $L_{4 \sim 5}$ 节段。

　　腰椎退行性滑脱是由椎间盘和小关节退变导致的脊柱不稳定引起的。在许多患者中，这些改变是无症状的。然而，神经根压迫可能导致神经根性疼痛、麻木或肌力下降。可能出现神经源性跛行的症状，如下肢痉挛样痛和无力，通常可由脊柱前屈而缓解。此外，椎体退变及其所带来的椎体间相对运动可能导致机械性背痛。症状较轻、单纯椎间盘突出或稳定的滑脱患者可能只需要减压，但对于滑脱不稳定的患者及需要更广泛的减压的患者可能需要融合来稳定脊柱。脊柱患者结局研究试验（SPORT）是一项近期的随机前瞻性研究。该研究证明了减压手术治疗退行性腰椎管狭窄症的有效性。

手术技术

手术室准备

- 将杰克逊台置于术间中央。
- 需使用移动 X 线片设备。
- 根据术者的习惯和手术的复杂情况决定是否使用脊髓神经监测。

患者体位

- 麻醉诱导、气管插管完成后将患者置于俯卧位。
- 患者俯卧在杰克逊手术台上，需保持腹部悬空以降低静脉压力（图 10-1）。垫好所有的骨性突起，包括骨盆、膝盖、足踝和肘。
- 手臂屈曲小于 90°以防神经损伤。

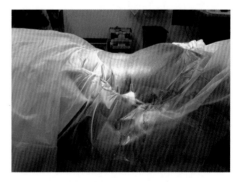

图 10-1　患者俯卧在 Jackson 手术台上，小心的垫好所有可能受压的骨性突起。放置自粘的的非无菌铺巾，消毒手术部位

消毒铺巾

- 如有必要剔除术区毛发。完成消毒铺巾（图 10-2）。
- 首先，将非无菌的自粘性手术巾广泛的贴在术区周围。作者使用的消毒方法是先用酒精消毒皮肤，然后再用氯己定消毒。将无菌手术巾缝在手术区周围的皮肤上。用含碘的手术贴膜直接贴在术区上。将最后一层手术单铺在无菌区周围。通常在

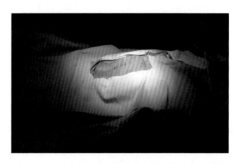

图 10-2　用蓝色无菌巾和含碘的透明黏膜继续铺巾，完成最终铺巾

该铺单的下面有一个粘合内衬，以帮助其贴附于无菌区的外部。

入路

- 可以用一个针头从侧面刺向棘突，以标定节段正确。
- 在病变区域做一个正中的皮肤切口，用手术刀或电刀自皮下脂肪向下切至筋膜水平。保持组织的张力有助于进行解剖。使用自动牵开器来显露术野。
- 用手术刀或电刀切开筋膜，用自动牵开器牵开筋膜。用一只手拿 Cobbs 骨膜剥离器抬起脊旁肌肉显露椎板，另一只手拿电刀剥离组织组织。
- 脊柱显露完成后，再次透视，以确认减压和融合节段正确。

减压

- 用咬骨钳咬除棘间韧带和棘突，以便显露。此外，此时可考虑使用头灯和放大镜。
- 用 Kerrison 咬钳打开椎板。可以先用高速磨钻磨薄椎板。此操作不得损伤黄韧带，以保护神经。具体做法是用 Kerrison 咬钳的齿仅咬除骨化的黄韧带，但仍保持下方黄韧带完整。
- 进行内侧小关节切除术，然后切除黄韧带。上述步骤均使用 Kerrison 咬钳。
- 然后进行完全减压，切除任何压迫性病变，包括突出的椎间盘、骨赘、小关节囊、滑膜囊肿或肥大的后纵韧带（图 10-3）。这些组织通常也用 Kerrison 咬钳咬除。

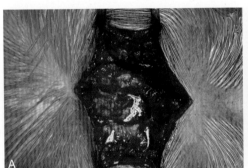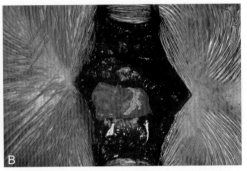

图 10-3　A，切开皮肤，解剖分离皮下脂肪，进而切开筋膜。向两边抬起腰肌。然后根据引起患者症状的压迫情况进行减压。在这个病例中，在 L$_{4\sim5}$ 进行了广泛的减压；椎板和下面得黄韧带已被切除。B，图中标出减压区域

内固定置入

- 确保背侧骨性结构显露完全。在不同的节段上椎弓根螺钉的进钉点略有不同，具体取决于患者的解剖。通常腰椎置钉的参考点位于横突水平线和峡部外侧 2mm 处垂线的交点。
- 用 4-0 磨钻去除进钉点处皮质。
- 用椎弓根探针轻轻钻出椎体孔道，注意避免不要穿透皮质。
- 用软球头探针探查孔道的 4 个壁和孔道的底部，以确保孔道的完整性。将止血钳夹在探针上测量孔道的深度。
- 对孔道进行攻丝，攻丝直径通常比预计使用的螺钉直径小 1 mm。但是，如果骨量少侧可以跳过这一步。

- 再次用软的球头探针探查钉道，确保皮质完整。
- 建立完成所有孔道后，放置螺钉（图 10-4），而后放置连接棒（图 10-5）。

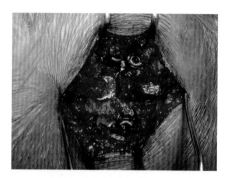

图 10-4　内固定置入。如需行固定，用 4-0 磨钻去除进钉点处皮质，用椎弓根探针轻轻钻出椎体孔道，用软球头探针探查孔道壁的完整性，测量孔道深度，进行攻丝，置钉。在此病例中，螺钉放置于 L_4 和 L_5 的椎弓根

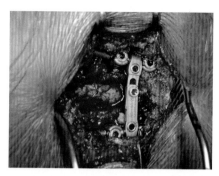

图 10-5　将 $L_{4\sim5}$ 椎弓根螺钉之间的连接棒连同横联一起放置到位。根据融合需要，用磨钻进一步去皮质以备随后植骨（可选择自体髂骨、局部自体骨、异体骨、脱钙骨基质或骨形态发生蛋白）。止血；冲洗；必要时放置引流管；随后关闭筋膜、皮下组织和皮肤；无菌敷料包扎

融合

- 以 4-0 磨钻对横突、侧方小关节和峡部进行去皮质。去皮质过程中需进行冲洗，以避免热损伤，并保持再生骨的质量。因为该处骨床需用作植骨。
- 进行植骨以有助于融合。可以使用自体髂骨移植、局部自体骨移植（磨钻磨削、椎板切除或棘突切除时取下的骨）、骨形态发生蛋白（BMP）、脱钙骨基质（DBM）或同种异体骨等。髂骨取骨虽然是金标准，但由于髂骨取骨所带来的并发症，目前已较少使用。最常用的方法，也是作者所使用的方法，主要是使用局部自体骨移植加上同种异体骨或DBM，以提供更多的骨体积和更好的成骨诱导性（来自 DBM）。BMP 的使用在一定程度上仍有些争议。

关闭伤口

- 充分止血，冲洗伤口，必要时可放置筋膜下引流。
- 用可吸收编织缝线关闭筋膜，皮下组织用可吸收编织线间断缝合，皮肤使用连续皮下缝合。皮肤切口用 2- 氰基丙烯酸辛酯（如多抹棒）粘合，并无菌敷料包扎。

手术步骤小结

①术间设置。　　　　　　　⑤减压。
②摆放体位。　　　　　　　⑥放置植入物。
③消毒铺巾。　　　　　　　⑦融合。
④入路、显露。　　　　　　⑧关闭伤口。

技术要点

- 椎板切除治疗多节段椎管狭窄的关键，是通过切除中央椎板对所有受累的神经根进行充分减压，并潜行减压小关节，以保持活动节段的稳定性。
- 所有节段的峡部均应保留，而上腰椎的峡部相对较靠内；因此，与下腰椎相比，上腰椎的椎板切除减压距离应该更窄。
- 椎管狭窄主要发生在小关节突和侧隐窝；因此，切除椎板时应该在小关节突处稍宽一些，而在峡部稍窄一些。
- 总体来说，神经根受压的病理型解剖异常因患者而异。确定神经根压迫的性质及减压策略至关重要。注意保留节段的稳定性。

所需器械

- 透视
- 基础的脊柱手术器械
- 椎弓根螺钉，连接棒
- 植骨或植骨替代物
- 高速磨钻

常见问题（需要联系上级医师）

- 减压不充分。
- 神经损伤。
- 手术节段错误。
- 损伤硬膜。
- 术后马尾综合征。

术后康复

患者应早期活动，以维持功能，增加力量和灵活性，降低深静脉血栓形成的风险，最大限度地减少肺不张，促进肠功能恢复。

如果放置引流管，则可在每 8 小时流量低于 30 ～ 50ml 时将其拔除。随着肠道功能的恢复，逐步过渡饮食。

时刻留意患者是否存在尿潴留，虽然这通常是麻醉、镇痛药、近期手术和相对制动的结果，但必须首先排除马尾综合征。

术后是否使用支具由术者决定，但通常不常规使用。

术后随访

患者的第一次复诊是在术后 2 周，随访伤口。此时拍摄正位和侧位 X 线片。

术后 6 周、12 周和 6 个月均需随访，且每次随访均需拍摄 X 线片。

必要时可在术后 2 周开始物理治疗。患者应在术后 12 周内限制腰部弯曲、后伸和扭转（BLT）。

推 荐 阅 读

1. Cauchoix J, Benoist M, Chassaing V. Degenerative spondylolisthesis. Clin Orthop Relat Res. 1976; 115(115): 122-129.
2. Majid K, Fischgrund JS. Degenerative lumbar spondylolisthesis: trends in management. J Am Acad Orthop Surg. 2008; 16(4): 208-215.
3. Weinstein JN, Lurie JD, Tosteson TD, et al. Surgical versus nonsurgical treatment for lumbar degenerative spondylolisthesis. N Engl J Med. 2007; 356(22): 2257-2270.

第 **11** 章

双踝骨折切开复位内固定术

原著 David Walton | Marc A. Zussman

最少病例数要求

N=15 踝关节骨折固定

常用 CPT 码

- CPT 码：27766 - 内踝骨折切开复位内固定术
- CPT 码：27792- 外踝骨折切开复位内固定术
- CPT 码：27814 - 双踝骨折切开复位内固定术
- CPT 码：27822 - 三踝骨折切开复位内固定术；仅内踝和外踝
- CPT 码：27823 - 三踝骨折切开复位内固定术，内、外、后踝骨折固定术
- CPT 码：27829- 开放治疗下胫腓关节（下胫腓联合）损伤

常用 ICD9 码

- 824.0- 内踝骨折，闭合性
- 824.1- 内踝骨折，开放性
- 824.2- 外踝骨折，闭合性
- 824.3- 外踝骨折，开放性
- 824.4- 双踝骨折，闭合性
- 824.5- 双踝骨折，开放性
- 824.6- 三踝骨折，闭合性
- 824.7- 三踝骨折，开放性
- 824.8- 未特指的踝关节骨折，闭合性
- 824.9- 未特指的踝关节骨折，开放性

常用 ICD10 码

- S82.5- 内踝骨折
- S82.6- 外踝骨折
- S82.84- 小腿双踝骨折
- S82.85- 小腿三踝骨折
- S82.87- 胫骨 Pilon 骨折
- S82.89- 小腿其他骨折

　　踝关节骨折是负重关节的关节内骨折中最常见的。由于该骨折十分常见，故而要求所

有的骨科医师对其手术治疗和非手术治疗均能手到擒来。然而，由于这些骨折十分普遍，该损伤和治疗的重要性往往被低估。每一个踝关节骨折的患者都应该小心地接诊；详细的采集病史和体格检查会为制订治疗策略提供重要信息。

从简单的站立高度扭伤到高能损伤如汽车碰撞，踝关节骨折治疗的复杂性主要由于其表现各异。此外，踝关节是高度契合的铰链式关节，无法很好地耐受不佳的对位。仅 1mm 的胫距关节移位，会使关节整体接触应力增加 40%，并进而严重地增加创伤后关节炎风险。考虑到这一点，必须仔细评估每一个踝关节骨折的骨折特征和患者本身的特征，需注意骨量、粉碎情况、是否合并其他骨折及受伤踝关节周围的软组织情况。

大多数踝关节骨折可以用 Lauge-Hansen 分类法来分类，该分类法描述了几种损伤模式，可以推测导致骨折的能量传递。在其每一个子类别中，骨骼或韧带都以特定的、类似的模式损伤，故而需要同一个治疗策略。本章主要介绍旋后外旋型双踝骨折，该损伤占踝关节骨折的 75%。传统上，外踝和内踝需以解剖复位并固定，以恢复关节的整体性。而后，如存在下胫腓关节不稳，则行下胫腓联合固定。

手术技术

手术室准备

- 使用远端可透 X 线的手术台，置于术间的标准位置。患者头部朝向麻醉工作站。
- 器械台和刷手护士位于患侧或者位于床脚，这取决于手术室的朝向。
- X 线透视应从对侧进入术野。

患者体位

- 患者仰卧于透射 X 线的桌子上。
- 为了便于透视，将术侧肢体放置在可透射 X 线的斜面体位垫或一圈毯子上。
- 垫高患侧髋关节，使患肢处于静态中立位。

消毒铺巾

- 在患侧大腿根部绑好止血带。
- 消毒患肢前，使用防水的 U 形单包裹固定止血带并将其与手术区域隔离。
- 如果没有开放性伤口或擦伤，先用酒精按相对无菌的原则消毒患肢，然后用无菌的含氯己定的消毒液消毒患肢。当存在擦伤或开放性伤口时，应使用含聚维酮碘的消毒液进行消毒。
- 先铺无菌底单，再铺向上的 U 形单，再铺向下的 U 形单。
- 在前足和足趾周围使用自粘性绷带将足趾与术野分隔开来。
- 然后使用洞巾作为术区的最后一层铺巾。
- 用数张无菌巾或无菌床单将患侧下肢垫起，使足跟从其边缘自然下垂，以避免距骨在踝穴中前移（图 11-1）。

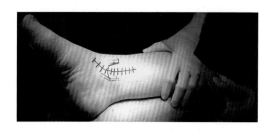

图 11-1　在足跟近端垫起小腿以避免距骨在踝穴中前移

术前计划

- 在复位困难或怀疑下胫腓联合受损的情况下，健侧的放射影像学对制订手术方案是很有参考价值的。这些 X 线片包括的前后位、侧位和踝穴位片。如果术中复位效果不甚确定，X 线片可以协助术者参考存在长度，旋转，踝穴和下胫腓联合重建情况。

- 对于需行术治疗的后踝骨折、Chaput 骨折块和骨软骨损伤（OCD），应仔细评估 X 线片。在后踝骨折或 Chaput 骨折块的大小或方向不确定的情况下，CT 可提供关于关节面和骨折特征的详细信息。如果需要对骨折进行手术治疗，则需根据具体情况改变手术入路。

- 麻醉开始前，应检查手术切口部位的术区皮肤是否存在骨折水泡、过度肿胀及其他可能增加术后感染风险或妨碍手术安全的皮肤损伤。可适当推迟手术至软组织愈合满意，包括骨折水泡消退、擦伤上皮化或手术切口部位消肿出现皱纹征象。

- 制订手术计划时应考虑患者相关因素。有严重合并症、不良伤口愈合史或术前存在软组织损伤的患者，应视为植入物存在高风险。适当修改固定方法可以降低植入物风险，例如，使用便宜的植入物、使用外固定或髓内固定。

- 麻醉团队在术前适当使用预防性抗生素。

外踝

- 直接外侧入路显露腓骨。在切开前，触诊并用划线笔标记腓骨远端 1/3。标记完成后驱血，并将止血带压强设置为 250mmHg 或高于收缩压 100mmHg。在此之后，在腓骨中线上做切口。切口以骨折处为中心，尽可能向近端和远端延伸，以满足直接放置钢板的需要（图 11-2A）。如果不能触到骨折，可以使用透视来定位骨折部位。用手术刀将皮肤锐性切开，并切开皮下组织。对于浅表的出血，使用电烧止血是十分明智的。在此之后，对远端腓骨表面的切口远端以 Metzenbaum 剪进行钝性分离。建立一个安全的骨膜外平面，并向其向近端延伸。仔细检查软组织，因为此处附近存在腓浅神经（SPN）。SPN 在腓骨表面自后向前走行，位于踝关节近端约 5 cm 或腓骨小头近端约 7cm。如果损伤后腓筋膜完整，则应给予锐性分离。将腓骨肌及其肌腱向后牵拉（图 11-2B）。当遇到 SPN 时，应小心地将其从软组织中游离出来，以便必要时可将其向上抬起，而不使其受到牵拉。在整个手术过程中，应时刻留意并保护 SPN。

- 然后清理骨折部位。用牙钩、神经剥离子、小咬骨钳、刮匙和冲洗球，清除骨折部位的血肿及必要的软组织。注意避免损伤骨皮质的尖端，因为它们对骨折复位至关重要。用 15 号手术刀清除骨折处皮质边缘 1 ～ 2mm 的骨膜，以便观察皮质复位情况。后方和内侧的骨棘经常会刺入软组织中，阻碍复位。在前方操作时，应小心显露骨折部位，以避免撕脱骨折部位常见的下胫腓韧带。如果必须解剖和移动骨折片的话，操作必须小心。

- 一旦骨折部位可以移动，即可通过一些技术进行骨折复位。对于斜形骨折，根据骨骼质地的不同，可以使用带齿的复位钳或尖头的复位钳辅助复位。术者需轻轻地抓住距骨折部位距离相等的骨折两端，结合旋前和旋后及尺偏和桡偏的动作，进行复位并恢复长度（图 11-2C）。牵引和外旋足部通常有助于骨折远端的移动。但这种操作可能会很复杂，并将原本脆弱的复位点置于危险当中，故而必须小心操作避免骨折粉碎。当骨折为横行骨折时，可用两个带齿复位钳进行手动复位。

- 如果单纯的手动牵引不能复位骨折的明显短缩，可以使用推 - 拉技术进行复位。将钢板以 2 个点固定于远端骨折片上，随后在放置钢板的近端置入一枚单皮质螺钉。此后，在钢板近端使用间隙撑开来撑开骨折部位，恢复长度，并复位。

- 在骨折不能复位的情况下，需仔细阅读术中透视的图像以查找阻碍复位的来源，这一点十分重要。有时，需要清理内侧沟及胫腓间隙，因为此处会有软组织或骨的嵌入，有碍复位。

- 复位完成后，内固定策略的选择取决于多个因素，如骨量、粉碎情况、软组织包被和其他患者相关因素。一般情况下，斜形骨折采用拉力螺钉内固定或中和钢板或后方抗滑钢板进行处理。横行骨折采用加压钢板处理，粉碎性骨折采用桥接钢板处理。这些骨合成协会（AO）的技术超出了本章的范畴；但是，在固定过程，术者应该允许空螺钉孔的存在，以防稍后需要从外侧置钉固定胫腓联合。

- 在旋后外旋损伤中，骨折是斜行的，可采用外侧钢板或后方抗滑钢板。当选用侧方钢板时，首先独立于钢板放置一枚拉力螺钉，通常是从前向后置钉，垂直于骨折线（图 11-2D）。当选择抗滑移钢板时，优先选择从后向前的方式将拉力螺钉穿过钢板，同时螺钉仍需垂直于骨折线。这是通过 AO 技术用一个 3.5mm 拉力螺钉来完成的。用 3.5mm 钻头钻过近端皮质，然后将 2.5mm 软组织导向器放入钻孔中。远端皮质用 2.5mm 钻头钻孔。根据需要将适当的 3.5 mm 皮质螺钉通过钉道置钉，直至钉尾完全埋入。对于小的骨折片，可以使用 2.7 mm 的拉力螺钉和适当的钻头进行固定。另外，如果最初的拉力螺钉把持力不够，可以用一个部分螺纹的 4.0mm 松质螺钉来"救场"。

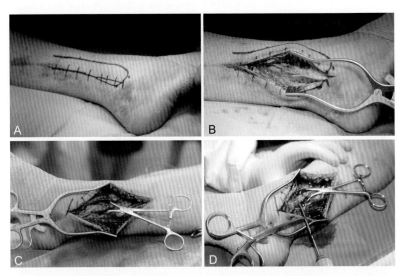

图 11-2　A. 标出腓骨和中线处的切口，或者像在这个病例中，稍微偏后做切口；B. 术中为了保护腓浅神经，应牵开腓侧肌肉和筋膜；C. 使用复位钳把持骨折处或将骨折块复位、固定到位；D. 由前向后或由后向前（如图所示）置入拉力螺钉，应尽可能垂直于骨折线放置（请注意，图 A、B 为右踝，图 C、D 为左踝）

■ 当使用外侧钢板时，远端螺钉必须是单皮质的，以避穿入远端胫腓关节。这些远端螺钉通常是全螺纹 4.0mm 的松质骨螺钉。板上的其他螺钉通常为 3.5mm 的（图 11-2E）。

内踝

■ 内踝处的切口是沿胫骨内侧中线走行的纵形切口。该切口一直到胫骨末端 1 ～ 2cm 远的地方，以便操作内踝前丘顶部。锐性切开皮肤，但切开时必须小心，不要切得过深。因为隐神经血管束沿切口下方深部走行。

■ 使用钝性剥离，找到神经血管束，将其游离，并向前方牵开。然后锐性切开骨折部位。然后，可以用牙钩将骨折部位翻开，以评估距骨穹窿的关节面。

■ 此处的骨折碎片通常很小，复位可能很难。透视对充分复位至关重要。应该用胫骨关节面片和侧位 X 线片进行复位评估。

■ 为了适当的复位，骨折部位的软组织和血肿必须被适当的清除。骨膜常会卡在骨折处妨碍复位。像清理外踝一样清理内踝。必须注意保护内踝后方的结构，离得最近的是胫后肌腱和神经血管束。

■ 用牙钩或尖头复位钳锐性清除骨折两端 2mm 范围的骨膜，以观察皮质复位情况。

■ 使用 0.062in 克氏针或尖头复位钳维持复位。如使用复位钳，需在显露完成的骨折近端建立一个辅助孔，为复位钳提供一个固定点。镊子的另一个尖放在前丘的顶端。若透视证实了复位，则进行内固定。

■ 内踝的固定物选择取决于骨折的特征和患者的特征。一个流行的技术是用两个螺钉逆行置入胫骨干骺端。在侧位片上这些螺钉应相互平行，在前后位 X 线片上螺钉应沿胫骨倾斜并尽可能垂直于骨折线（图 11-2F）。置钉时注意避开关节面。前螺钉应位于前丘，第二个螺钉不应比丘间沟中心更偏后，以免损伤胫骨后肌腱（图 11-2G）。所用螺钉通常为部分螺纹的 4.0mm 松质骨螺钉，长度为 40 ～ 50mm；需要根据个体情况进行调整。作者不喜欢常规使用带垫圈的螺钉进行固定，因为它们可能凸起并卡在软组织中，妨碍骨折加压。

■ 对于骨质差的患者和只能使用一个螺钉的骨折患者，可以考虑使用抗旋转克氏针或双皮质固定。可以在骨折处放置一个 3.5mm 的皮质螺钉，以接合胫骨后外侧皮质。在内踝垂直骨折中，AO 技术提倡采用支撑钢板。这可以通过一个 3.5mm 的钢板或一个小号骨折钢板来实现。对于小到无法用螺钉固定的骨折片，可以使用张力带技术或小号的锁定钢板来进行固定。

胫腓联合

■ 在所有踝关节骨折中，有 10% 发生了胫腓联合损伤。在手术过程中，应于踝关节固定完成后评估胫腓联合联合情况。评估胫腓联合通常是通过 Cotton's 试验或外旋试验来完成的。棉花试验，或改良 Cotton's 试验，是直接用骨钩向外侧横向拉腓骨，以造成胫腓骨远端分离。如果在透视中发现超过 1 ～ 2mm 胫腓联合增宽，则认为存在胫腓联合损伤。外旋试验是在固定小腿的同时对足施加外旋应力，来增加远端胫腓关节张力，同样评估胫腓关节的增宽程度（图 11-2H）。

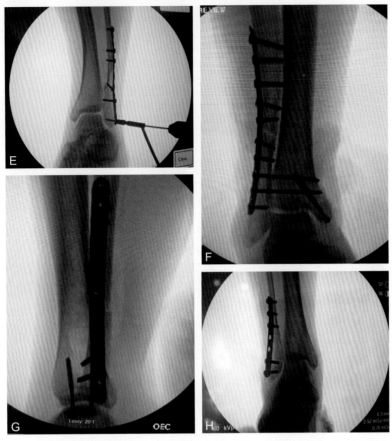

图 11-2　接上图，E. 在放置远端松质螺钉时，应注意避免穿透第二层皮质。F 和 G. 显示了内踝螺钉的最佳位置。螺钉应平行进入，不应撞击胫骨后肌腱。H. 外旋透视图显示踝关节内侧间隙变宽，提示下胫腓联合损伤

- 当胫腓联合损伤时，可以自外向内采用纽扣固定或螺钉固定。当使用腓骨外侧钢板进行踝关节固定时，也可同时将其用于胫腓联合固定。大的尖头复位钳横跨远端胫腓关节：一端在胫骨远端，一端在腓骨远端。在钳夹下，下胫腓关节达到复位。通过与术前健侧 X 线片的比较，可以准确评估胫腓联合的复位效果。如果没有术前的图像，那么在侧位像上，腓骨远端应该位于胫骨骨骺后缘的前方。在复位和固定过程中，足跟不能放在床上，因为这会使距骨前移，可能会导致联合畸形复位（图 11-3A）。虽然这项技术存在争议，但在踝关节在背屈位完成固定可以一定程度上避免胫腓联合过紧。
- 胫腓联合的固定方法各异，并无某种方法具备明显的优势。作者更喜欢纽扣固定或用穿过 4 个皮质的 3.5mm 螺钉固定；然而，其他学者建议使用两个直径为 3.5 ～ 4.5mm 的螺钉进行 3 个或 4 个皮质的固定。螺钉最好放置于胫距关节近端 2cm 处并平行于关节（图 11-3B）。如果使用腓骨外侧钢板，螺钉或纽扣应穿过钢板；但是，外踝拉力螺钉可能会妨碍放置腓骨外侧钢板。螺钉或纽扣应向前倾约 25° ～ 40°，以便在胫骨处接合（图 11-3C）。使用纽扣时，所留线结的长度应为 1 ～ 2cm，以便其能够平铺，如果线结留的太长可能会出现症状。
- 大量冲洗后，用标准的方法缝合内侧和外侧伤口。缝合时注意软组织充分覆盖植入物，尤其是在腓骨肌及其筋膜组织的外侧（图 11-3D）。接下来是缝合皮肤和皮下。

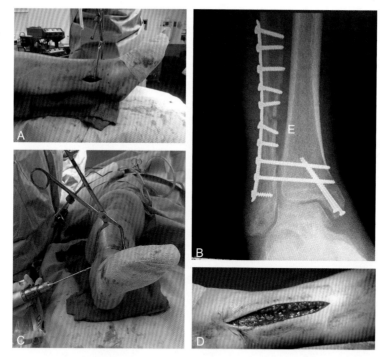

图 11-3　A. 将一个大的关节周围复位钳放置在钢板侧方，并通过与关节线平行的内侧切口进行下胫腓联合复位；B.X 线片显示下胫腓联合螺钉与关节线的距离适当；C. 应将腿放在靠近手术台边缘的位置，以便术者操作时可将手向地板方向移动，并允许下胫腓联合固定时可以实现正确的前倾钉轨；D. 注意关闭植入物上的筋膜，以避免植入物突出

手术步骤小结

①外侧切开分离，移动、松解腓浅神经。

②外踝骨折清理、复位。

③拉力螺钉固定。

④放置中和钢板或抗滑钢板。

⑤内侧切开分离，移动、松解隐神经和血管。

⑥内踝骨折复位。

⑦ 4.0mm 空心螺钉固定。

⑧ Cotton 试验或外旋试验，以测试下胫腓联合稳定性。

⑨放置下胫腓联合固定。

⑩短腿石膏固定或者糖夹石膏固定，将患肢置于中立位。

⑪分层缝合伤口。

⑫拍摄并保存最终的透视图像。

技术要点

● 侧方入路时仔细识别腓浅神经。

● 根据需要，可在骨折周围仔细清理软组织；如果复位困难，说明可能需要更多的显露和软组织清除。

● 在复位过程中避免腓骨粉碎。

● 如果不能复位外侧骨折，应评估是否需要清理胫腓间隙或内、外侧沟。

● 避免从后方放置内踝螺钉，以避免损伤胫骨后肌腱和神经血管束。

● 放置下胫腓联合螺钉时，可用手术巾等将小腿远端抬高，以使手可以下降到所需角度，防止畸形固定。

所需器械	常见问题（需要联系上级医师）
• 小型钢板固定套装	• 无法复位腓骨骨折。
• 4.0mm 空心螺钉器械套装	• 需复位腓骨粉碎骨折。
• 克氏针器械套装	• 腓骨拉力螺钉无法把持。
• 透视设备及透射 X 线的手术台	• 无法复位内踝。
• 大的尖头复位钳	• 内踝骨折片粉碎。
• 小的尖头复位钳和有齿复位钳	• 无法用复位钳复位下胫腓联合。

术后康复

术后，应将踝关节置以中立位背屈固定于在三面夹板支具中，鼓励患者抬高患肢。患者保持不负重。术后 10～14 天复诊，取下支具拍摄 X 线片。此时应检查伤口，拆除缝线或皮钉，必要时使用拉合胶条。然后根据骨骼质量、踝关节稳定性和患者的依从性等，决定患者使用踝关节运动（CAM）靴还是短腿石膏。

患者在术后 6 周后复诊，复查 X 线片并行临床检查。此时，如果患者尚未佩戴 CAM 靴，则嘱患者佩戴 CAM 靴以便脱下后可以进行主动和被动活动训练。复查 X 线片，以评估愈合情况。在接下来的 2～4 周患者应逐部过渡至完全负重，但具体仍应视骨质量、骨折固定方法及胫腓联合损伤的类型（如果有的话）而定。物理治疗通常应于此时开始，包括渐进性的力量训练、运动范围和本体感觉，视具体情况而定。

通常，患者需在术后 12 周再次接受常规的放射影像学检查，并评估愈合情况、步态、是否需要进一步治疗，胫腓联合恢复情况，以及胫腓联合固定物未来是否需要拆除。如果拆除了胫腓联合固定物，患者应进行至少 6 周的负重并行影像学随访，以确保没有再分离（图 11-4）。此时，如果患者负重时使用踝关节运动稳定护具（译者注：护踝），可以允许患者参与接触性的运动。最后一次随访通常在术后 6 个月。

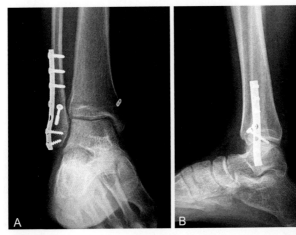

图 11-4　术后的踝穴位 X 线片（A）和侧位 X 线片（B）显示，胫腓联合复位良好

推 荐 阅 读

1. Clare MP. A rational approach to ankle fractures. Foot Ankle Clin. 2008; 13(4): 593-610.

2. Duscher D, Wenny R, Entenfellner J, Weninger P, Hirtler L. Cutaneous innervation of the ankle: an anatomical study showing danger zones for ankle surgery. Clin Anat. 2013; 27(4): 653-658.

3. Jensen SL, Andresen BK, Mencke S, Nielsen PT. Epidemiology of ankle fractures. A prospective population-based study of 212 cases in Aalborg, Denmark. Acta Orthop Scand. 1998; 69(1): 48-50.

4. Lloyd J, Elsayed S, Hariharan K, Tanaka H. Revisiting the concept of talar shift in ankle fractures. Foot Ankle Int. 2006; 27(10): 793-796.

5. Pakarinen H, Flinkkilä T, Ohtonen P, et al. Intraoperative assessment of the stability of the distal tibiofibular joint in supination-external rotation injuries of the ankle: sensitivity, specificity, and reliability of two clinical tests. J Bone Joint Surg. 2011; 93(22): 2057-2061.

6. Ricci WM, Tornetta P, Borrelli J. Lag screw fixation of medial malleolar fractures: a biomechanical, radiographic, and clinical comparison of unicortical partially threaded lag screws and bicortical fully threaded lag screws. J Orthop Trauma. 2012; 26(10): 602-606.

7. de Souza LJ, Gustilo RB, Meyer TJ. Results of operative treatment of displaced external rotationabduction fractures of the ankle. J Bone Joint Surg Am. 1986; 68(4): 633-634.

8. Shibuya N, Davis ML, Jupiter DC. Epidemiology of foot and ankle fractures in the United States: an analysis of the National Trauma Data Bank (2007 to 2011). J Foot Ankle Surg. 2014; 53(5): 606-608.

9. Summers HD, Sinclair MK, Stover MD. A reliable method for intraoperative evaluation of syndesmotic reduction. J Orthop Trauma. 2013; 27(4): 196-200.

10. Wukich DK, Kline AJ. The management of ankle fractures in patients with diabetes. J Bone Joint Surg. 2008; 90(7): 1570-1578.

第 12 章

踝关节融合术

原著　James Albert Nunley | David Walton

最少病例数要求

N=5 踝关节融合术

常用 CPT 码

- CPT 码：27870- 踝关节融合术，开放手术
- CPT 码：29899- 关节镜，踝关节（胫距关节和腓距关节），手术；踝关节融合术

常用 ICD9 码

- 81.1- 足和踝关节融合术
- 81.11- 踝关节融合，胫距关节融合术

常用 ICD10 码

- M19.07- 原发性骨关节炎、踝关节和足部
- M19.17- 创伤后骨关节炎、踝关节和足部
- M19.27- 继发性骨关节炎、踝关节和足部
- M12.57- 创伤性关节病
- M14.6-Charcot 关节

　　踝关节很少受到原发性骨关节炎的影响。大多数胫距关节炎是由创伤、神经病变或其他炎症引起的。尽管在过去几十年中，由于踝关节假体设计的改进及手术技术进步使得人们对全踝关节置换术的兴趣有所增加，但目前治疗踝关节炎的金标准仍然是胫距关节融合，尤其是对于年轻、高需求（如从事重体力劳动的患者或影响娱乐活动的患者）的患者。

　　历史上，由于较高的假关节发病率以及可导致畸形复发，踝关节融合术备受贬损。最初，使用外固定架进行踝关节融合，这是伤口愈合能力差者的理想选择；此外，外固定架还可以在术后进行调整。然而，由于生物力学性能的提高，现代内固定技术的过渡已经提高了融合率并带来了更好的临床结局。在经关节螺钉前方增加的钢板增加了该处的生物力学强度，导致许多外科医师用前方钢板来对传统的 2 枚或 3 枚交叉螺钉进行补充。本章讨论了作者首选的踝关节融合技术，采用前外侧和前内侧双重加压钢板。

手术技术

手术室准备

- 将手术台置于标准位，患者头部指向麻醉团队。
- 根据手术间的方向，器械台或刷手护士应位于患肢的对侧，或位于床尾。
- 透视应从患侧进入手术区域。

患者体位

- 患者仰卧在透射 X 线的手术台上。
- 将术侧肢端放在透射 X 线的斜坡形体位垫或手术巾卷上，以便于透视。
- 在同侧髋部下方放置一个体位垫，以行踝穴位透高。

消毒铺巾

- 术侧肢体使用大腿止血带。
- 消毒前，用防水的 U 形单包裹止血带并将其与手术区域隔离。
- 用氯己定消毒液消毒腿部。
- 先铺无菌底单，然后铺向上的 U 形单，再铺向下的 U 形单。
- 用自粘绷带将前足和足趾与术区隔离；或者，使用无菌手套或其他方法将足趾部位与手术区隔离。
- 使用洞巾作为术区的最后一层铺巾。

术前评估

- 制订手术计划前应详细的询问病史并进行彻底的体格检查，以帮助术者确定切口的放置。应特别注意以前手术的切口。应检查软组织以确定该处入路是否安全。可以采用前方入路，内侧截骨入路，外侧截骨入路，或后入路。
- 应注意是否存在畸形；如果存在畸形，当胫距关节融合时，可能需要进行补充性手术或制订额外的治疗计划以将畸形矫正。
- 存在有可能影响伤口愈合情况的患者，应先对其进行治疗，进而提高融合的成功率。
- 对患有糖尿病的患者应先行治疗，进行严格的血糖控制。吸烟的患者应先就诊，告知吸烟对其健康的影响及吸烟对手术所造成的负面影响。
- 术前放射影像学检查应包括术前 X 线片 [包括负重的前 - 后（AP）位相、侧位相、踝穴相、站立机械轴相] 以制订手术计划（图 12-1）。

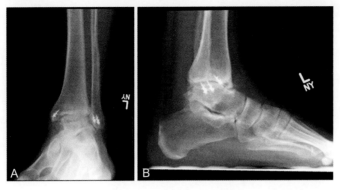

图 12-1　前后位（A）和侧位（B）X 线片上，胫距关节间隙消失，同时存在前次手术不稳的证据

前入路

■ 使用前入路进入胫距关节。在胫骨嵴外侧约 1cm 处做切口。切口始于胫距关节线近端 10cm 处，远端至距舟关节。

■ 做一全厚皮瓣。此处应小心，因为腓浅神经常被发现位于胫距骨关节处或胫距关节近端。应仔细确认并将其向外侧牵开。

■ 然后显露伸肌支持带。在姆长伸肌（EHL）腱上方锐性切开。EHL 紧邻胫骨前肌（TA）腱的外侧。

■ 注意避免损伤胫骨前肌腱鞘。

■ 找到 EHL 和 TA 之间的间隔，将 EHL 牵向外侧，将 TA 牵向内侧（图 12-2）。

■ 然后辨认神经血管束，将其小心的牵向外侧。

■ 锐性切开关节囊。切口沿胫骨和距骨前方走行，抬起骨膜。用一个小骨膜起子分别向内外抬起骨膜以显露整个胫距关节，包括内侧沟和外侧沟。

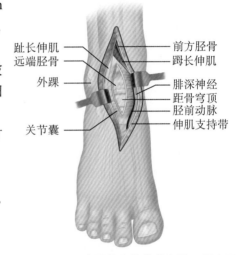

图 12-2　示意图见踝关节前入路，图中显示了重要的肌腱和神经血管结构

■ 使用深的 Gelpi 牵开器（译者注：即羊角牵开器）进行显露。但不应使用压迫伤口边缘的牵开器（图 12-3A）。

■ 下一步，用 1/4in 直骨刀从胫骨远端开始切除前方骨赘。这有助于更好的关节面显露，并有助于获得正确的胫距关节对位。

固定

关节准备

■ 用一个小的间隙撑开器或克氏针撑开器撑开关节间隙，为准备关节面提供足够的空间。

■ 用锐利的骨凿和各种刮匙，切除任何剩余的软骨。

■ 在这个过程中，需保留软骨下骨作为结构支撑。

■ 制备内侧和外侧沟。

- 使用 2.5mm 钻头，在软骨下骨钻孔，以促进融合。
  - 不得使用克氏针钻孔。因为它们比钻头更易造成骨坏死。
- 保留骨量以减少短缩和畸形。
- 在严重的骨缺损或畸形的情况下，可用植骨来协助矫形和融合。

  复位关节
- 一般来说，融合时胫距关节最佳的对位是中立位背屈、5°～7°外翻且5°～10°外旋 或者，在入室前仔细检查健侧肢体，以将患侧胫距关节复位至与健侧相同。
- 该位置应由大体和透视确认（图 12-3 B 和 C）。
- 在侧位 X 线片上，距骨体部应与胫骨中心轴线成一条直线。
  - 距骨有向前方半脱位的趋势；应该避免这种自发的半脱位趋势，以保持足部最佳的生物力学特性。

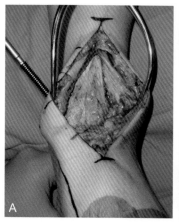 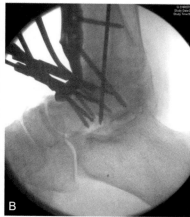 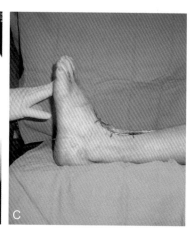

图 12-3　A.用深 Gelpi 牵开器保护外侧神经血管束和内侧的胫前肌腱。注意皮肤边缘不要出现压力性缺血；B.影像学检查，以及 C.临床证实中立位的胫距关节对位

- 由于创伤后关节炎的磨损特点，通常需要额外切除胫骨后关节面以保持胫距关节在矢状面上的适当位置。
- 确认对位正常后，用 2.5mm 的克氏针自胫骨前部的中心到距骨后部进行临时固定（图 12-4 A 和 B）。

内固定

- 多种方法可用于胫距关节融合术。
- 对于无明显畸形或骨缺损的简单病例，一些作者建议单独采用交叉螺钉固定，即以 2 个或 3 个空心的部分螺纹螺钉穿过胫距关节。

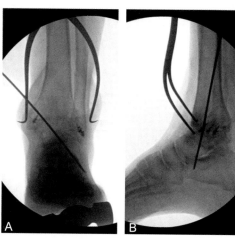

图 12-4　A.前后位以及 B.侧位平片，显示以克氏针由近端内侧到远端外侧维持复位

- 更现代的策略是使用前方加压钢板在融合部位提供更大的硬度。这种方法可以在严重畸形和广泛植骨的病例中使用（Tarkin 及同事，2007）。

- 经关节固定可作为钢板固定的一部分也可独立于钢板结构使用，具体取决于所使用的融合系统。
- 作者首选的技术是采用双前方加压钢板加上前外侧和前内侧锁定钢板，以提高生物力学稳定性（Kestner，2013）。
- 各内固定系统间具体的操作步骤不同；但理念类似。
- 若行植骨，应在放置钢板前将所植的骨放置在关节间隙内。
- 最初，将前外侧板固定在距骨上（图 12-5）。
- 然后在预计钢板位置的近端置入一枚单皮质螺钉。
  - 这使得将加压钳做用于钢板和螺钉时，可以获得把持力（图 12-6）。
- 此时，应移除临时固定的克氏针，以便沿钢板进行加压。

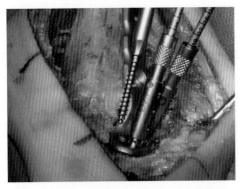

图 12-5　将胫距关节维持于中立位的复位，首先将钢板复位到距骨，使钢板近端与胫骨对齐

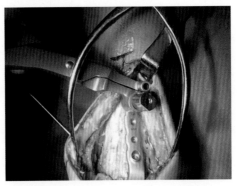

图 12-6　将单皮质螺钉放置在胫骨上，靠近钢板的位置。用加压钳将预先前固定的距骨向胫骨加压

- 向胫骨中置入近端锁定螺钉以实现固定。
- 在钢板上从胫骨向距骨方向置入跨关节非锁定螺钉以加强关节的固定，以获得植骨部位的稳定性。
- 在加压的过程中，应注意维持对线。
- 此后，由于结构已经被加压，前内侧钢板可以静态的安装（图 12-7A，译者注：即无须加压）。
- 如图 12-7 所示，可进一步通过经关节螺钉固定来加固。

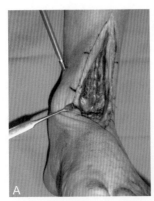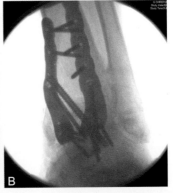

图 12-7　A. 如果空间足够，可以使用前外侧和前内侧钢板；先以前外侧钢板加压，而后在静态放置前内侧钢板。B. 术中踝穴位 X 线片，留意经关节螺钉的位置

关闭伤口

- 分层关闭伤口，分别缝合关节囊、伸肌支持带、皮下层和皮肤。
- 将金属固定物用关节囊包裹可能有一定难度；但是，这样做确实会减少粘连，尤其是在肌腱鞘被破坏的情况下。
- 而后使用无菌敷料，并以铺垫良好的三面短腿支具将患肢固定于中立位。

手术步骤小结

①消毒铺巾，垫高同侧髋关节。
②前方显露胫距关节关节囊。
③关节囊切开，显露胫距关节。
④准备关节骨床。
⑤复位胫距关节。
⑥使用前方钢板。
- 先从外侧将螺钉置入距骨。
- 对钢板融合处进行加压。
- 将钢板近端锁定至胫骨。
- 经关节螺钉固定。
⑦关闭伤口。
⑧用三面支具将患肢固定于中立位。

技术要点

- 术中避免损伤腱鞘，以减少术后粘连。
- 在准备关节的过程中，避免损伤软骨下骨以维持解剖复位。
- 彻底清除后方软骨并进入内外侧沟，以使融合面积最大化。
- 避免过度加压，这样会导致胫距关节后部产生间隙。
- 应在放置植入物前进行植骨，以便在必要的位置进行植骨。
- 仔细解剖和缝合关节囊，以有利于关节囊覆盖钢板，避免粘连。
- 仔细修复伸肌支持带，以防前方肌腱形成拴系。
- 将患足以支具固定于背屈中立位以预防术后挛缩。

所需器械

- 透视设备
- 透射 X 线的手术桌
- 小钢板和螺钉
- 小号骨刀
- 大号空心螺钉
- 胫骨前方预成型钢板
- 缝合所用的缝线
- 支具、夹板所用材料

常见问题（需要联系上级医师）

- 预料外的胫骨或距骨骨缺损。
- 胫距关节无法合理复位。
- 切除骨赘、适当截骨术后，无法将踝关节复位至中立位。
- 难以对胫距关节进行对称的加压。
- 胫距关节无法加压。
- 骨量不足以螺钉把持。
- 软组织不能覆盖钢板。

术后康复

患者在术后 2 ～ 3 周仍需用支具固定。通过冰敷和抬高患肢来控制疼痛和肿胀，并学习如何在患肢固定的情况下进行日常生活活动（ADL）。患者宣教的重点是如何正确使用拐杖和恢复髋膝关节主动活动。在术后 2 ～ 3 周时，患者返院进行首次术后随访。如果伤口完全愈合，则可拆线。将患肢置于一个非负重石膏或控制踝关节运动（CAM）靴中，保持非负重，并维持髋、膝关节主动活动和日常生活活动。

6 周后，患者于门诊就诊，移除石膏。摄 X 线片以评估融合情况。此时，根据放射学表现，将患者转移到骨折靴中，并允许开始进行性恢复负重（图 12-8）。在接下来的 4 ～ 6 周，患者的完全负重训练仅允许在佩戴固定角度靴时进行。指导患者开始用固定靴进行固定自行车训练和核心训练。目的仍是继续保护融合块，同时提高手术肢体的力量。

在 12 ～ 14 周时，嘱患者逐步脱离骨折靴并开始步态训练。如果伤口愈合良好，则鼓励患者开始游泳。患者还将在物理治疗师的指导下开始低水平的平衡训练和本体感觉练习，目标是恢复核心、臀部和膝盖的力量，并减少明显跛行。

在 16 周时，摄 X 线片以评估融合情况。如果看起来融合良好，患者可恢复此前的低水平活动。应观察和评估患者的步态，以确定是否需要使用"摇摇鞋"。

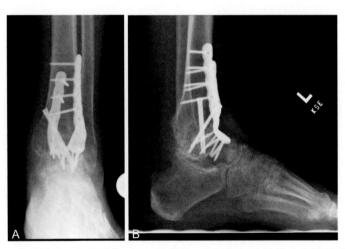

图 12-8 术后随访时行前后位（A）和侧位（B）的负重 X 线片示胫距关节融合良好并处于中立位

推 荐 阅 读

1. Buck P, Morrey BF, Chao EY. The optimum position of arthrodesis of the ankle. A gait study of the knee and ankle. J Bone Joint Surg Am. 1987; 69(7): 1052-1062.
2. Kestner CJ, Glisson RR, Nunley JA. A biomechanical analysis of two anterior ankle arthrodesis systems. Foot Ankle Int. 2013; 34(7): 1006-1011.
3. King HA, Watkins TB, Samuelson KM. Analysis of foot position in ankle arthrodesis and its in fluence on gait. Foot Ankle Int. 1980; 1(1): 44-49.
4. Mann RA, Rongstad KM. Arthrodesis of the ankle: a critical analysis. Foot Ankle Int. 1998; 19(1): 3-9.

5. Maurer RC, Cimino WR, Cox CV, Satow GK. Transarticular cross-screw fixation. A technique of ankle arthrodesis. Clin Orthop Relat Res. 1991; 268: 56-64.

6. Moeckel BH, Patterson BM, Inglis AE, Sculco TP. Ankle arthrodesis. A comparison of internal and external fixation. Clin Orthop Relat Res. 1991; 268: 78-83.

7. Monroe MT, Beals TC, Manoli A. Clinical outcome of arthrodesis of the ankle using rigid internal fixation with cancellous screws. Foot Ankle Int. 1999; 20(4): 227-231.

8. Plaass C, Knupp M, Barg A, Hintermann B. Anterior double plating for rigid fixation of isolated tibiotalar arthrodesis. Foot Ankle Int. 2009; 30(07): 631-639.

9. Tarkin IS, Mormino MA, Clare MP, Haider H, Walling AK, Sanders RW. Anterior plate supplementation increases ankle arthrodesis construct rigidity. Foot Ankle Int. 2007; 28(2): 219-223.

10. Thomas RH, Daniels TR. Ankle arthritis. J Bone Joint Surg Am. 2003; 85-A(5): 923-936.

中足和后足融合

原著　Christopher E. Gross | Steven L. Haddad

最少病例数要求

N=5 踝，后足（距下、胫距跟关节融合）及后足融合

常用 CPT 码

- CPT 码：28725- 关节融合术；距下
- CPT 代码：28705- 关节融合术；全距关节
- CPT 代码：28715- 节融合术；三关节
- CPT 代码：28730- 关节融合术；跗骨间或跗跖关节，多个或横向融合
- CPT 代码：28735- 节融合术；跗骨间或跗跖关节，多个或横向融合，截骨（如扁平足矫正）
- CPT 代码：28737- 关节融合术；肌腱延长和推进，跗骨间，跗骨，舟 - 楔关节

常用 ICD9 码

- 715.27- 骨关节病，局限性，继发性，踝关节和足部
- 715.97- 骨关节病，未明确是全身性还是局部性，踝关节和足部
- 825.2- 后足或中足骨折

常用 ICD10 码

- M19.07- 原发性骨关节炎、踝关节和足部
- M19.17- 创伤后骨关节炎、踝关节和足部
- M19.27- 继发性骨关节炎、踝关节和足部
- M12.57- 创伤性关节病
- M14.6-Charcot 关节
- S92.1- 距骨骨折
- S92.2- 其他及未明确的跗骨骨折
- S92.3- 跖骨骨折

　　后足包括距下关节（距跟关节）、距舟关节和跟骰关节。从功能上讲，后足允许内翻和外翻，内旋和外旋，这有助于下肢在不平的路面上行走。在支撑相早期，距下关节负责将胫骨内旋转换为足内旋和跟骨外翻。距下融合的主要指征是关节不稳定、关节畸形或关节炎症等所引起的疼痛症状。孤立的距下关节炎通常是创伤后关节炎，可以来自距骨或跟骨骨折。距下关节融合术也可能是矫正Ⅲ期胫骨后肌腱功能障碍患者的踝关节外翻畸形治疗的一部分。距下关节融合的其他指征包括，距、跟骨联合切除失败，跟骨内侧截骨失败，

弹簧韧带（跟舟韧带）重建失败等。

　　Lisfranc 关节复合体（中足）支撑足横弓。其强度和稳定性是其骨性和韧带解剖结构所固有的。中间楔骨相对于内侧和外侧楔骨而言向下凹陷。这个凹陷允许第 2 跖骨与 5 个骨性结构（包括 3 个楔骨和第 1、第 3 跖骨）形成关节。在冠状面上，第 2、第 3 和第 4 跖骨的底部呈梯形，构成"罗马拱形"结构，这一结构进一步增强了稳定性。在步态中，中足和 Chopart 关节（也被称为跗横关节，由跟骰关节和距舟关节组成）将荷载从后足传递到前足。Chopart 关节在足跟撞击（地面）时是柔软的（以增加腓肠肌 - 比目鱼肌复合体的效率），足尖抬起时则是刚性的，然后在足尖抬起后将向前的运动传递到跗跖（TMT）关节。

　　中足关节炎是一种以中足不稳定、严重功能损害和疼痛为特征的令人虚弱的疾病。中足关节炎最常见的病因是创伤后关节炎，其次是原发性骨关节炎及其他炎症。对于关节炎非手术治疗失败的患者或原发性 Lisfranc 韧带损伤的患者，中足融合是一种可选的治疗方案。这种关节融合术需要固定第 1、第 2TMT 关节与楔间关节，有时尚须固定第 3TMT 关节。

手术技术

手术室准备

- 需要使用 C 形臂或小型 C 形臂。
- 如果需要使用全尺寸的 C 形臂，应将其放在手术侧，以便于行踝关节前后（AP）位、足侧位和跟骨轴位（后足对位视图）X 线片。
- 如果使用小型 C 形臂，也可将其放置在手术侧。
- 如果使用小型 C 形臂，由于视野有限，术者必须格外小心，以确保后足正确对位。
- 刷手护士应将器械置于床尾，或者将器械置于患肢对侧的手术台。

患者体位

- 对于距下关节融合或后足融合，需将患者仰卧，在同侧臀部下方垫一个厚的体位垫，以将患足内旋。
  - 另外，将患肢置于一个由多个毯子平铺形成的坚固的操作平台上以利于手术操作，同时以此平台抬高患肢使之高于健侧肢体，便于行侧位透视。
  - 一些术者也可能使用"醉汉位"（即半侧卧位）来完成同样的内旋（图 13-1）。
    - 如果使用这个体位，须垫好大转子、腘窝和腓骨头等处（以免压伤）。
- 中足融合时应将患者置于仰卧位，并在大腿下方垫上足够的垫料，以确保足部处于中立位。
  - 同样，将患肢置于一个由多个毯子平铺形成的坚固的操作

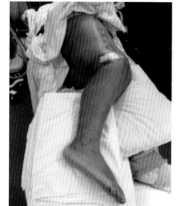

图 13-1　将患者置于醉汉位

平台上以利于手术操作，同时以此平台抬高患肢使之高于健侧肢体，便于侧位透视。

消毒铺巾

- 后足融合时需在大腿根部使用充气式止血带。
  - 注意，需使用全身麻醉或脊髓麻醉，或使用股神经阻滞、坐骨神经阻滞，以耐受大腿根部的止血带。
- 小腿止血带及驱血带可用于中足关节融合术。
- 用刷子、皂液和水先行清洁手术侧下肢。
- 轻轻擦干。
- 然后，由助手或机械式腿托将腿托举到空中。
- 用葡萄糖酸氯己定和异丙醇消毒剂进行消毒。
- 在肢体下方放置一块台布（手术巾）。
- 在最靠大腿近端、紧邻止血带远端处围绕一个无菌防水 U 形单。
- 以防水袜套包裹术侧肢体。
- 用一 U 形单覆盖患者。
- 将患肢从下肢手术洞巾的洞中穿出。
- 将手术单向足的方向展开。

麻醉选择

- 最重要的是，必须阻断股神经和坐骨神经的支配区。
- 有诸多麻醉方式的组合可以达到这一目的。
- 后足融合：
  - 全身麻醉（或脊麻）+ 神经阻滞。
  - 全身麻醉（或脊麻）+ 神经阻滞 + 肌松。
  - 股神经阻滞 + 坐骨神经阻滞；神经 + 隐神经阻滞。
  - 股神经阻滞 + 腘窝神经阻滞。
- 中足融合：
  - 腘窝神经阻滞 + 隐神经阻滞 + 镇静。

中足融合术

- 止血带充气前，触诊并标记足背动脉。这有助于定位神经血管束的走行（图 13-2）。
- 直接在第 2 跖骨（MT）和 Lisfranc 关节上方做一个 5cm 长的纵向切口。切口近端可能会遇到腓浅神经。保护神经并将其牵开。可以使用 C 形臂（或小型 C 形臂）来确定切口位置。因为切口通常比预计的更靠外侧。
- 在远端，探查神经血管束（腓深神经和足背动脉；图 13-3）。此处，足背动脉发出一个大分支（第 1 近端穿支动脉）穿过第 1 蹼间区。
- 定位第 1 和第 2 跗跖关节（TMT）。用小咬骨钳、骨刀、小骨锯或刮匙清除软骨和少量软骨下骨。

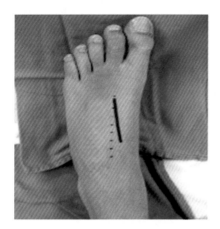

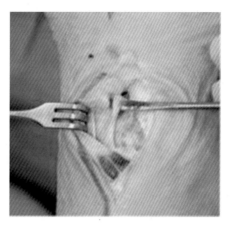

图 13-2   术前标记足背动脉搏动及切
口位置

图 13-3   术中识别神经血管束（腓深神
经和足背动脉）

- 下一步，在第 4 MT 内侧缘做第二个切口，露出第 3 至第 5 个 TMT 关节（图 13-4）。
- 确保移除所有软骨和软骨下骨后，所有关节可以完全复位。充分的畸形复位是达到最佳疗效的关键。
- 接下来，在做其他操作前，应先复位第 1 TMT 关节。因为前足通常向外侧脱位，第 1 MT 可能会干扰第 2 MT 复位。
- 第 1 TMT 的初始位置有时难以确认，因为内侧楔骨已向背外侧通常已经侵蚀。
- 用 0.062in 的克氏针临时复位第 1 TMT 关节，并将其与对侧足上第 1 TMT 关节的位置进行比较（可以与术前图像做比较，也可以与术中透视比较，图 13-5）。

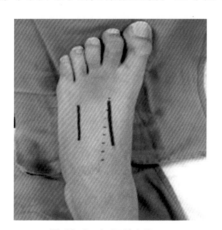

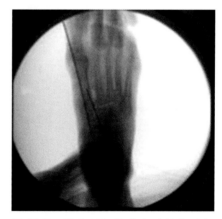

图 13-4   标记外侧切口

图 13-5   用 0.062 英寸克氏针临时复
位第 1 跖跗关节

- 参考内侧楔骨的后内侧重新定位并排列第 1 跖列，然后在前后位和侧位图像上确认。
  - 用一个扁平的盒子来模拟负重时的矢状面对位。
  - 目标是将距 - 第 1 跖骨的角度复位到 0°。
  - 跖列具备外侧移位及外翻的趋势；因此，在畸形严重的病例中，最好在轻微内翻位融合第 1 TMT。
  - 正确的距屈和内收对位是很重要的。

- TMT 融合可能需要一个小的内侧张力钢板 [2.7mm 直接加压板（DCP）；图 13-6] 作为补充。

■ 接下来，将一个小的侧方牵引器（一个 2mm 的斯氏针）置入跟骨，第二个针插入近端第 4 和第 5 MT。

■ 向外侧延伸切口，并沿着第 3 至第 5 TMT 关节进行清理。

■ 复位前足，使第二个 MT 位于踝穴处。

■ 用 0.054in 克氏针临时固定第 2 TMT。

■ 接下来用 2.7mm 或 2.5mm 的螺纹拉力螺钉，分别从第 2 MT 的底部向中间楔骨、从内侧楔骨向第 2 MT 基底部、从第 1 MT 基底部向中间楔骨置钉（图 13-7）。

■ 复位第 3 TMT 关节，然后用 3.5mm 皮质螺钉从第 3 MT 底部向外侧楔骨置钉。

■ 必要时用钢板补充固定所有融合部位，以达到稳定并促进融合。

■ 确保钢板顺应骨走行方向，以避免钢板将融合部位扭曲。

■ 用克氏针复位并把持第 4/ 第 5 TMT。

- 如果这些关节无法挽救，则进行关节成形术，并用克氏针固定。

■ 如果也需融合跗间关节，则从内侧楔骨的内侧置钉，穿过跗间关节。如果需要通过舟楔关节和跗跖关节进行广泛的关节融合，则钢板固定常需跨越整个结构。

■ 皮肤和皮下分别用尼龙缝线和单丝缝线进行垂直褥式缝合。

图 13-6　用 2 根 3.5mm 皮质螺钉固定第一跖跗关节

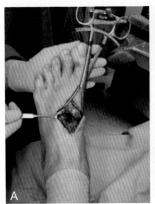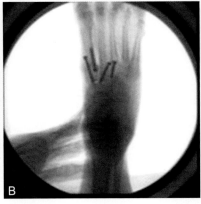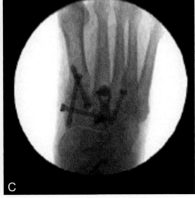

图 13-7　在 Lisfranc 复合体复位时（A），将 2.7mm 或 2.5mm 的螺纹拉力螺钉从第 2 跖骨底部置入中间楔骨（B），从内侧楔骨置入第 2 跖骨底部，从第 1 跖骨底部置入内侧楔骨（C）

距下融合

■ 用外侧入路，从腓骨尖到第 4 MT 方向，做一个 6cm 长纵行切口，切口中心位于跗骨窦表面。该切口助于避开腓浅神经的中间支（图 13-8）。

■ 切开皮肤，游离可见血管，电凝止血。

- 如发现神经，则将其向上牵开。
- 识别腓骨肌腱腱鞘和跗骨窦内的脂肪。
- 沿皮肤切口方向切开趾短伸肌（EDB）筋膜。
- 锐性切开跗骨窦脂肪垫，露出跗管。
- 在跗管外侧找到距下（ST）关节后方关节面（图 13-9）。前结节位其于前方。从这里开始，分裂韧带的两肢分别向足舟骨和骰骨延伸。

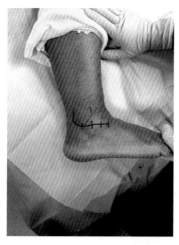
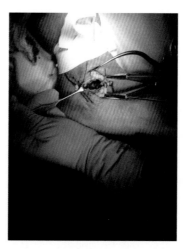

图 13-8　距下关节融合术的拟用切口　　　图 13-9　解剖趾短伸肌，在跟骨表面做基于远端的皮瓣

- 用方头骨膜起子沿后方关节面进行骨膜下分离。尽可能好的保持跗骨窦内距骨的血供。
- 用小 Hohmann 牵开器向后牵开并保护腓骨肌腱。
- 用无齿的椎板撑开器撑开距跟关节并清理由深到浅走行的后关节面。该操作逐步向后方推进。
- 在后关节面的后外侧角放置椎板撑开器有助于更好地显示中前关节面。这有助于后足外翻畸形的复位。
- 充分清理后关节面后，清理跟骨背侧前表面和下外侧的距骨颈。再次重申，注意保护距骨血供。
- 使用 3.5mm 钻头为软骨下骨开窗。用自体骨或同种异体松质骨包住距下关节，然后将跟骨置于相对胫骨而言的中立 / 轻度外翻位。
- 可用组合式瞄准装置引导导丝经足跟顶点处的小切口，穿过距下关节的后关节面。
- 通过导丝的指引将空心钻穿过距下关节。
- 可使用部分螺纹的 7.3mm 空心松质螺钉进行加压固定。
  - 这样，跟骨以 5°外翻位与距骨对位。
  - 用 C 形臂行跟骨轴位透视确认这一点。
  - 一定要将胫骨包含在这个透视视野中，以便更好的评估对位。
- 如果需要额外固定或加压，可以通过同一个足跟部切口用以类似的方式放置第二颗螺钉（图 13-10）。这样做同时也控制了距下关节的旋转。

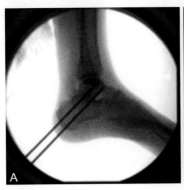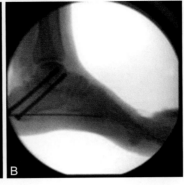

图 13-10　A. 可使用组合瞄准装置，将导丝从足跟顶点的小切口处穿过距下关节的后关节面；B. 距下关节融合的最终螺钉结构

- 如果对融合仍有顾虑，可以从背侧向跖侧放置第 3 个螺钉。
- 关节固定部位可以用自体骨（胫骨远端、髂嵴骨或跟骨前突）或同种异体骨进行加固。
- 此时，评估后足。如果后足过度内翻或外翻，可能需要进行额外的跟骨截骨。这要求截骨必须在固定螺钉穿过距下关节之前进行。因此，这应该在用空心钻头和导丝进行临时固定时就计划好。
- 在融合部位，趾短伸肌和跗骨窦脂肪两者重新接近。
- 分别用单丝缝线和尼龙线缝合，以垂直褥式缝合皮下和皮肤

手术步骤小结

中足融合

① 第一个切口：位于第 2 跖骨和跗跖关节上方。

② 确定神经血管束的位置后，清理第 1 和第 2 跗跖关节。

③ 第二个切口：第 4 跖跗关节内侧缘上方。

④ 去除额外的跗跖关节软骨。

⑤ 复位并固定第 1 跗跖关节。

⑥ 在足外侧放置一个小牵开器进行牵开。

⑦ 清理第 3 至第 5 跗跖关节软骨。

⑧ 将 2.7mm 或 2.5mm 全螺纹拉力螺钉从第 2 距骨底部置入中间楔骨，从内侧楔骨向第 2 距骨底部置钉，从第 1 距骨底部向内侧楔骨置钉。

⑨ 适当补充钢板固定，以获得稳定性。

⑩ 穿针固定第 4 和第 5 跗跖关节。

距下关节融合术

① 以跗骨窦为中心，从腓骨头的顶部向第 4 距骨做切口。

② 在跗骨窦处识别腓骨肌腱鞘和脂肪。

③ 定位趾短伸肌筋膜，沿皮肤切口进行切开。

④ 锐性分离趾短伸肌，做跟骨远端的皮瓣。

⑤ 切开跗骨窦脂肪垫，显露跗管，注意保护距骨血供。

⑥ 在跗管外侧确定距下关节后关节面，并清理软骨

⑦然后将跟骨置于相对于胫骨的中立位。

⑧可使用组合瞄准装置，将导丝从足跟顶点的小切口处穿过距下关节的后关节面。

⑨通过导丝将空心钻穿过距下关节。

⑩然后用 1 ～ 2 个部分螺纹的 7.3mm 骨松质螺钉进行加压固定

技术要点

中足融合

- 术前，对健侧足行 X 线片检查，以了解患者正常的解剖结构。
- 止血带充气前，触诊并标记足背动脉。
- 因为前足通常向外侧移位，故应首先复位第 1 跗跖关节。第 1 跖列可能对第 2 跗跖关节的复位造成影响。
- 将第 1 跗跖关节在轻微内翻位融合，并设法保持正确的距屈和内收对位。
- 评估钢板固定情况；通常，螺钉进入楔骨处较软的骨中并不足以有效地固定。

距下关节融合术

- 只需要清理后关节面；但是，清理时必须去除所有软骨，并适当用骨刀适当刮擦软骨下骨。
- 解剖趾短伸肌作为远端组织瓣，因为这有助于软组织覆盖关节融合部位。
- 以 5° 外翻位融合关节。
- 尽量避免单独的从足背向足底进行关节融合术，因为一些医师报道这可能导致距骨缺血性坏死。

所需器械

■ 中足关节融合术

- 手、足托盘
- McGlamry 设备托盘
- 小骨折套装和微型骨折套装

■ 距下关节融合术

- 5mm 磨钻

- 大骨折固定套装，带有 3.2mm 钻头（长）
- 2 个 6.5 英寸间隙撑开钳
- 托盘，小 Hohmann 牵开器，Littlers 牵开器，Senn 牵开器，小骨膜剥离器，骨刀，神经剥离器

常见问题（需要联系上级医师）

- 术中损伤任何神经血管束时。
- 当摆放足部位置以备中足融合时。
- 当摆放足部位置以备最终融合时。
- 在距下关节融合术后检查后足的最终位置，因为可能需要行额外的跟骨截骨；在以螺钉进行距下关节最终固定前同样需检查此项。

术后康复

缝合完成后，应将患肢置于一个大的塑型后的石膏夹板（中足关节融合术后）或一个

大的糖夹石膏中（距下融合术后）。另一种选择是，使用控制踝关节运动（CAM）靴可以提供坚强的固定，并允许同时使用加压包扎以减少切口并发症。在这种情况下，患者仍应预防性的避免负重。

只要患者健康情况允许并可提供够充分镇痛，上文提到的 2 种融合术都可以在门诊进行。否则，患者通常需要住院过夜，用患者自己控制的镇痛泵来控制疼痛。如患者住院手术，应给予围术期预防性抗生素。若疼痛得到控制，且患者可以合理地扶杖行走（通常是在步态训练治疗后），患者可出院，但患肢仍需避免负重。

术后随访

第 1 周：术后 4 天内检查伤口。

第 2 周：如果使用加压包扎，则连续加压包扎 2 周。术后 2～6 周使用石膏固定。切口愈合良好者，可在术后 2 周使用石膏固定前拆线。由于其切口的位置特殊，中足融合往往有更严重水肿和更高的伤口并发症率（对于多数病例应使用加压包扎）。至少要保持术后 6 周内不负重。

第 6 周：从中足融合处中取出克氏针。行 X 线检查以确保植入物位置良好，并且已出现骨愈合的的放射影像学证据。通常在这个时候进行 CT 扫描以评估融合情况。仍需 6 周方可进行佩戴 CAM 靴的部分负重。而后再从耐用的医疗器械过渡到硬底鞋。术后 12 周完全负重，如果 CT 显示融合成功，则可更早负重。

术后 3 个月：摄 X 线片以分析融合的结构。鼓励患者骑自行车和游泳。如果出现挛缩(中足融合中出现趾挛缩，距下融合出现踝挛缩)，则可进行物理治疗。CT 扫描可用于确认是否充分融合。

术后 6 个月：需行 X 线检查，且该 X 线片应可见充分融合的关节结构。此时，患者应该能够恢复进行冲击性活动。

推 荐 阅 读

1. de Palma L, Santucci A, Sabetta SP, Rapali S. Anatomy of the Lisfranc joint complex. Foot Ankle Int. 1997;18:356-364.

2. Gellman H, Lenihan M, Halikis N, Botte MJ, Giordani M, Perry J. Selective tarsal arthrodesis: an in vitro analysis of the effect on foot motion. Foot Ankle. 1987;8:127-133.

3. Ly TV, Coetzee JC. Treatment of primarily ligamentous Lisfranc joint injuries: primary arthrodesis compared with open reduction and internal fixation. A prospective, randomized study. J Bone Joint Surg Am. 2006; 88:514-520.

4. Mann RA, Beaman DN, Horton GA. Isolated subtalar arthrodesis. Foot Ankle Int. 1998; 19:511-519.

5. Patel A, Rao S, Nawoczenski D, Flemister AS, DiGiovanni B, Baumhauer JF. Midfoot arthritis. J Am Acad Orthop Surg. 2010;18:417-425.

6. Saltzman CL, Fehrle MJ, Cooper RR, Spencer EC, Ponseti IV. Triple arthrodesis: twenty-five and forty-four-year average follow-up of the same patients. J Bone Joint Surg Am. 1999;81:1391-1402.

7. Sangeorzan BJ, Veith RG, Hansen ST Jr. Salvage of Lisfranc's tarsometatarsal joint by arthrodesis. Foot Ankle. 1990; 10:193-200.

8. Sarrafian SK. Biomechanics of the subtalar joint complex. Clin Orthop Relat Res. 1993;17-26.

9. Watson TS, Shurnas PS, Denker J. Treatment of Lisfranc joint injury: current concepts. J Am Acad Orthop Surg. 2010; 18:718-728.

第 14 章

前臂和腕关节骨折闭合复位（成人）

原著　Sophia A. Strike | Dawn M. LaPorte

最少病例数要求

N=20 腕及前臂骨折的闭合复位

常用 CPT 码

- CPT 码：25565- 尺桡骨骨干骨折；手法复位
- CPT 码：25605- 桡骨远端骨折（如 Colles 或 Smith 骨折）或骨骺分离的闭合治疗，包括尺骨茎突骨折的闭合治疗（如果进行的话）；手法复位
- CPT 码：25520- 桡骨干骨折和远端尺桡关节脱位的闭合治疗（Galeazzi 骨折 / 脱位）
- CPT 码：25505- 桡骨干骨折的闭合治疗；手法复位
- CPT 码：25535- 尺骨干骨折的闭合治疗；手法复位
- CPT 码：25624- 腕舟骨的闭合治疗；手法复位
- CPT 码：25690- 月骨脱位的闭合治疗；手法复位
- CPT 码：25680- 经舟骨月骨型骨折脱位的闭合治疗；手法复位
- CPT 码：25675- 远端尺桡关节脱位的手法闭合治疗

常用 ICD9 码

- 813.2- 尺桡骨骨干闭合性骨折
- 813.21- 桡骨干闭合性骨折（单桡骨）
- 813.22- 尺骨干闭合性骨折（单尺骨）
- 813.4- 尺、桡骨下段闭合性骨折
- 813.41- 闭合性 Colles 骨折
- 813.42- 桡骨远端其他闭合性骨折（单桡骨）
- 813.43- 尺骨远端闭合性骨折（单尺骨）

常用 ICD10 码

- S52.2- 尺骨干骨折
- S52.3- 桡骨干骨折
- S52.5- 桡骨下端骨折
- S52.53-Colles 骨折
- S52.59- 桡骨下端其他骨折
- S52.6- 尺骨下端骨折
- S52.9- 前臂非特异性骨折

成人前臂和腕部骨折包括桡骨远端骨折、尺桡骨干骺端和骨干骨折，以及合并损伤。当移位超过可接受的对位标准时，不管最终是否需行手术治疗，均需先行闭合复位。无移位或微小移位的骨折需要固定并密切的临床随访及放射影像学随访，以便继续进行非手术治疗。移位型骨折可分为两类：①可以按要求复位成为稳定型骨折，并可继续进行非手术治疗的骨折；②固有的不稳定的骨折类型，以及存在一些特殊的患者因素的骨折（年龄、优势手、功能水平、合并症），无论能否按要求复位均需手术治疗。

在处理任何骨折之前，均需要进行彻底的皮肤检查和神经血管检查。开放性骨折需要急诊手术治疗。出现肿胀、感觉异常、脉搏变化和与损伤不成比例的疼痛，则需考虑骨筋膜室综合征的可能，应该密切关注。出现这些症状需要立即与上级医师联系以进行减压。前臂和腕部骨折可伴有同侧手和肘关节骨折；因此，临床上应检查整个肢体，并对邻近关节进行放射照相。

桡骨远端骨折是最常见的上肢骨折之一，最常见于年轻男性的高能量伤和老年女性的低能量外伤。在历史上，桡骨远端骨折几乎都是非手术治疗。虽然外科技术的进步使得桡骨远端骨折复位可以达到近乎解剖复位的效果，但是对于骨科医师而言了解闭合复位和非手术治疗的方法仍然十分重要。

桡骨远端骨折非手术治疗最关键的方面在于恢复正常的解剖关系。所谓正常的解剖关系取决于 3 个关键的放射学参数：掌倾角（平均 11°）、桡骨高度（平均 11mm）和桡骨倾斜角（平均 23°）。多个研究表明，解剖结构的恢复与功能结果的改善相关。Colles 骨折是指桡骨远端骨折伴背侧移位、背侧粉碎、桡骨短缩，通常伴有尺骨茎突骨折。Smith 骨折有掌侧移位，而 Barton（掌侧或背侧）骨折则是累及桡骨远端的关节内骨折，其碎骨片和腕骨向近端（掌侧或背侧）移位。尽管关于骨折类型的详细描述（包括成角方式和移位方式等）通常是足够的，但当向同事或上级医师详细描述桡骨远端骨折时，上述名词仍是很有用的，尺骨干骨折通常是直接创伤的结果，如所谓的"夜盗（或夜杖）"伤。夜盗伤是涉及尺骨干远端 2/3 的骨折。这种伤害也可以在遭受身体虐待的情况下出现，因此遇到该病例时至少应将虐待作为诱因（译者注：即考虑到遭受虐待的可能性）。非移位性尺骨干骨折或成角畸形小于 10°、移位小于 50% 的骨折可使用功能位支具进行非手术治疗。

成人前臂双骨骨折几乎全部采用手术固定。对于移位的骨折，为了患者的舒适和避免进一步软组织损伤，初始的闭合复位和固定仍然是必要的。应特别注意 Galeazzi 骨折，因为该骨折包括桡骨远端骨折并伴有远端尺桡关节（DRUJ）损伤，需要复位。前臂骨折合并肘关节损伤包括 Monteggia 骨折（近端尺骨骨折合并桡骨头脱位）和 Essex-Lopresti 骨折（桡骨头骨折合并骨间膜损伤）。本章未着重讨论这些特殊类型骨折，但在评估前臂骨折患者时应考虑到这些情况。

手术技术

手术室准备

■ 术间应提供手指夹或纱布绷带卷、静脉输液杆或悬挂手指的悬吊钩、牵引用的 5 ～ 10 磅的重物、夹板支具和石膏用品。

- 局部镇痛、25 ～ 30 号针头和 5ml 或 10ml 注射器（用于给药）。
- C 形臂或术中透视，如果可以的话也需要放射科技术员。

患者体位

- 患者仰卧于手术台上。
- 患侧肩紧邻床边，受伤手臂应完全离开床（图 14-1）。

消毒铺巾

- 无须消毒铺巾。
- 将拇指和桡侧手指置于指套中，或用 Kerlix（译者注：一种柔软的弹力绷带）将手指从静脉输液杆上或挂钩上将手指悬吊起来（图 14-2）。
- 保持肩部与仰卧的患者等高，肘关节屈曲 90°，手直接指向天花板（图 14-1）。

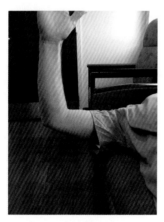 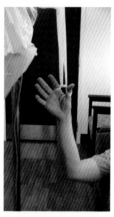

图 14-1　患者取仰卧位，肩、肘均以 90° 屈曲

图 14-2　将拇指和桡侧手指放在纱布绷带中（在没有手指夹的情况下），以便在复位过程中手达到适当的尺偏

血肿阻滞

- 轻柔的触诊前臂和手腕确定骨折部位。
  - 或者，如果由于体态或肿胀而难以触到骨折部位，可以使用 C 形臂定位骨折部位。
- 根据患者体重，并用大口径针头将 5 ～ 10ml 利多卡因（浓度为 1%，不含肾上腺素）吸入 10ml 注射器中，用 25 号或 30 号针头给药。
- 将针头刺入手腕背侧的骨折部位。
- 注射利多卡因前适当抽吸，寻找缓慢的回血，这意味着针刺入骨折血肿处，而不是刺入血管。
- 将针刺入骨折血肿和骨膜处，予以局部镇痛，注入适量的利多卡因（最大剂量为每剂 4.5mg/kg）。
- 等待 3 ～ 5 分钟使利多卡因产生镇痛作用。

骨折复位

- 在开始摆放体位和血肿封闭之前，应仔细阅读 X 线片，以确定骨折的具体类型、移位方向（掌侧或背侧）、短缩移位情况、桡尺侧偏斜和粉碎情况。
- 局部镇痛起效后，在肘前窝悬吊重物，沿前臂施以牵引力；根据患者的体型，使用 5 ～ 10 英磅的重物。
- 对于明显短缩的骨折，10 ～ 15 分钟的悬挂牵引可使肌肉疲劳，有助于骨折复位。
  - 牵引还利用韧带引导辅助复位。
- 开始时，通过重新制造移位方向的应力并加重现有的的畸形。
- 适当的血肿阻滞允许在复位过程中使用大力。
- 理想情况下，一次复位就够了。
  - 一次大力复位有助于减少复位尝试的次数。适当告知并安抚患者十分重要。
- 接下来，向与初始畸形相反的方向进行操作，进行解剖复位。
- 初次复位后，建议行牵引位透视。
  - 这些 X 线片既允许在最大牵引力下对前臂骨折模式进行更仔细的评估，也允许对初始复位效果进行评估。
- 此时，如果骨折复位充分（图 14-3 示各种前臂和腕部骨折的可接受范围），则可进行固定（见下文）。

骨折	对位可接受的范围
桡骨远端	桡骨短缩小于 5mm，桡侧倾斜小于 10°，背侧倾斜小于 10°
尺骨干	移位小于 50%，成角小于 10°～ 15°
桡骨干	无
前臂双骨	无

图 14-3　常见前臂骨折可接受的对位范围

- 如果骨折复位不充分，应再次尝试复位。
- 建议复位不超过 3 次。
- 如果 3 次复位尝试后仍未达到可接受的复位，则可能需要手术干预。

固定

- 复位完成后，必须采用某种形式的固定以维持复位。
- 桡骨远端骨折最常用的固定方式是双页短臂石膏和糖夹夹板。
  - 这两种固定方法都能适应患肢的肿胀。
  - 糖夹夹板也用于合并肘关节损伤的前臂骨折。
- 必须适当的使用三点塑形法来维持复位。
  - 一个点着重于抵消初始畸形和位移趋势（通常是背侧），另两个点围绕着这个初始点塑形以保持稳定（图 14-4）。

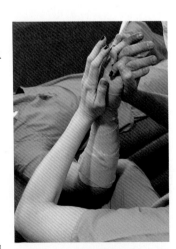

图 14-4　在石膏或夹板上使用三点塑形法维持复位

■ 对于前臂骨干骨折，一个直的尺侧缘的石膏（仅限于石膏）和前臂内旋可拉紧骨间膜，有助于骨折复位（图 14-5）。

　　● 还应使用骨间膜塑形以拉紧骨间膜。

■ 对于 Colles 骨折，复位时将手和腕尺偏、将腕掌顷（利用韧带整复术）有利于重建桡骨高度和倾角，并重建掌倾角。

　　● 类似的抵消变形力的原则同样适用于其他类型的桡骨远端骨折。

■ 将手臂从牵引装置中取出来再给石膏塑形可增加前臂的活动性，并有利于使用改良技术：在特殊的位置塑形。

■ 必须在夹板或石膏佩戴并成形后复查 X 线片，以评估复位的维持情况。

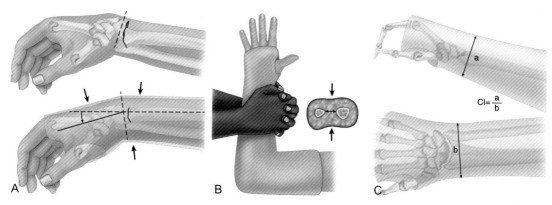

图 14-5　示意图显示了适用于（A）典型的背侧成角的桡骨远端骨折和前臂双骨骨折骨间膜塑形的石膏或夹板塑形技术（B）。通过将骨折处的矢状面石膏宽度（a）除以冠状面石膏宽度（b）计算石膏指数（C）

手术步骤小结

① 患者取仰卧位，肩关节放在床边。
② 局部镇痛。
③ 将手指放入手指夹中。
④ 施加牵引的重量。
⑤ 手动复位。
⑥ X 线片（牵引位）。
⑦ 必要时重复复位操作。
⑧ 固定制动并复查 X 线片。

技术要点

● 良好的血肿内阻滞可以提供完全的局部镇痛，允许使用最大的力量进行复位操作，同时保持患者的舒适性。
● 允许前臂悬挂牵引，放松局部肌肉组织，便于骨折复位操作。
● 为了维持前臂或腕关节骨折的复位，必须使用点塑形法。

所需器械

● 手指夹或者纱布绷带卷，静脉输液杆
● 重物，5 ～ 10 磅
● 利多卡因或短效局部麻醉药
● 用于局部麻醉注射的注射器和针头
● 棉衬，石膏或玻璃纤维板，弹力绷带

常见问题（需要联系上级医师）

- 开放性骨折。
- 出现骨筋膜室综合征的临床症状。
- 尝试 3 次后复位不满意。
- 随访时出现复位丢失。
- 新出现的正中神经支配区的麻木或刺痛 / 急性腕管综合征的症状。
- 同侧肢体多处骨折或腕关节粉碎性骨折。

术后康复

骨折复位固定后，治疗最重要的方面包括疼痛控制和夹板或石膏的维维持。

应嘱患者使用适当的夹板或石膏进行治疗，并强调依从性的重要性。

高度推荐密切评估肿胀的程度。

夹板或石膏变紧及骨筋膜室综合征的症状必须仔细对待，以防止固定相关并发症的发生。

术后随访

闭合复位满意、复位维持良好、同时已行固定的患者可从急诊室或门诊回家。

首次随访应在复位后 7 天进行，或者间隔更短。再次行放射影像学评估，以确保复位维持良好。早期复查便于在必要时早期手术干预。此外，如果采用非手术治疗，患者需要进行皮肤检查并将患肢置于石膏固定中。

对于非手术治疗的患者，应在复位后 2 周内每周进行一次随访，以评估骨折的影像学情况，并确保肿胀充分控制及皮肤完整。

在此之后，应于复位后 6 周和 12 周到门诊就诊，最后一次随访在复位完成后 6 个月就够了。患者应在 6 周时换用可拆卸支具，此时可开始腕关节的主动和主动辅助运动。

推 荐 阅 读

1. Bong MR, Egol KA, Leibman M, Koval KJ. A comparison of immediate postreduction splinting constructs for controlling initial displacement of fractures of the distal radius: a prospective randomized study of long-arm versus short-arm splinting. J Hand Surg [Am]. 2006;31(5):766-770.

2. Lafontaine M, Hardy D, Delince P. Stability assessment of distal radius fractures. Injury. 1989;20(4):208-210.

3. Lichtman DM, Bindra RR, Boyer MI, et al. American Academy of Orthopaedic Surgeons clinical practice guideline on the treatment of distal radius fractures. J Bone Joint Surg Am. 2011;93(8):775-778.

4. Lichtman DM, Bindra RR, Boyer MI, et al. Treatment of distal radius fractures. J Am Acad Orthop Surg.2010;18(3):180-189.

5. McQueen MM, Hajducka C, Court-Brown CM. Redisplaced unstable fractures of the distal radius: a prospective randomised comparison of four methods of treatment. J Bone Joint Surg Br. 1996;78(3): 404-409.

6. Young CF, Nanu AM, Checketts RG. Seven-year outcome following Colles' type distal radial fracture. A comparison of two treatment methods. J Hand Surg [Br]. 2003;28(5):422-426.

第15章

成人肱骨远端骨折切开复位内固定术

原著 Miguel S. Daccarett | Todd Gaddie | Philipp N. Streubel

最少病例数要求

N=0 ACGME 未作要求

常用 CPT 码

- CPT 码：24545- 肱骨髁上骨折开放治疗，未向髁间延伸
- CPT 码：24546- 肱骨髁上骨折开放治疗，向髁间延伸
- CPT 码：64718- 肘部尺神经前移

常用 ICD9 码

- 812.41 - 肱骨髁上骨折，闭合性
- 8123.42 - 肱骨外侧髁闭合骨折
- 812.43 - 肱骨内侧髁闭合骨折
- 812.51 - 肱骨髁上骨折，开放性
- 812.52- 肱骨外侧髁开放性骨折
- 812.53 - 肱骨内侧髁开放性骨折

常用 ICD10 码

- S42.41 - 单纯髁上骨折，无肱骨髁间骨折
- S42.42- 髁上粉碎性骨折，无肱骨髁间骨折
- S42.45 - 肱骨外侧髁骨折
- S42.46 - 肱骨内髁骨折

肱骨远端骨折最常见的原因是年轻男性的高能创伤或老年女性的简单跌倒。通常存在移位，并会导致畸形和功能受限。查体应包括评估软组织包被情况以排除开放性骨折，仔细的神经血管查体等。所有主要的上肢神经，包括桡神经、尺神经和正中神经，都有受伤的危险。

骨折最好根据 AO（骨合成协会）/OTA（骨科创伤协会）系统进行分类。关节外的骨折为 A 型骨折。仅部分关节面与近端骨干分离的骨折为 B 型骨折（部分关节内型），关节内骨折，并且关节面与近端骨干之间无连续性为 C 型骨折（完全关节内型）。只有稳定的非移位的骨折及那些合并症严重到无法手术的患者才应该接受非手术治疗。

手术治疗需要仔细的制订术前计划。从解剖学角度看，内侧柱、外侧柱将滑车及肱

骨头与肱骨干相连。内侧柱、外侧柱在后方由鹰嘴窝分开，在前方由前冠状窝和桡窝分开。肱骨远端骨折的手术固定需要对正常解剖结构进行仔细的重建并提供一个稳定的结构，以便在愈合早期即可活动。在大多数情况下，建议采用双钢板进行固定。可以是平行放置的双钢板或 90°～90°放置的双钢板。平行放置时，钢板分别放在内侧和外侧；在 90°～90°的钢板放置中，一个钢板在内侧，另一个钢板放在外侧柱的后面。对于关节外骨折，只要有满意的骨量，也可以进行单后外侧钢板固定。

手术技术

手术室准备

- 转动手术台（通常为 90°），使手术肢体对准房间中心。
- 当患者处于侧卧位时，麻醉团队应位于术者对面、患者的头侧或尾侧，面向患者背部。
- 使用标准 C 形臂，从床头进入。也可以使用小型 C 形臂。在消毒之前，应该摆放好体位以获得后前位（PA）和侧位图像。
- 右利手的术者应站在左侧，一助站在患肢右侧，刷手护士站在患者背部（图 15-1）。

患者体位

- 作者倾向于将患者置于侧卧位，术侧肢体向上。或者，患者也可以取俯卧位，或者仰卧并将手臂放在胸前。以下各节描述的是作者对侧卧位患者的操作方法。
- 将凝胶体位垫放置于健侧腋下，以保护臂丛神经。
- 术侧手臂放在可透射 X 线的手臂托上。
- 将健侧肩关节屈曲，以免干扰手术肢体透视。
- 消毒完成后将无菌止血带束于近端手臂上。
- 对于手术时间长者，建议导尿。
- 体位摆放完成后，应确认可获得合适的透视图像。

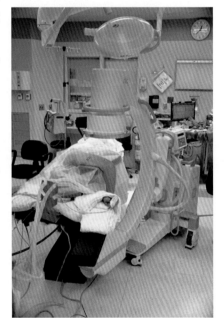

图 15-1　术中照片显示术间布置，包括 C 形臂。麻醉医师面向患者背部。术者位于肘关节左边，助手在肘关节右边。刷手护士位于术者后面

消毒铺巾

- 如无禁忌，使用乙醇基的氯己定溶液进行消毒。对于开放伤和皮肤污秽者使用完整的正式的擦洗。此时优先选择氯己定（洗必泰）皂（液）。
- 将无菌 U 形单铺于腋窝的水平，使上肢远端显露到肩部，接下来是上肢洞巾。
- 使用无菌止血带并将其与无菌延长管连接。
- 在手上包裹一个防水袜套，使用弹性绷带将其裹好并固定。在防水袜套的顶端开一个口，以避免内部液体的聚集。
- 可在皮肤上贴好含碘的自粘性手术贴膜。铺巾前在术区上画好"虎纹"，以便关闭伤口。

手术入路

- 肱三头肌旁（内侧或外侧）入路：主要推荐用于 A 型（图 15-2 和图 15-3）、B 型和简单的 C 型（图 15-4）骨折。
  - 累及前滑车和桡骨小头的 B 型骨折，不能通过该入路到达受伤部位。
- 经肱三头肌入路：推荐用于与肱三头肌旁入路相同的骨折类型。
- 尺骨鹰嘴截骨入路：向肱骨远端延伸的入路。
  - 适用于大多数骨折，包括复杂的关节内骨折（图 15-5 和图 15-6）。

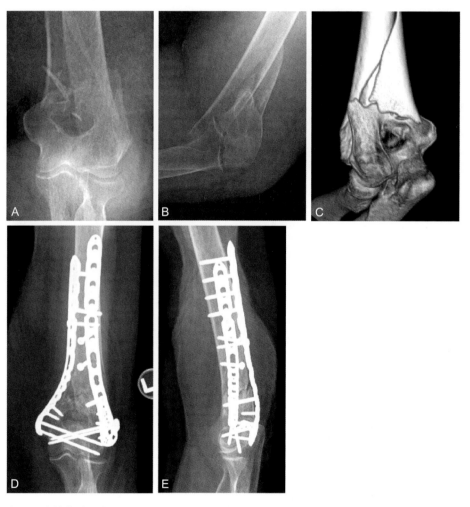

图 15-2　肱骨远端关节外骨折（AO/OT A 型）通过内外侧肱三头肌旁入路采用双 90°-90° 钢板固定。注意在内侧干骺端有一个大的螺旋蝶形碎片（A 和 B，伤处前后位和侧位片；C，CT 三维重建的后外侧视图；D 和 E，骨折愈合 3 个月时的前后位和侧位片）。无须行鹰嘴截骨术。钢板近端在纵向上互相错开，以避免产生潜在的应力上升。桡神经和尺神经的解剖分离和识别是必需的。钢板的位置为 90°-90°，一个在内侧，另一个在外侧柱后方。这种特殊的钢板设计使得后外侧钢板向前方延伸，允许从外侧向内侧置钉。在本例中，使用特殊长度的钢板是因为干骺端处存在粉碎。远端使用最长和最大数量螺钉，但注意避开尺骨鹰嘴窝。在钢板外使用单独的的拉力螺钉以初步固定蝶形碎骨片

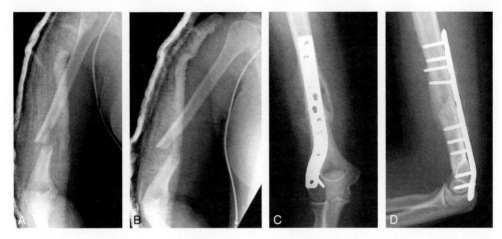

图 15-3　远端肱骨干骨折采用外侧三头肌旁入路，以后外侧钢板进行固定（A 和 B，前后位及斜位 X 线片；C 和 D，术后 3 个月、骨折愈合后的前后位及侧位 X 线片）。考虑到这种植入物具备更坚固的几何形状，因此仅用一块钢板就可以进行可靠地固定，并且无须解剖尺神经。但桡神经还是需要识别、保护的。在远端，必须小心避免螺钉尖端自肱骨小头穿入关节面

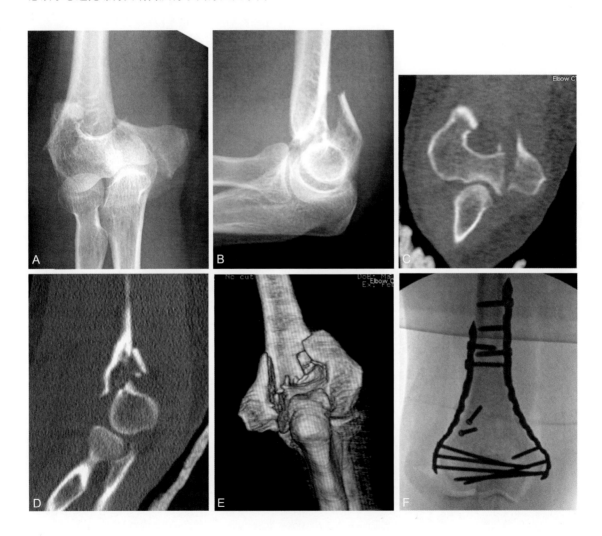

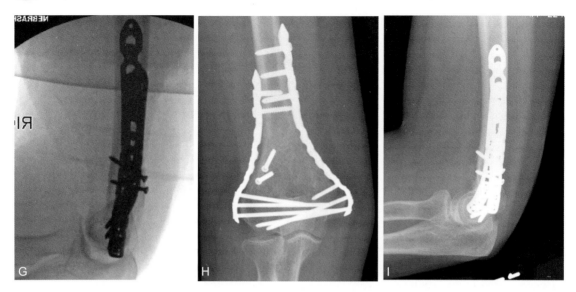

图 15-4　完全型肱骨远端关节内骨折（AO/OTA C 型）使用内、外侧肱三头肌旁入路，以双侧平行钢板进行固定。注意，滑车内侧肱骨远段的单纯劈裂性骨折（A 和 B，骨折处前后位和侧位片；C 和 D，冠状和矢状位 CT 重建；E，CT 3D 重建的后方视图；F 和 G，固定术后即刻的正、侧位透视图；H 和 I，术后 3 个月骨折愈合时的正、侧位 X 线片）。未行鹰嘴截骨术。钢板近端在纵向上互相错开，以避免产生潜在的应力提升。在钢板外使用前、后拉力螺钉以对外侧柱进行初步固定。在远端，放置最大数目和最长的螺钉

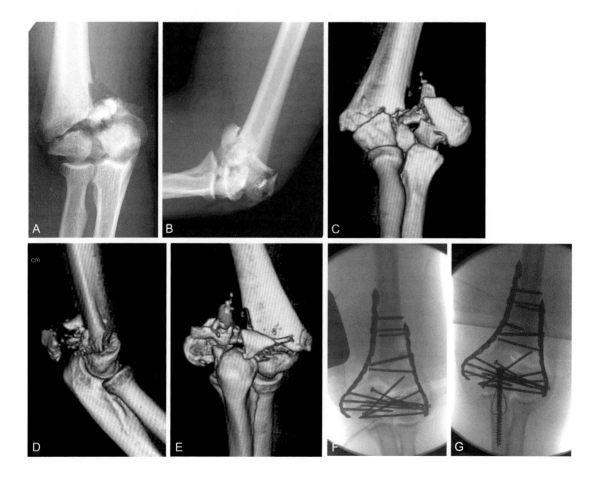

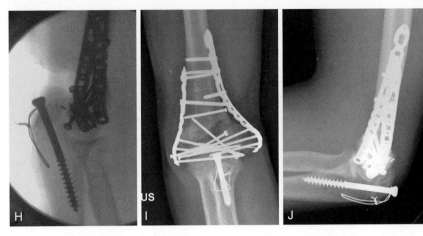

图 15-5　经鹰嘴入路，双平行钢板治疗复杂肱骨远端关节内骨折（AO/OTA C 型）。尺骨鹰嘴截骨处用 6.5mm 螺钉和张力带固定（A 和 B，伤处前后位和侧位 X 线片；C、D 和 E，CT 3D 重建的前方、侧方、后方视图；F，术中前后位透视图像，显示截骨处固定前的最终肱骨固定；G 和 H，术后即刻的前后位和侧位透视图像，显示肱骨和尺骨的固定；I 和 J，术后 3 个月，骨折和截骨已愈合后的前后位和侧位 X 线片）。注意，使用游离的克氏针和多个长的小螺钉来协助固定关节内的骨折碎片。在近端，钢板间相互错开，以避免产生应力提升。远端，使用最大数量和最长的螺钉

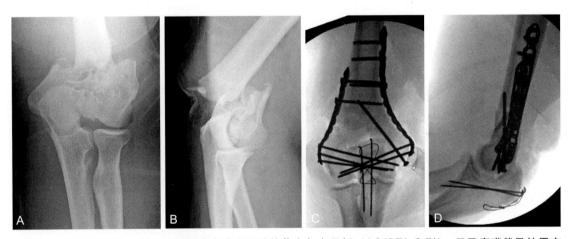

图 15-6　经鹰嘴入路，双平行钢板治疗肱骨远端关节内复杂骨折（AO/OTA C 型）。尺骨鹰嘴截骨处用克氏针、张力带结构固定（A 和 B，伤处的前后位和侧位 X 线片；C 和 D，术后即刻的前后位和侧位 X 线片显示肱骨和尺骨的固定）。注意，克氏针间平行放置，注意避开近端尺桡关节

- 涉及肱骨小头和滑车前部的骨折可能需要在肱骨远端前方增加切口。
  - 该切口最好通过 Kaplan 间隔（伸肌起点劈裂）向外侧实现，或使用 Hotchkiss 顶部入路（屈肌旋前肌剥离）向内侧实现。

肱三头肌旁入路

- 切口以肱骨为中心，自尺骨鹰嘴尖近端 10cm 处开始，并向尺骨鹰嘴远端 3cm 处延伸。
- 分别从肱三头肌内侧和外侧游离起包括肱三头肌筋膜在内的全层皮瓣，达到内、外侧肌间隔的水平。

- 尺神经位于肱三头肌和内侧肌间隔之间，远至内上髁水平。在剩下的操作过程中，可以使用乳胶引流管对其进行标记、保护。值得注意的是，在使用后外侧钢板结构时并不需要肱三头肌旁入路的内侧部分。
- 在外侧，桡神经在外上髁近端 10 cm 处穿入肌间隔。臂外侧皮神经起自桡神经，并很容易在外侧肱三头肌筋膜的深部被发现。可沿其向近端回溯，定位桡神经。将肱三头肌从外侧、内侧肌间隔和肱骨上髁处抬起。在远端将肘肌从外上髁处提起，以显露外侧柱。
- 肘内侧副韧带起源于肱骨内上髁的前内侧。外侧副韧带起源于外上髁和肱骨小头的外侧。这些韧带在手术显露期间不应将之断裂。
- 最终将肱三头肌从肱骨后表面处抬起。

肱三头肌劈开入路（经肱三头肌入路）

- 切口与前述的肱三头肌旁入路相似。
- 将全厚皮瓣从三头肌筋膜上抬起。
- 肱三头肌劈开入路使用肱三头肌长头和外侧头之间的间隙，沿纤维走行方向切开肱三头肌内侧头。
- 内侧头的近端边缘有一螺旋型沟，内有桡神经。因此，向近端解剖应小心进行。
- 向远端劈裂至鹰嘴水平。将肱三头肌腱从鹰嘴处进行骨膜下松解，以完成最大程度地显露。伸肌装置的内侧为尺侧腕屈肌，外侧为肘肌，须注意将伸肌装置远端保持完整。

鹰嘴截骨入路

- 显露过程参考肱三头肌旁入路。
- 在肌间隔处完成肱三头肌松解后，在尺骨近端乙状切迹处切开内外侧关节囊，以确定"裸区"。
- 用摆锯进行尖端指向远端的 chevron 截骨，深度约为鹰嘴的 90%。剩下的 10% 用骨刀撬动、断裂。这有助于获得犬牙交错式的断端结构，便于截骨块的固定。
- 在此处，可将伸肌装置适当向近端弯折，充分显露肱骨远端。
- 最终的固定优先采用张力带结构。也可使用钢板和螺钉固定。如果要使用钢板，可以预先钻好钢板近端螺钉的螺孔，以便于稍后将截骨块进行解剖复位。

骨折固定

- 固定系统多种多样，包括锁定和非锁定结构。预成型钢板是目前主流的固定方式。例如，可以使用 Synthes（DePuy Synthes，Westchester，PA）系统，用 3.5mm 皮质螺钉将钢板固定在骨干上，2.7mm 锁定螺钉固定关节侧的骨块。锁定螺钉在这种情况下不是必要的，特别是对于年轻患者而言。
- 复位和固定从远端关节骨块开始。使用克氏针临时固定。
  - 对于复位，可以使用大的尖头复位钳对关节劈裂处进行加压，也可以通过髁上区域的内侧和外侧进行加压，此处容易发生骨不连。
  - 使用龙虾爪钳可将钢板紧压于骨上。为了防止钢板向后滑动从而失去"平行性"，可以在钢板上放置一根 0.062in 的克氏针，以便在放置龙虾爪钳时将钢板在矢状位上进行锁定（防止钢板滑动）。

- 当进行复位时，将前臂进行屈伸和旋前 - 旋后，以便于中和变形力有助于复位。
- 在手臂远端垫高有助于纠正矢状面的成角畸形。
- 先从关节侧骨块开始进行复位再进行骨干的复位，这样可能会对复位提供便利。

■ 用一根由内侧向外侧的克氏针将远端骨块暂时固定在骨干上。

- 用 0.045in 或 1.1mm 的克氏针将关节处的小碎块固定到大骨块上，将克氏针齐皮质切断。
- 放置这些克氏针时应尽可能接近外周（尽可能接近软骨下骨），以避免干扰稍后放置螺钉。
- 固定针可以是带螺纹的，也可以是光滑的；作者更喜欢后者。
- 将锁定导向器（图 15-7）放置在骨的左侧（外侧）可以有助于用透视确定螺钉轨迹是否合适。
- 使用非锁定螺钉时，可在透视引导下在骨骼表面使用钻头进行检查。
- 通常不需要拉力螺钉（在拉力模式下）。如果先以复位钳对骨折块进行加压而后置入螺钉，通常可以达到一期愈合。

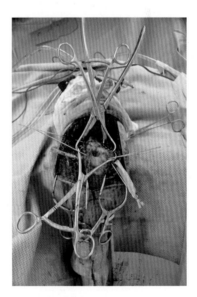

图 15-7 术中照片显示多种复位策略及临时固定方法，包括使用大的尖头复位钳通过关节劈裂处及髁上区的内、外侧进行加压；以龙虾爪钳协助将钢板固定到骨上；用 0.062in 的克氏针穿过钢板，将其在矢状位上锁定，避免板滑动。注意，图中在骨的左侧（外侧）放置一个锁定的钻孔导向器，这对于在影像学上确认螺钉的轨迹是否合适是十分有用的。最后，注意尺神经内侧的 Penrose 引流条

■ 将钢板临时固定在骨干上，以透视对复位和植入物的位置进行确认。

■ 通过钢板沿骨干向远端置入尽可能多的螺钉，以最大限度地通过钢板进行螺钉固定。矢状面上的对位必适当，以使螺钉中心放置并最大限度地增加螺钉长度。

■ 关节端骨块应按矢状位排列，以便肱骨前皮质线将肱骨小头平分。

■ 用复位钳对钢板和骨折块进行加压，将钢板固定在关节侧的骨块上，并最大限度地增加螺钉的长度和数目。

■ 将关节侧和骨干侧骨块进行加压，最后在近端进行钢板固定。

■ 用张力带钢丝或钢板螺钉对尺骨鹰嘴截骨处进行固定。

■ 关闭伤口。

手术步骤小结

①术间设置。

②摆放体位。

③确认可以获得合适的透视影像。

④消毒和铺巾。

⑤手臂驱血和止血带充气。

⑥后入路。

⑦识别尺神经。

⑧骨折复位。

⑨克氏针临时固定。

⑩双柱钢板最终固定（90°～90°感平行钢板）；考虑以后外侧钢板固定简单的关节外骨折。

⑪影像学确认复位效果和植入物位置。

⑫尺骨鹰嘴截骨处的固定。

⑬考虑尺神经前移。

⑭关闭伤口。

技术要点

- 使用无菌止血带有助于近端最大限度地显露，并允许在必要时移除。
- 确保在消毒和铺巾之前可以获得适当的透视图。
- 根据所使用的手术方法定位尺神经和桡神经。
- 小的关节处碎骨片可在固定结构内用小克氏针固定。
- 肘关节屈伸展有助于在复位过程中对位。
- 前方关节处碎片的复位可以通过副韧带加压、牵拉主要的关节碎片来实现。
- 应在关节碎片间以及髁上水平进行加压。
- 最大限度地增加螺钉的长度和数量。
- 避免螺钉穿过鹰嘴或桡骨和冠状窝，因为这样会阻碍运动。
- 如果用钢板固定尺骨鹰嘴，可在截骨前初步放置植入物，以使复位和固定更加容易。

所需器械

双极电凝

显露神经时使用放大镜

所使用的牵开器包括 Senn、陆军 - 海军（注：一种双头甲状腺拉钩）、Hohmann、mini
　Hohmann，Weitlaner 和 Gelpi 等

血管环（橡皮圈）或 Penrose 引流管

肌腱剪

如需截骨，准备矢状锯

大、小的尖头骨折复位钳

各种克氏针（0.035in、0.047in、0.062in 和 0.079in）

2.7mm 和 3.5mm 植入物和器械套装

关节处螺钉长度至少为 55mm

选择肘关节钢板系统（内侧、外侧、后外侧和鹰嘴钢板）；或者，可以用 3.5mm 螺钉和预成型钢板

18G 钢丝和 0.062in 克氏针用于截骨处固定；可以考虑使用较大的螺钉或钢板

常见问题（需要联系上级医师）

- 无法定位尺桡神经。
- 无法解剖复位骨折。
- 次优的钢板放置（无法放置到首选位置）。

术后康复

术中采用后方夹板或大的罗伯特·琼斯绷带，并维持至术后早期。患者需至少在院 24 小时，以进行围术期抗生素治疗和疼痛控制。抬高患肢，肘关节伸直。这有助于减少皮肤 / 皮瓣并发症。放疗（预防异位骨化）不推荐急性期使用。

出院时，鼓励患者维持肩、腕和手的活动范围。术后前 4 天继续进行局部冰敷和患肢抬高。

第 4 天时，去掉包扎，并由职业治疗师使用加压袜套包扎。职业治疗师定制一个后部长臂夹板，将肘关节屈曲 90°并将前臂和手腕置于中立状态。

对于非复杂病例，应开始早期运动。主动和主动辅助的肘部伸展及前臂内外旋训练，始于患者直立位并将手臂从支具中取出并外展于体侧。患者取仰卧位，肩关节前屈 90°，并在重力辅助下屈曲肘关节。被动活动范围训练从 6 周开始。

对于复杂的病例，患者使用后方夹板 3 周，不得活动。此后开始主动地活动范围训练，如前述。

6 周时，尝试脱离后方夹板，根据需要增加主动活动和静态渐进性牵引支具。

10 周时，对肘和前臂增加轻柔的主动力量训练。

体力劳动者可能需要工作条件下的训练。

14 周后，允许逐渐恢复完全活动和体育运动。

术后随访

第一次复诊：术后 10 ~ 14 天。第一次复诊的目的是评估伤口并确认神经血管正常。如果切口看起来愈合良好即可拆线。而后按照前述开始康复。此次随访不必拍摄 X 线片。

第二次复诊：术后第 6 周。这次随访应再次检查伤口并评估主动和被动运动范围。行术首次 X 线摄片。如果患者的活动范围不佳，则可开始使用静态屈曲 / 伸展。如果此时出现骨折愈合的影像学证据，则可以使用动态支具。禁止进行推、拉、抬起的动作。

第三次复诊：术后 3 个月。评估运动范围（主动和被动）。同时复查 X 线片。如果此

时出现了影像学和临床证据表明骨折愈合，患者即可以开始使用手臂，不受任何限制。

如果没有达到影像学和临床愈合，患者应继续限制负重，并进行每月随访直到影像学上出现愈合的证据。

如果在术后 6 个月后，虽然仔细执行了康复计划，仍未达到功能性的活动范围（至少100°的运动弧度，从至多残存 30°的伸直，到屈曲 130°），可考虑手术松解关节囊。

推 荐 阅 读

1. Coles CP, Barei DP, Nork SE, Taitsman LA, Hanel DP, Bradford Henley M. The olecranon osteotomy: a six-year experience in the treatment of intraarticular fractures of the distal humerus. J Orthop Trauma. 2006; 20(3): 164-171.

2. Doornberg J, Lindenhovius A, Kloen P, van Dijk CN, Zurakowski D, Ring D. Two and three-dimensional computed tomography for the classification and management of distal humeral fractures. Evaluation of reliability and diagnostic accuracy. J Bone Joint Surg Am. 2006; 88(8): 1795-1801.

3. Doornberg JN, van Duijn PJ, Linzel D, et al. Surgical treatment of intra-articular fractures of the distal part of the humerus. Functional outcome after twelve to thirty years. J Bone Joint Surg Am. 2007; 89(7): 1524-1532.

4. Dubberley JH, Faber KJ, Macdermid JC, Patterson SD, King GJ. Outcome after open reduction and internal fixation of capitellar and trochlear fractures. J Bone Joint Surg Am. 2006; 88(1): 46-54.

5. Erpelding JM, Mailander A, High R, Mormino MA, Fehringer EV. Outcomes following distal humeral fracture fixation with an extensor mechanism-on approach. J Bone Joint Surg Am. 2012; 94(6): 548-553.

6. Guitton TG, Doornberg JN, Raaymakers EL, Ring D, Kloen P. Fractures of the capitellum and trochlea. J Bone Joint Surg Am. 2009; 91(2): 390-397.

7. Hamid N, Ashraf N, Bosse MJ, et al. Radiation therapy for heterotopic ossification prophylaxis acutely after elbow trauma: a prospective randomized study. J Bone Joint Surg Am. 2010; 92(11): 2032-2038.

8. Nauth A, McKee MD, Ristevski B, Hall J, Schemitsch EH. Distal humeral fractures in adults . J Bone Joint Surg Am. 2011; 93(7): 686-700.

9. Ruan HJ, Liu JJ, Fan CY, Jiang J, Zeng BF. Incidence, management, and prognosis of early ulnar nerve dysfunction in type C fractures of distal humerus. J Trauma. 2009; 67(6): 1397-1401.

10. Sanchez-Sotelo J, Torchia ME, O' Driscoll SW. Complex distal humeral fractures: internal fixation with a principle-based parallel-plate technique. J Bone Joint Surg Am. 2007; 89(5): 961-969.

第16章

股骨干骨折髓内钉固定

原著　Lisa K. Cannada | Jesse Seamon

最少病例数要求

N=25 股骨、胫骨干骨折的手术治疗

常用 CPT 码

- CPT 码：27506- 股骨干骨折开放治疗，有或无外固定，带或不带髓内植入物，带或不带环扎或锁定螺钉
- CPT 码：27507- 股骨干骨折开放治疗，以钢板 / 螺钉固定，有或无环扎

常用 ICD9 码

- 821.0- 股骨干或未指定部分的闭合性骨折
- 821.1- 股骨干或未指定部位的开放性骨折
- 821.2- 股骨下端闭合性骨折
- 821.3- 股骨下端开放性骨折

常用 ICD10 码

- S72.1- 转子周围骨折
- S72.2- 股骨粗隆下骨折
- S72.3- 股骨干骨折
- S72.4- 股骨下端骨折
- S72.8- 股骨其他骨折
- S72.9- 股骨未指定部位的骨折

　　股骨骨折多属于高能量的创伤，通常与严重的创伤事件有关，如机动车或摩托车事故、高空坠落和机动车撞上行人等。毫无意外的是，这些创伤可能合并其他严重的骨科、头部和内脏损伤，这些严重的合并伤时常会影响患者的医疗决策选择。同时，患者也可合并伤肢的股骨颈骨折、膝关节韧带损伤和其他下肢骨折。股骨干骨折较少见于双膦酸盐相关的应力性骨折、病理性骨折和老年患者的低能量扭转伤。

　　该病治疗的金标准是置入一个坚固的、静态锁定的髓内钉，在此治疗下 95% 以上的患者骨折可以愈合。虽然髓内钉的进钉位置仍有争议，但适当的技术和坚持置钉的基本原则可以最大限度的获得良好的临床结局。在成人患者中，切开或经皮放置钢板固定仅在一些罕见情况下可以使用。这些情况包括，髓腔大小异常无法置钉，既往的创伤病史，或存在不可移除的植入物（如 TKA，THA 术后）等。

目前的临床挑战包括，如何在术中准确测定股骨干长度和旋转，如何在徒手放置交锁螺钉时尽量减少透视使用，以及多发伤患者手术时机选择问题。

手术技术

手术室准备

■ 房间应足够大以便为 C 形臂、设备台和手术台留出足够的空间，不会过度拥挤。
■ 将 C 形臂放在患肢对侧。
■ 将手术台放在略偏离手术室中心的位置，适当靠近 C 形臂，以便在手术台和器械台之间留出额外的空间。
■ 将 C 形臂部件放在手术台的末端，以保证在手术时能方便地看到透视的图像。

患者体位

■ 仰卧位是本手术最常用的体位，因为该体位透视简单且容易评估下肢力线（图 16-1）。
■ 侧卧位有助于近端骨折的复位操作，因为仰卧位可能加重屈曲的骨折片的移位（图 16-2）。

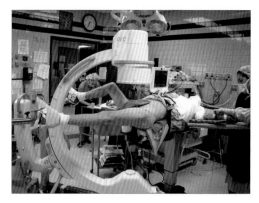

图 16-1　患者仰卧于骨折台上，将对侧肢体放在小腿固定器中，将骨折侧的肢体用胶带固定在牵引靴中。注意，将 C 形臂置于患肢的对侧，以便透视时不受阻地到达伤腿

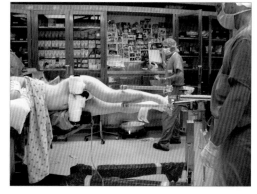

图 16-2　将患者侧卧于骨折台上，并以胫骨远端牵引钉施加牵引。在这种情况下不需要使用牵引靴

■ 侧卧位有助于肥胖患者的顺行放置髓内钉，因为大量的髋部脂肪会落到一旁，并且可以增加髋关节内收，有利于到达进钉点（图 16-3）。
■ 手术台的选择方面，可以使用骨折手术台也可以使用 Jackson 台；两者在附件及牵引选择方面都有诸多不同（见随后的骨折台和 Jackson 台部分）。
■ 值得注意的是，腿可以按"自由式"消毒也可以按"固定式"消毒。
　● 如果以自由式消毒，患侧的足不会被束缚在牵引靴里，助手可以将患肢自由的摆放到任何有利于消毒的位置。
　● 如果以固定式消毒，则需将足放入牵引靴中；这样则有利于将患肢固定于最有利操作的位置（比较图 16-1 和图 16-4）。

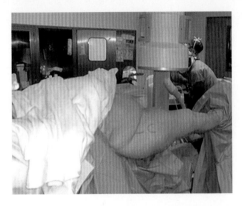 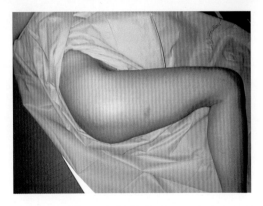

图 16-3　由于该患者体型特殊，在仰卧位时很难到达进钉点。可选的解决办法包括将患者切换到侧位，或者如果骨折模式允许的话可行逆行置钉

图 16-4　骨折侧肢体在侧卧位以"自由式"消毒。助手可以在空中自由移动腿部，这会使复位操作更容易，但使维持复位更困难

消毒铺巾

- 在骨折台上，消毒铺巾范围应从肋缘至腓骨头远端，以保证足够的操作空间。
- 在 Jackson 台（平顶）上，应从髂前上棘（ASIS）向远端消毒，包括整个下肢。
  - 如果是使用 Jackson 台，可以考虑消毒双腿，以便更好地判断患肢旋转和下肢长度。

骨折台准备（图 16-5 和图 16-6）

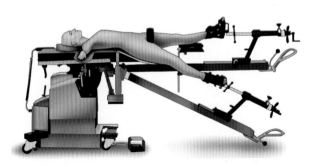 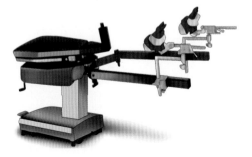

图 16-5　骨折台的照片。注意从手术台中部伸出的金属梁带有牵引靴附件，用于固定骨折端并提供静态牵引及调整旋转

图 16-6　骨折桌上牵引靴附件的特写图。在手术过程中，应小心地裹好足部，确保足部在固定靴内固定良好，以防止术中丢失牵引效果

- 使用带有 2 个金属梁的手术台，金属梁上装有牵引靴和牵引装置，并安装会阴柱。
- 可以使用简单基础的骨折手术台，也可使用其他复杂的手术台，如 HANA（Mizuho OSI，Union City，CA）台及其他可用于前方入路的全髋关节置换术的手术台。
- 将患肢放置在牵引靴中，以便于骨折的牵引和旋转，并且骨折处可通过手术台稳定的固定在该位置。
  - 注意，在穿牵引靴前需用足够的棉垫包裹足和足踝。
  - 在消毒前以 C 形臂进行前后位（AP）和侧位透视，确认骨折处在透视下可见。
  - 如果牵引梁长度不够，则需使用牵引弓进行骨牵引，以协助复位。

- 使用牵引靴将健侧腿内收并伸直髋关节，或以腿托将健侧下肢屈曲、外展、外旋。
- 将伤侧手臂以手臂托横放在身体上方，或放在枕头和毯子上，然后用约束带、绷带等将其固定在身体上。
- 应注意观察足部血供，固定架中的健侧腿不应出现肿胀；在术中，台下护士应每 30 分钟检查一次。
- 可对 C 形臂使用单独的无菌帘。
- 对于近端骨折，复位辅助工具可能是必要的。
  - 这些辅助工具包括圆头推器、刚性铰刀或类似工具、空心复位指，以及使用无菌敷料包裹的拐杖来减少后方下垂。

Jackson 台（图 16-7）

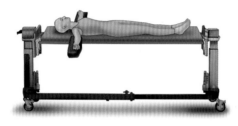

图 16-7　图示为经典的 Jackson 桌。桌子上的碳纤维表面是透射放射线的。桌子的末端有各种附件，以便于行骨牵引或以牵引靴牵引伤侧肢体

- 该透 X 线的平顶工作台配有各种附件，允许对肢体进行静态牵引。但同样也可在没有这些附件的情况下将肢体自由放置。
- 一般情况下，患者取仰卧位或"懒散"的侧卧位，将患侧髋关节垫高。
- 将患者置与手术台上，将伤侧肢体靠近手术台的最外缘。这样在使用顺行置钉时方便对进钉点进行操作。
- 用托手板或枕头、毯子将伤侧手臂交叉置于身体上方，用约束带或绷带固定。
- 如果拟使用逆行置钉，则需使用可透放射线的三角形体位垫，以便置入髓内钉。
- 助手需要保持牵引以协助骨折复位。
- 或者，使用牵引钉、无菌绳索、重物来牵引。将绳索和重物悬挂在手术台末端，或通过手术台附件（如牵引塔）来完成牵引（图 16-8）。

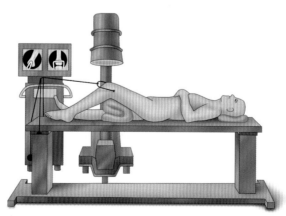

图 16-8　将患者置于透射 X 线的手术台上，在腿下方放置一个毛巾卷，将膝关节屈曲约 30°。影像增强器放置在术者对侧的手术台末端，显示器位置刚好低于影像增强器。放置斯氏针，拉紧牵引弓，将带重物的绳子越过床尾处的横杆，用以维持牵引

■ 可以使用侧卧位来进行股骨转子下骨折的复位，因为该体位可以减少近端骨折片上的变形张力。

手术切开：顺行置钉

■ 大转子起点：在瘦患者中，可以触到大转子和 ASIS。
■ 切口起于大转子近端 10 ～ 15cm，在纵向上与大粗隆中点呈一直线，总切口长度为 3 ～ 5cm。
  ● 对于肥胖患者切口应更靠近端。
  ● 切口太靠近大转子（太靠远端）可能导致手术入路不符合股骨弓走行，并可能导致扩孔时偏心。
■ 以 10 号手术刀片锐性切开皮肤、皮下、阔筋膜。
■ 将阔筋膜向远端分离，其分离范围应超出切口远端（略行潜行分离）。
■ 然后，直接用手指触诊、探查大转子顶端和周围的臀中肌腱。

手术切口：逆行置钉（图 16-9）

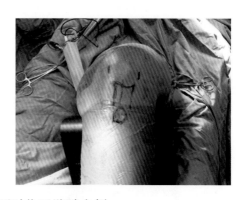

图 16-9　规划逆行置钉的切口。留意膝关节在透射 X 线的三角形体位垫上的屈曲位置。切口位于髌骨远端和胫骨结节之间；可以劈开髌腱，也可以选择在内侧髌骨旁做切口

■ 根据术者的喜好，切口位置可以与髌腱平齐，也可以位于髌腱内侧。
■ 从髌骨远端至胫骨结节做纵行切口。
■ 向下锐性分离，穿过皮肤、皮下和髌下囊。
■ 在髌腱表面锐性切开腱旁组织，需注意，切口两旁需保留足够的组织以供缝合用。
■ 腱旁组织的纤维沿水平方向走行，髌腱的纤维沿纵向走行。
■ 可在髌腱正中纵向分开髌腱进入关节腔，也可做髌旁内侧切口。
■ 这时会碰到髌下脂肪垫；可以部分切除也可劈开脂肪囊，以显露髁间窝。

顺行置钉（图 16-10 ～图 16-12）

■ 该方法适用于所有股骨骨干骨折，包括转子下型和转子周围型。
■ 根据髓内钉设计不同，进钉点可能是大转子或梨状窝。
■ 对于转子进钉者，进钉点通常是大转子的尖端。从

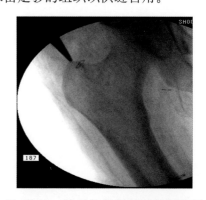

图 16-10　前后位投射的透视图像显示，转子处进钉使用的进钉点位于大转子顶端，根据所使用的髓内钉的特点，与股骨髓腔成 4° ～ 10°

AP 位透视上看与股骨的解剖轴成 4°～6°，侧位透视上与股骨髓腔中心线走行一致。

■ 使用梨状窝进钉者，进钉点位于梨状窝，AP 位和侧位上都与股骨髓腔走行一致，如使用转子间进钉的髓内钉。

■ 术前需仔细阅读其技术指南，因为进钉点会根据髓内钉的近端弯曲角度不同而略有不同。

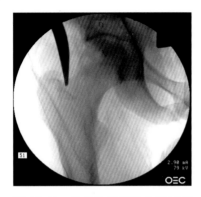

图 16-11　前后位透视片上所见梨状窝进钉点，骨锥位于梨状窝内

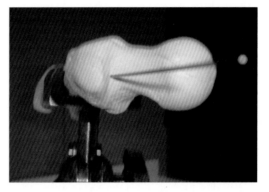

图 16-12　在 Sawbone 的轴向视图上显示顺行置钉时的梨状窝进钉点

逆行进钉（图 16-9，图 16-13～图 16-15）

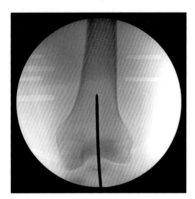

图 16-13　前后位透视上可见，将导丝通过逆行置钉的进钉点处置入；进钉点位于髁间窝顶点中心处的内侧

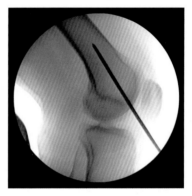

图 16-14　在侧位透视上，股骨拟行置钉的起点正好在 Blumensaat 线顶端的前方。膝关节的真实侧位 X 线片（内外侧髁重叠）对于准确定位进钉点至关重要

图 16-15　注意，使用一个透射 X 线的三角形体位垫和几条手术巾作为支点，以便于维持股骨干骨折的位置，并有利于进入股骨髓腔远端

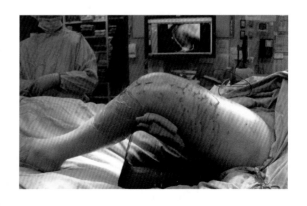

- 该方法适用于所有股骨干骨折和股骨远端骨干骺端骨折，只要股骨远端骨量足够远端锁定螺钉把持即可行逆行髓内钉置入。
  - 股骨转子下骨折和转子周围骨折应避免使用该方法。
  - 该方法有助于肥胖患者的手术。
- 在侧位 X 线片上，入髓点刚好在 Blumensaat 线延长线的前方，而在前后位视图上，入髓点位于髁间切迹的中心（或中心略偏内侧）。
- 用可透过 X 线的三角形体位垫将膝关节屈曲约 45°，这有助于显露入髓点并促进骨折复位；可以使用无菌巾卷垫起患肢来辅助复位。

进钉技术

- 对于所有的入路，放置髓内钉的步骤，包括扩孔、进钉和交锁螺钉放置，随后将详细描述。

手术步骤小结

- 根据拟行的手术摆放患者体位。
- 在消毒和铺巾之前，以 C 形臂确认可以获得并维持复位。
- 消毒并铺巾；确保无菌区至少从髂前上棘到胫骨结节远端（如果使用 Jackson 台，需消毒整个腿）。
- 切开（如前所述）并用导丝获得一个完美的进钉点。
- 在导丝指引下置入开髓钻；钻至适当的深度，具体取决于髓内钉的制造商。
- 扩髓时需小心使用软组织导向器保护外展肌群。
- 去掉入口处的导丝。
- 将一根长导丝置入进钉点，穿过骨折处。
- 将导丝末端适当弯曲有助于导丝穿过骨折部位。
- 手指形复位器有助于在横行骨折中通过导丝，随后将手指型复位器穿过骨折有助于"摆放"复位（图 16-16 和图 16-17A）。

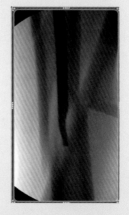

图 16-16　将一个复位用的"手指"穿过骨折部位；这个空心的器械允许将刚性的复位杆穿过骨折处，以将近端复位至远段。然后，通过该装置置入导丝（注意，对于逆行性置钉而言是用复位指将远端复位至近端）

- 使用依次增大的髓腔钻（每次增加 0.5mm）在导丝指引下连续扩髓，直到听到皮层"颤音"。
- 扩髓通常从 9mm 铰刀开始。

- 在依次扩髓（更换髓腔钻）期间需留出一定时间，使髓腔压力降至正常，以避免造成脂肪栓塞。
- 使用提供的透射 X 线的尺测量髓内钉的长度。
- 髓内钉直径应比使用的最大号髓腔钻的直径小 1mm。
- 注意，需要避免在移除髓腔钻时不慎拔出导丝；在移除髓腔钻时，可以使用填塞器堵住导丝外露端。
- 确定了所需髓内钉的直径和长度后，在后方手术桌上将髓内钉组装到手柄上；确保近端锁定钉的钻孔导向器（通常是三重套管结构）可以与手柄匹配，同时导向器的尖端对准髓内钉的预制孔。
- 将髓内钉自进钉点置入，穿过骨折处；通常，钉子是手动插入的（不需要用锤），并在其进入点处旋转 90° 到达最终方向，以匹配股骨前弓。
- 仔细的将髓内钉手动推到尽可能远的位置，髓内钉穿过骨折部位时需以透视确认骨折已充分复位；如果遇到阻力，可用锤轻轻地将髓内钉置入髓腔。
- 通常，髓内钉有助于维持骨折本身的对位。
- 注意不要将钉子用暴力压入管内，以免穿破股骨皮质；如果髓内钉无法沿髓腔移动，则需考虑重新开髓。
- 通常，将髓内钉用置钉手柄上的导向器（近端导向设备）在入钉点附近进行锁定，另一端使用徒手的完美圆环技术放置锁定钉。
- 绝大多数股骨钉是静态锁定的；动态锁定用于横向型骨折。

近端螺钉置入：
- 通过导向装置将钻头套筒置入皮肤，并在该位置做皮肤和筋膜切口。
- 然后将钻头套筒向前推进，直到其接触到股骨外侧皮质。
- 钻至所需长度，并测量进入的钻头长度；然后置入合适长度的锁紧螺钉。
- 重复此前的步骤放置近端锁定钉，通过前后位和侧位 C 形臂透视来验证螺钉的位置，以确保螺钉穿过钉体的锁孔。

通过徒手完美圆环技术置入远端锁定钉：
- 确保骨折复位充分，股骨旋转适当，髓内钉位置良好。
- 将 C 形臂透视图像放大 2 倍，并在侧位片上定位远端锁定钉孔；这些孔应成为"完美"的圆形；如果这些孔为椭圆形或出现轻微的偏心，则需根据具体情况调整 C 形臂或腿部。
- 用手术刀的尖端在侧位透视上定位钉孔的中心，并做一个小切口；然后用止血钳轻轻地向下分离至骨。
- 钻穿双皮质，需注意，应确定钻头穿过髓内钉上的锁定孔，而不是在其前方或后方（钻头很容易从骨皮质上滑开）；如果用电钻钻孔有困难，则可将钻头钻穿单皮质到达髓内钉处，将钻头从电钻上取出，用锤把钻头敲入髓内钉孔并穿过第二个皮质。
- 测量钻头深度得到螺钉长度或以深度计测量螺钉长度。
- 手动插入螺钉，再次确认螺钉穿过髓内上的锁孔并在钻孔中走行。
- 插入第二个远端锁定钉，重复上述步骤

反打技术：

- 如果先用锁定钉（采用顺行置钉）锁定远端，则可以用逆行置钉的方式，将滑锤置于髓内钉手柄上，使用"反打"技术将远端敲向近端。
- 如果先锁定近端（顺行置钉），可松开牵引，轻柔的按轴向敲击膝关节，以将远端骨折向近端推。
- 在每个手术结束时，均需检查透视影像以排除股骨颈骨折；评估膝关节稳定性；检查对位、旋转和长度。

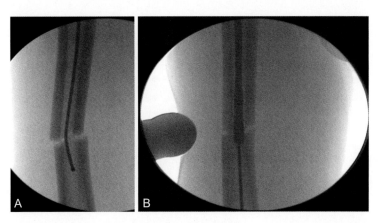

图 16-17　A. 在股骨骨折位置扩髓，使得髓内钉通过时维持复位。注意导丝远端处的弯曲，有利于导丝变向，有助于将髓内钉穿过成角或移位的骨折处；B. 在此病例中，用包裹好的锤来提供外翻应力，纠正内翻，以便在扩髓钻通过骨折处时维持解剖复位

技术要点

- 在体型较大的患者中，使用透视来找大转子的尖端，然后在该点近端一指宽处做切口。
- 将伤侧腿内收，将上身向健侧腿移动，以更容易接近大转子和梨状窝顶端。
- 当在一个透视位图上到达进钉点时，可使用锤将导针轻轻地置入骨皮质中；这样可以防止在行另一个角度透视时导针滑开。
- 确保在消毒铺巾前可以获得伤侧肢体的良好的前后位和侧位透视图，并让操作透视的技术人员记住这些机器摆放的位置，以便在术中可以很方便的地再次定位到该位置。
- 所有股骨髓内钉需要使用至少一个近端锁定钉和一个远端锁定钉进行静态锁定。
- 锁定前，确保具有充足的骨对骨接触；如有必要，在放置第一枚锁定钉后进行"反打"。
- 永远都应于术前和术后检查患者是否存在股骨颈骨折；外伤的患者术前通常应行骨盆和腹部 CT。
  - 仔细阅读 X 线片；在手术结束时，作者建议行术间透视并拍摄 X 线平片。

所需器械

- 适当的手术台（Jackson 台，骨折台，Hana 台等）
- C 形臂

- 植入物，包括所有能获得型号的髓内钉，锁定钉，最好额外准备一套或数套器械，以免术中不慎掉落
- 如果使用骨牵引的话，需要准备无菌牵引弓，无菌绳索和牵引组件（尤其是用 Jackson 台时）
- 电刀器械和吸引器；确保电刀和吸引器的底座位于手术台的另一侧，以防止它们术中挡路或在术中不慎撞落
- 复位钳、球头推杆、T 形钥匙（用于固定钻头）、骨钩和斯氏针等也应准备，以防需要行切开复位
- 电钻和电髓腔钻，包括克氏针附件和 Chuck 附件（AO 附件和髓腔钻适配器也应出现在供应商提供的植入物手术套装中）

常见问题（需要联系上级医师）

- 使用不合适的进钉点，会迫使按解剖形态设计的髓内钉进入非解剖走行的路径，从而导致骨折对位异常。
- 在未复位的情况下对骨折进行开髓：但是，在开髓时骨折处看起来会与髓内钉通过时一样（图 16-17）。
- 无法达到骨对骨接触。

术后康复

　　股骨骨折的负重时机取决于其他合并损伤。如果股骨干骨折并非粉碎性的，且有良好的钉 - 皮质匹配，只要患者可耐受即可负重。股骨是人体最大的骨骼，在没有辅助设备的情况下，达到可忍耐负重（WBAT）起初十分困难。需要让患者知道，需要 2 ～ 4 周才可以达到无设备辅助的负重。对于轴向不稳定骨折（如粉碎性骨折，骨缺损等），起初应予以有保护的负重，3 个月后骨折愈合，开始完全负重。

　　患者应接受以下物理治疗：髋关节、膝关节和踝关节的主动活动范围（AROM）和主动辅助活动范围（AAROM）。患者也应该接受适当的力量训练。给患者设定训练目标总是有帮助的，包括：术后 2 周时运动范围（ROM）要达到 0°～ 90°，以及在术后第 1 个月内进行直腿抬高（SLR）训练。这些目标可以通过家庭锻炼计划来实现。

　　由于患者物理治疗（PT）随访次数有限，所以在完全负重和骨折愈合前，仍应保留步态训练、本体感觉训练和力量训练等此前的训练内容。

术后随访

　　患者应在术后 2 周后返院随诊，检查伤口和 ROM，并确定是否需要进一步物理治疗监督及改进家庭锻炼计划。

　　术后前 3 个月，应每个月进行随诊，复查影像学结果。

　　在术后 3 个月的那次随访时，如果患者尚未完全负重，则应开始完全负重（FWB）。

应该嘱康复师强调步态训练，髋外展、屈曲和伸直的力量训练；以及股四头肌和腘绳肌力量训练。额外的本体感觉练习也是必要的。

在术后 3 个月的访视后，应在术后 18 周再次进行随访，与康复师一起评估功能锻炼的进展情况，并可适当开展娱乐性运动和重返工作岗位。患肢功能可能仍受限，因此可能仍需进一步的功能锻炼指导。

术后 6 个月（24 周）时需再次随访，以评估活动的恢复情况，可以重返体育活动和工作岗位，并可以终止物理治疗。根据功能恢复情况，术后 9 个月可能仍需复诊。

作者建议在术后 1 年进行最后一次随访，以确保肢体功能、工作或运动状态可以恢复到术前。

推 荐 阅 读

1. Moed BR, Watson JT. Intramedullary retrograde nailing of the femoral shaft. J Am Acad Orthop Surg. 1999; 7(4): 209-216.

2. Nork SE, Agel J, Russell GV, Mills WJ, Holt S, Routt ML. Mortality after reamed intramedullary nailing of bilateral femur fractures. Clin Orthop Relat Res. 2003; 415: 272-278.

3. Ostrum RF, Agarwal A, Lakatos R, Poka A. Prospective comparison of retrograde and antegrade femoral interamedullary nailing. J Orthop Trauma. 2000; 14(7): 496-501.

4. Ricci WM, Gallagher B, Haidukewych GJ. Intramedullary nailing of femoral shaft fractures. Current Concepts. 2009; 17: 296-305.

5. Stephen DJG, Kreder HJ, Schemitsch EH, Conlan LB, Wild L, McKee MD. Femoral intramedullary nailing: comparison of fracture-table and manual traction. A prospective randomized study. J Bone Joint Surg Am. 2002; 84(9): 1514-1521.

第 **17** 章

胫骨干骨折髓内钉固定

原著 Matthew P. Sullivan | Samir Mehta

最少病例数要求

N=25 股骨、胫骨干骨折的手术治疗

常用 CPT 码

- CPT 码：27759- 胫骨干骨折伴或不伴腓骨骨折的开放固定，以髓内钉 / 螺钉固定，带或不带环扎
- CPT 码：27784- 近端腓骨或腓骨干骨折的开放复位治疗，有或无内 / 外固定
- CPT 码：20690- 使用单平面、单侧外固定系统
- CPT 码：27603- 切开和引流，腿部或踝关节；深部脓肿或血肿
- CPT 码：27602- 筋膜切开术，腿部前 / 外侧和后筋膜室

常用 ICD9 码

- 823.20- 单独胫骨干闭合性骨折
- 823.22- 胫、腓骨干闭合性骨折
- 823.30- 单独的胫骨干开放性骨折
- 823.32- 胫腓骨干开放性骨折

常用 ICD10 码

S82.2- 胫骨干骨折

S82.4- 腓骨干骨折

  胫骨干骨折是最常见的长骨骨折，也是继股骨近端骨折、跖骨骨折和踝骨折之后第四常见的下肢骨折。胫骨骨折通常是扭矩作用于胫骨所致的低能损伤，或者是直接打击作用于胫骨所致的高能损伤。受伤机制可以为骨折类型提供线索。低能量扭转伤常导致胫骨螺旋形骨折伴有与胫骨骨折水平不同的腓骨骨折。如果胫骨干骨折位于远端 1/3 且为螺旋形，则合并同侧后踝骨折的概率为 39%。高能直接撞击伤倾向于导致横向或斜向骨折，常伴有同一水平的腓骨骨折。同样，高能量胫骨骨干骨折也可能是节段性的，表现为既有近端 1/3 骨折又伴有中段骨折。通常，这些极高能量的损伤可以被认为是软组织损伤下方的骨折，因为覆盖在胫骨前内侧的软组织非常薄，创伤时极易受损。在这些情况下，审慎的做法是尽早请整形科介入，因为软组织覆盖对于保肢而言是必需的。

  胫骨干骨折的治疗可大致分为非手术治疗和手术治疗。非手术治疗通常需将骨折处联同膝关节和踝关节固定 6 ～ 12 周。在历史上，胫骨干骨折非手术治疗的标准是横向或螺

旋形骨折，其内翻 / 外翻小于 5°，屈曲 / 过伸角度小于 10°，小于 1cm 的短缩畸形，小于 10°的旋转畸形。斜行、节段性的或粉碎性的骨折不应行非手术治疗；这些类型的骨折极有可能发生移位。本骨折存在一系列的手术治疗方法，从临时的单平面外固定，到钢板螺钉固定和髓内钉固定，再到细钢丝环扎，每个方法都有其独特的优点和缺点。对于大多数胫骨干骨折，扩髓的带锁髓内钉已成为大多数创伤骨科医师的首选治疗方法。

胫骨髓内钉适用于胫骨近端 1/3、中端和胫骨远端 1/3 骨折。髓内钉可与开放复位内固定相结合，治疗胫骨平台骨折和胫骨远端平台。当骨折更靠远端和近端并累及干骺端，控制对位对线和复位就变得更具挑战性，辅助复位技术和复位辅助工具可能是必需的。与早期的具有长的近端弯曲的髓内钉（Herzog）相比，现代的髓内钉设计使得一种类型的髓内钉可以用于所有适用于髓内钉固定的骨折类型。老式髓内钉不利于近端 1/3 胫骨干骨折的治疗。因为 Herzog 钉的弯曲处经常位于与骨折处相同的水平，导致近端 1/3 骨折的前凸畸形加重。在过去的几十年里，已经发表了很多有关胫骨髓内钉的最佳进钉点和各种进钉入路的研究。骨折类型并不影响进钉点。在前后（AP）投影上，理想的进钉点是胫骨外侧髁间棘的内侧斜坡。侧位上，理想的进钉点是前关节面和沿斜坡走行的前方胫骨干的的交叉点（图 17-1）。

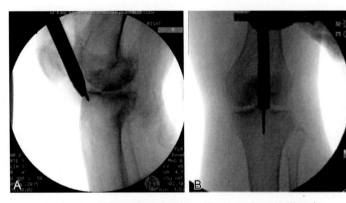

图 17-1　侧位和前后位透视图像显示理想胫骨进钉点

A. 在侧位图像上，注意关节面和前方皮质交叉处的入钉点。同时，注意胫骨前皮质与钉轨平行。B. 在前后位图像上，注意胫骨外侧髁间棘的内侧斜坡处的完美进钉点

虽然进钉点位置的很明确，但在手术室中透视的位置仍需十分精确。至少有两种技术用以确定胫骨近端的"完美"AP 位投照。腓骨头等分线法采用的是近端胫腓关节与两个骨重叠的关系。根据该方法，当腓骨头约有 50% 与胫骨近端重叠时，即为理想的 AP 位图（图 17-2）。

胫骨近端骨折或近端胫腓关节存在异常时该用方法评估可能是有问题的。第二种方法被称为"双峰"视图，即使用胫骨棘进行定位；当胫骨髁间棘的轮廓最尖锐垂直于胫骨平台时，即为完美的 AP 位。传统上，侧位上若股

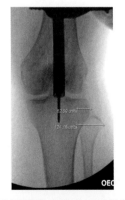

图 17-2　采用腓骨头等分法评估近端胫骨完美的前后位片。注意胫骨近端的宽度（124 个单元），由胫骨近端的外侧皮质（62 个单元）等分

骨的内侧髁和外侧髁重叠即为完美的侧位。对于许多解剖情况，这种方法是足够的。但是，如果股骨远端存在任何内翻 / 外翻，这种方法定位则是不可取的。另一种获得理想侧位的方法是"平坦平台"法，以胫骨近端作为指引。用该方法定位时，若内侧和外侧胫骨平台皮质完美重叠，则此投照位置为完美侧位（图 17-3）。不管用什么方法来确定进钉点，对解剖的理解并多次检查有助于术者每次均可定位理想的进钉点。

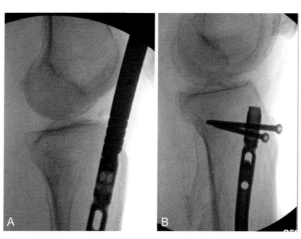

图 17-3　胫骨近端完美的侧位片有两种鉴别方法

A. 在存在旋转和内 / 外翻时采用股骨内外髁重叠法；B. 采用平坦平台法，即使胫骨内、外侧平台重叠，形成一条单一的尖锐的软骨下关节线

　　对于术者来说，另一个要点是置钉时的显露。基本上可以使用两大类方法：传统的髌下（屈膝位）置钉和半伸直位置钉。两种方法均可用于现代髓内钉系统的顺行置钉。髌下置钉技术是自现代髓内钉技术问世以来，取经典髓内钉置钉技术；然而，半伸直位置钉增强了治疗胫骨干近端 1/3 骨折的能力，也为胫骨髓内钉发展史的下一个里程碑——髌上置钉铺平了道路。髌下置钉通常将可透 X 线的三角形体位垫置于膝下，使膝关节屈曲约 120°。做一髌下切口，将髌腱向两侧（外侧或内侧）劈开或牵开，将钉置入。这与半伸直位置钉法形成鲜明对比，半伸直位置钉是将膝关节弯曲 15°～ 20°（图 17-4）。

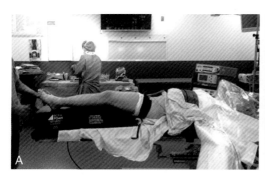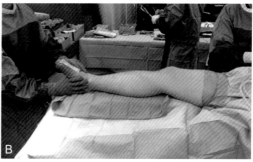

图 17-4　采用半伸直位进行胫骨髓内钉置钉的患者体位照片

A. 注意：将患者同侧髋关节垫起，膝关节下方放置斜坡式黑色泡沫体位垫，以允许关节轻微屈曲；B. 同一个患者消毒铺巾后的照片。肢体近端仔细铺巾，覆盖足趾。如果需要的话，整个小腿和大腿的远端 2/3 都是可操作的

　　半伸直位髓内钉可以使用众多切口位置，包括髌骨下、髌腱旁、髌骨旁和髌骨上。半伸直位置钉有两个主要优点。第一个优点是，当骨折位于胫骨干近端 1/3 处时，该法置钉使得术者更容易地控制变形。具体地说，这些骨折前凸和外翻，其变形力来自小腿伸肌和腘绳肌。将下肢置于半伸直位可以放松这些力，大大有助于骨折复位。第二个主要优点是易于透视。当胫骨与地面平行时，AP 位和侧位的 C 形臂放置变得简单，两个位置的投照都与机器底座和地面垂直。与之形成鲜明对比的是，屈曲位置钉需要图像增强器操作员具备相当高的技术水平才能获得出色的图像。

手术技术

手术室准备

- 手术台在手术室中的位置应稍偏向患肢侧。
- 在患肢的对侧放置一个图像增强器。

患者体位

- 患者取仰卧位，将患者置于床的最远侧（足位于床的底边），并将患者移动到紧靠患侧的床边。
- 在患侧髋 / 身体侧部下方放置一个小毛巾卷（体位垫块）。
- 将患侧手臂置于胸部上方。
- 将健侧手臂适当外展。
- 将健侧腿用鸡蛋海绵垫(译者注：即带鸡蛋样凸起的海绵垫)垫好，并用约束带固定在床上，以防止其在摇床时移动。
- 在患侧大腿上缚好止血带，尽可能靠近近端。不要充气。
- 在患肢下方放置一个可透放射线的斜坡状体位垫（将膝弯曲 15°～ 20°，使胫骨与地板平行）。
- 紧邻止血带远端贴一张防水的自粘性 U 形单，以确保大腿的远端完全显露于术野。

消毒铺单

- 由于胫骨骨折时肢体不稳，消毒时一般需要 2 个人。一名助手负责戴无菌手套抬起患肢，另一名助手消毒。以消毒液从止血带消至足趾。
- 患肢不能用糖果手杖体位架和马镫托悬吊，因为这种装置有可能加重移位或骨折粉碎，并导致软组织损伤。
- 消毒完成后，当外科医师刷手时，可以将患肢暂时放在无菌单上。
- 穿好手术衣戴上手套后，术者应先用防水铺巾（如手术贴膜或无菌防水袜套）覆盖足趾，足趾常隐藏着一系列独特的微生物，这些微生物在消毒时可能不会完全清除，因此最好使其与术区分离。
- 接下来，将一个无菌的 U 形单缚于肢体近端，而后铺肢体洞巾（即中间有一个洞的手术巾）。
- 紧紧地将皮肤和最上层敷料间的间隙用无菌胶带或无菌贴膜密封。

■ 最后，使用侧方铺单以保持透视时无菌。

髌上置钉入路

■ 应该做一个直的皮肤切口。

■ 标记髌骨上极并向近端延伸约 3cm，在此处做一直切口。

■ 锐性切开皮肤和皮下脂肪，到达股四头肌腱的腱上组织，但不得切透股四头肌腱。

■ 用海绵钝性分离清除股四头肌腱表面的脂肪。

■ 全层切开股四头肌腱，切口长度应为 2 ~ 3cm，切口方向与股四头肌纤维走行方向一致。切口应位于中线略偏内侧 3 ~ 4mm 处，以备必要时可将此入路转换为内侧髌旁入路。

■ 穿过肌腱后，用手指钝性分离进入髌股关节。

■ 有时会遇到增厚的滑膜将髌骨内上极拴系在关节囊上。这可以用重型弯剪（梅奥剪刀）松解。此外，任何疑似限制髌股外翻的滑膜皱褶均需要松解。

■ 为了使器械安全地穿过组织到达膝关节，应将术者的示指置于髌股关节位置。如果关节仍然非常紧，应将切口延长至内侧髌旁入路。

■ 了解器械对本手术至关重要。每个髌上置钉器械的制造商都使用一些不同的保护套，以便在扩髓钻进出期间保护髌股关节软骨不受损伤。在整个手术过程中，术者必须时刻保持警惕，当扩髓钻从膝关节进出时，保护套须一直固定在胫骨上（图 17-5）。

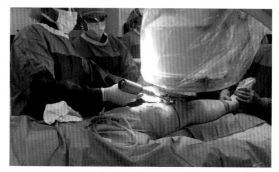

图 17-5　髌上置钉扩髓时的照片。注意：术者的左手牢固地握住保护套筒的远端。将套筒抵于胫骨平台上，保护髌股关节的软骨不受损伤，而右手则负责使用髓腔钻

髌旁置钉入路

■ Tornetta 和 Collins 所描述的经典的半伸直髌旁入路使用内侧髌旁入路。然而，根据作者的经验，有些膝关节确实更适合内侧髌旁入路，而另一些膝关节则更适合外侧髌旁入路。做切口前应评估髌骨，应选择到达置钉点最无张力的一侧。

　　● 无论切口在髌骨的哪一侧，切开分离的方法是一样的。

■ 这种入路是囊内但关节外 / 滑膜外的，不应进入关节。应在髌骨远端 2/3 处做一纵向 2 ~ 3cm 皮肤切口。向下钝性分离到支持带，然后用海绵清除表面组织。

■ 沿与皮肤切口走行方向锐性切开支持带组织，注意不要损伤附着在支持带下面的滑膜层。

■ 穿过支持带后，用解剖剪在滑膜和支持带之间形成一个组织平面，这一平面远端进入髌腱后方的髌下囊，使得术者可以在保持关节外操作的同时直接进入胫骨平台。

进钉点和钉轨

■ 关于进钉点的详细描述详见引言段落（图 17-1 ~ 图 17-3）。

■ 在达到最佳进钉点后，建立髓内钉的钉道。在 AP 透视下，钉轨应该沿胫骨干向下，在峡部将髓内管道一分为二。从侧面看，钉轨应与胫骨前皮质接近平行或稍向后（倾斜不

超过 5°～10°)。

- 一旦理解了进钉点和髓内钉轨迹的原则，就必须打开皮质。有两种基本的方法来完成这项任务。第一种是用锥子，通常放在置钉系统的器械盘上。第二种方法是使用导丝，然后使用扩髓钻，这是作者首选的方法。

- 将导丝放置在理想的进钉点和钉道上。先临时锤入皮质，然后用电钻钻入 4cm 的深度。

- 导丝到达其最终深度后，需使用透视检查其位置。在做一大的皮质孔前，这是最后一次调整进钉点的机会。

- 下一步是打开皮质。从进钉点处开始前进，一定要确保髌股关节保护套固定在胫骨上，以保护关节软骨。

- 小心地引导开髓钻穿过干骺端。即使导丝在位，改变开髓钻的轨迹也是非常容易的。因此，开髓应该在透视辅助下进行。开髓只需要在胫骨近端 4～5cm 处进行。

骨折复位，扩髓，置钉

- 现在皮质已经打开，术者需将一根长的圆头导丝穿过皮质的开口。髓内钉就是通过这根导丝进入的。将导丝置入髓腔，穿过骨折部位，并固定于胫骨远端。在峡部骨折中，完全复位骨折以通过球头导丝并不是必要的。然而，在近端或远端 1/3 的骨折中可能会发生髓腔和钉直径不匹配，因此骨折应在导丝放置之前复位。

  - 在远端，球头导丝（最终是髓内钉）在冠状面上应位于踝关节的中心，但在远端胫骨上则稍向外偏心。髓内钉不应超过骨骺瘢痕处（图 17-6）。

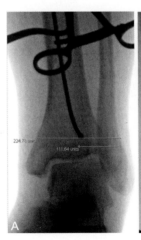
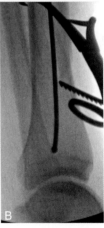

图 17-6　在踝关节的前后位、侧位 X 线片上确定导丝位置得当
A. 注意导丝的尖端在胫骨远端处存在轻微的外偏。该位置相当于踝关节的中心。B. 注意，在侧位 X 线片上导丝位于前后的中间位置。在这两种位置的透视片中，导丝的球头位于致密的骨骺瘢痕处

  - 最终，一旦钢丝就位，应测量导丝其以确定最终髓内钉的长度。

- 骨折复位存在很多技术。但应该了解的是，穿过髓内钉并不是一个复位技术，尤其是对于非峡部骨折而言。

  - 术者应熟知的几种复位技术包括：手动牵引、策略性的使用复位钳、单皮质钢板、皮质替换螺钉（也称为 Poller 钉或 blocking 钉），以及通过外部固定器或商用牵引器（如大型通用牵引器）。

- 在扩髓前复位的重要性无论怎么强调都不为过。因为如果不复位的话可能会导致骨折处出现偏心扩孔，最终导致复位欠佳，这在髓内钉通过时是很难克服的。此外，术者可以

先开髓至骨折处，将开髓钻推过骨折部位，而不是直接钻过骨折处。这种开髓技术可能有助于降低骨折处偏心扩孔的风险。

■ 开髓钻的尺寸可按顺序增加，直到铰刀通过峡部处可听到"颤音"为止。一般来说，作者从可以通过的最大的髓腔钻的直径减掉 1 ～ 1.5mm，以此来确定髓内钉直径。

■ 确定髓内钉尺寸并打开髓内钉包装后，术者和刷手护士应一起将髓内钉和导向器（夹具）连接好并检查钉槽，以确保夹具和锁孔完美匹配。

■ 将髓内钉穿在导丝上，并用锤将髓内钉放置到位。在髓内钉通过 3 个特定位置时使用透视辅助至关重要。

● 第一个位置是骨折处。粗心的置钉会加重骨折粉碎或移位（图 17-7）。

● 第二个位置是远端。需确保钉子没有破坏胫骨远端平台进入踝关节（图 17-8）。

● 最后，在膝关节的位置行侧位透视，确保髓内钉完全包埋入胫骨中（图 17-9）。

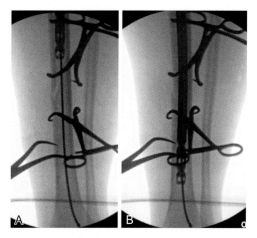

图 17-7　在髓内钉穿过骨折处时行影像学检查。这使得术者可以及时发现因置钉导致的复位不佳

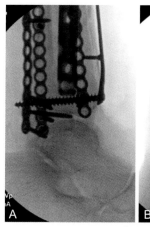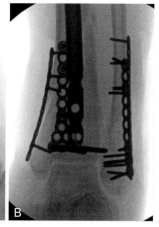

图 17-8　在这个同时存在胫骨远端平台骨折和胫骨干骨折的病例中，踝关节放大像显示钉距适当，以最大程度地延长髓内钉的工作长度，同时确保髓内钉没有突破胫骨远端

图 17-9　用锤将髓内钉轻锤到位后，"完美"的膝关节片可以确定钉子是否放置牢固及髓内钉是否已经充分地嵌入胫骨。了解正在使用的设备上的标记是必需的。在这个系统中，箭头所指处是髓内钉的近端，因此是放置位置良好的髓内钉

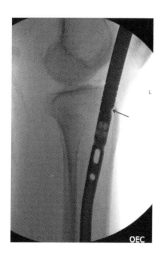

- 在股骨近端和远端锁钉是最后一步。一般来说，先锁近端再锁远端；然而，在某些情况下，术者也可以选择先锁远端。
  - 一个常见的例子是，当骨折类型是简单的横行骨折时，术者希望通过震击髓内钉以压迫骨折端。在这种情况下，先锁钉远端，然后在夹具近端连接滑锤，锤击头侧以在骨折部位加压。
- 大多数商用髓内钉近端有 3～5 个钉孔，远端有 3～4 个钉孔用于螺钉锁定。对于特定类型的骨折，所需锁定螺钉的确切数量并无文献报道；但一般而言，远端和近端至少各需要 2 枚螺钉。
  - 在近端 1/3 的胫骨干骨折中应在近端放置 3～5 个螺钉。由于此处骨量较差且变形应力强，故这类骨折往往是非常不稳定的。此外，斜行或轴外螺钉可能会使结构更加坚固；然而，关于这一方法的一些文献结果却互相矛盾。
- 锁定螺钉的直径对固定失败起到重要的决定作用。在可能的情况下，应使用 5.0mm 螺钉。大多数的髓内钉系统允许在直径超过 8.5～9mm 的髓内钉上使用 5.0mm 的螺钉。更大直径的锁定螺钉允许更早的负重。
- 通过螺钉定位器放置近端锁定螺钉。由于膝关节后方有重要的神经血管，钻入这些螺钉应谨慎进行。远端锁定螺钉可以徒手放置（完美圆技术），也可电磁探针辅助（Trigen Sureshot，Smith and Nephew，Smith and Nephew Inc.，Andover，MA）或使用一些髓内钉系统的扩展装置。
- 当钉的近端和远端都已锁定后，行最终透视以确认所有螺钉均已穿过髓内钉并已就位（图 17-10）。

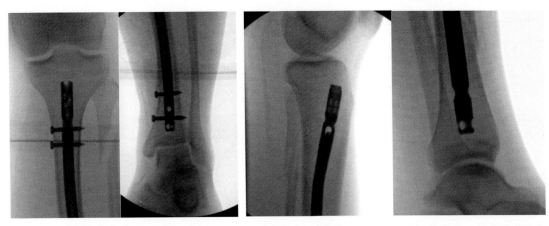

图 17-10　最终的透视图像表明，髓内钉的远近端各有 2 枚锁定钉，均是双皮质固定的，并且通过髓内钉中的预留孔

手术步骤小结

① 做髌上切口，切开关节。
② 置入保护套筒并通过套筒将导丝放到髓内钉进钉点处；用透视确认位置。
③ 用开髓钻打开胫骨近端皮质。

④复位骨折。

⑤将球头导丝穿过骨折进入髓腔，进入胫骨远端到达骨骺瘢痕处。

⑥通过导丝测量髓内钉长度。

⑦维持骨折复位的同时扩髓。

⑧放置髓内钉并在近端和远端分别放置锁定螺钉。

技术要点

- 髌上置钉的唯一绝对禁忌是髌股关节太紧，无法通过特殊器械。如果在术前发现膝关节存在屈曲挛缩，则不应尝试髌上置钉术。在手术过程中，如果术者的手指无法滑入髌股关节并且即使松解滑膜皱褶后也是如此，则应在内侧做切口，行髌旁入路。

- 应注意根据前面所述的解剖标志完成完美的前后位和侧位透视图像。没有这些图像，术者就无法选择完美的进钉点。

- 髓内钉的进钉点对于该手术至关重要，因此，需要花费额外的时间来确认进钉点的最佳位置，这对于峡部附近的骨折固定尤为重要。进钉点位置不佳可能导致畸形固定，需要进一步改变置钉技术来调整进钉点位置。

- 髓内钉轨迹也很重要，应用导丝尽一切努力实现完美的髓内钉轨迹；但是，打开皮质后则可以用髓腔锉调整髓内钉的轨迹。

- 扩髓时，保护套必须紧贴胫骨皮质，以保护髌股关节。

- 如果在扩髓时出现骨折复位不良，则不可能对骨折进行解剖复位。因此，应注意①在整个开髓过程中进行复位并维持复位，并且②推动扩髓钻穿过骨折处（而不是用扩髓钻钻通骨折处）。如果不这样做的话，会导致偏心扩髓和复位不佳。

- 髓内钉应陷于胫骨近端骨皮质下方，以防止髓内钉凸入关节。

- 骨折模式和位置决定了远、近端锁定螺钉的数量。尽可能使用直径为 5.0mm 或更大直径的螺钉。

所需器械

- 使用从腰到足趾的范围均可透射 X 线的手术台
- 胫骨髓内钉置入系统及髓内钉植入物
- 透射 X 线的斜坡形体位垫，手术巾或者泡沫垫块
- 图像增强器（C 形臂）
- 止血带
- 牵引装置或外固定器
- 小碎片骨折器械套装
- 万能骨折手术器械

常见问题（需要联系上级医师）

- 扩髓前无法手法复位骨折。
- 考虑使用辅助性 / 更加先进的复位技术：牵引、皮质替代螺钉、单皮质钢板。
- 扩髓使骨折处粉碎或碎片移位。
- 置钉造成骨折粉碎或移位。
- 髓内钉测量错误，导致骨折处分离。
- 放置锁定螺钉后，临床出现肢体旋转不良。
- 穿透胫骨近端的后方皮质。
- 置钉时无法容易的将髓内钉穿过导丝。

术后康复

目前，尚无明确的证据来指导胫骨随内钉术后的负重。有关股骨髓内钉的研究表明，即使是粉碎性骨折，当至少放置了 2 个大于 5.0mm 的远端锁定螺钉时，术后即刻完全负重也是安全的。

有关胫骨髓内钉的数据更难解释。具体来说，当自动动力化（如锁定螺钉断裂）风险很大时，立即完全负重可能导致不良事件增加；然而，当自动动力化风险较低时，完全承重可以极大地促进骨折愈合。术者必须始终权衡创伤患者早期活动的收益和早期活动导致延迟愈合或畸形愈合的风险。在作者的单位，任何类型的髓内钉术后默认的恢复方案都是完全负重，除非存在严重的骨缺损。

同样，根据文献报道，使用化学预防静脉血栓栓塞症（VTE）同样因病症而异。对于合并骨盆骨折的多发伤患者，存在相当数量的文献和指南支持对血栓使用化学预防。相比之下，仅有极少甚至没有原始文献支持化学预防在孤立性胫骨干骨折中的应用。在作者的单位里，胫骨髓内钉术后的患者如果没有其他外伤，并且可以负重，那么他们通常不接受针对 VTE 的化学预防。当然，这是高度病情特异化和患者特异化的。必须针对是否合并其他外伤、是否存在并发症、是否存在 VTE 的危险因素等进行评估，以决定 VTE 化学预防的必要性。

术后随访

单纯胫骨干骨折行髓内钉固定的患者通常在术后 2 周后首次随诊，检查伤口和并拆除缝线。除非存在特殊情况（如明显的对线不良），否则作者在此时并不复查 X 线片。

患者通常在术后 6 周再次就诊，以评估功能性进展情况并拍摄 X 线片。在此时，应有骨愈合的放射影像学证据，如果没有骨愈合的证据，可以采取一系列干预措施，如补充维生素、戒烟、营养咨询和继续物理治疗。

一旦出了 6 周的时间窗，如果有影像学和临床证据表明患者骨已经出现愈合，那么患者仍应在 3 个月，6 个月复诊，最终在术后 1 年复诊。每次复诊都应行放射影像学检查。

推 荐 阅 读

1. Bible JE, Choxi AA, Dhulipala SC, Evans JM, Mir HR. Tibia-based referencing for standard proximal tibial radiographs during intramedullary nailing. A m J Orthop. 2013; 42(11): E95 - E98.

2. Boraiah S, Gardner MJ, Helfet DL, Lorich DG. High association of posterior malleolus fractures with spiral distal tibial fractures. Clin Orthop Relat Res. 2008; 466(7):1692-1698.

3. Brumback RJ, Toal TR, Murphy-Zane MS, Novak VP. Belkoff SM. Immediate weight-bearing after treatment of a comminuted fracture of the femoral shaft with a statically locked intramedullary nail. J Bone Joint Surg Am. 1999; 81(11):1538-1544.

4. Chen AL, Tejwani NC, Joseph TN, Kummer FJ, Koval KJ. The effect of distal screw orientation on the intrinsic stability of a tibial intramedullary nail. Bull Hosp Jt Dis. 2001-2002; 60(2): 80-83.

5. Court-Brown CM, Caesar B. Epidemiology of adult fractures: a review. Injury. 2006;37(8): 691-697.

6. Freeman AL, Craig MR, Schmidt AH. Biomechanical comparison of tibial nail stability in a proximal third fracture: do screw quantity and locked, interlocking screws make a difference? J Orthop Trauma.2011; 25(6):333-339.

7. Laflamme GY, Heimlich D, Stephen D, Kreder HJ, Whyne CM. Proximal tibial fracture stability with intramedullary nail fixation using oblique interlocking screws. J Orthop Trauma. 2003; 17(7):496-502.

8. Rogers FB, Cipolle MD, Velmahos G, Rozycki G, Luchette FA. Practice management guidelines for the prevention of venous thromboembolism in trauma patients: the EAST practice management guidelines work group. J Trauma. 2002; 53(1):142-164.

9. Schemitsch EH, Bhandari M, Guyatt G, et al. Prognostic factors for predicting outcomes after intramedullary nailing of the tibia. J Bone Joint Surg Am. 2012; 94(19): 1786-1793.

10. Walker RM, Zdero R, McKee MD, Waddell JP, Schemitsch EH. Ideal tibial intramedullary nail insertion point varies with tibial rotation. J Orthop Trauma. 2011; 25(12): 726-730.

第 **18** 章

儿童骨科技术：肱骨髁上骨折经皮穿针固定术

原 著　Brandon M. Tauberg | Martin J. Herman | Scott M. Doroshow

最少病例数要求

N=5 肱骨髁上骨折

常用 CPT 码

● CPT 码：24538- 经皮肱骨髁上 / 髁间骨折固定，向或不向髁间延伸
● CPT 码：24566- 肱骨髁上骨折的经皮治疗，内侧或外侧，手法复位
● CPT 码：24582- 肱骨髁内侧或外侧骨折经皮治疗，手法复位

常用 ICD9 码

● 812.41- 肱骨髁上骨折，闭合性
● 812.51- 肱骨髁上骨折，开放性

常用 ICD10 码

● S42.41- 单纯髁上骨折，无肱骨髁间骨折
● S42.42- 髁上粉碎性骨折，无肱骨髁间骨折

　　肱骨髁上骨折是儿童最常见的肘关节周围骨折，占儿童骨折总数的 3% ～ 18%。受伤儿童一般在 5 ～ 7 岁，男孩和女孩受伤比例类似。非优势手，通常是左手，更易发生该损伤。伸直型骨折更为常见，占到了髁上骨折的 98%，通常因摔倒时以伸直的肘部支撑身体所致（图 18-1）。肘部的暴力伸展使鹰嘴尖端进入鹰嘴窝，并导致一个伸展应力，从而导致肱骨远端在髁上区前移失败。在髁上区，一段薄弱骨将肱骨远端的内侧柱和外侧柱分开（图 18-2）。屈曲型骨折包含了其他 2% 的骨折，通常是由于儿童直接跌到在屈曲的肘关节的后方所致（图 18-3）。

　　儿童肱骨髁上骨折通常表现为肘关节周围疼痛和肿胀，肘关节活动受限和疼痛，如果发生移位则可表现为手臂畸形。因为患肢其他部位也可能发生骨折（最常见的是桡骨远端骨折），所以应仔细评估整个患肢，包括是否存在软组织肿胀、瘀斑、皮肤裂伤等。虽然开放性髁上骨折相对罕见，但当肱骨远端和鹰嘴窝处存在创口时必须考虑开放性骨折的可

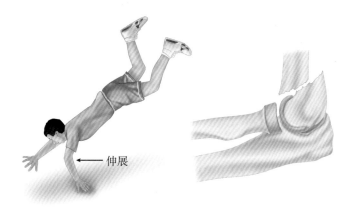

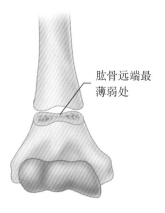

图 18-1 肱骨髁上骨折通常是伸直型骨折。原因为儿童跌倒在伸直的手臂上同时肘关节被锁定在伸直位的时候

图 18-2 肱骨髁上骨折发生在肱骨远端最薄的部位，此处骨最不稳定

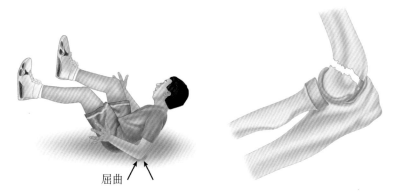

图 18-3 屈曲型肱骨髁上骨折，相对不常见。发生于儿童摔倒在屈曲的肘关节尖部位

能性。由于约 11% 的肱骨髁上骨折患者伴有神经损伤，所以对于所有的肱骨髁上骨折均应进行充分的神经血管查体。伸直型骨折可能伴有骨间前神经（最常见）、正中神经、桡神经和尺神经（第二常见）的损伤。在屈曲型骨折中，尺神经损伤最常见的损伤。评估血管状态同样十分重要。应触诊桡动脉搏动并检查手和手指是否温暖并灌注良好。因为肱动脉可能处于痉挛状态或者侧支循环可能提供远端灌注，手和手指的灌注状态有时比触诊脉搏更能反映血管状态。所有血管检查异常的患者（如无脉、手呈粉色或肢体血管功能异常）均需要紧急手术。

　　对于手部灌注良好、桡动脉搏动消失的肱骨髁上骨折患者来说，手术探查肱动脉是存在争议的。当然，对于儿童肱骨髁上骨折来说，如出现肢体无脉搏、灌注不良的情况，应急诊予以手术复位固定，如果复位固定后手部仍无脉且灌注不良，如有必要应探查、重建动脉。对于无脉但肢体灌注良好的髁上骨折来说，骨折也应急诊手术复位固定；但是，如果肢体持续无脉但灌注良好，则既可以立即行血管探查，又可观察 24～48 小时后以期动脉搏动恢复。

　　本章的目的是介绍儿童伸直型肱骨髁上骨折闭合复位经皮穿针固定的手术方法。

　　肘关节前后位（AP）和侧位 X 线片可用于肱骨髁上骨折的诊断和分型。改良的 Gartland 分型是肱骨髁上骨折最常用的影像学分型，同时该分型也可以指导骨折的处理（表

18-1）。其他的影像学检查可以用来进一步明确肱骨髁上骨折。普通 X 线片可能除了肘后脂肪垫征外并无其他阳性所见。肘后脂肪垫征这一影像学表现与 1 型髁上骨折相关。在 3 岁以上儿童的侧位片上，肱骨前线（即沿着肱骨前皮质画出的向远端延伸至肱骨小头水平的直线）应穿过肱骨小头的中 1/3；对于伸直型骨折来说，若肱骨小头位于肱骨前线的后方，表示存在明确的伸直畸形（图 18-4）。Baumann 角的定义是肱骨干长轴与肱骨小头外侧骨骺线之间的夹角。通常，这个角度在 9°～ 26°。一般来说，如果角度小于 10° 即可认为骨折存在内翻成角畸形（图 18-5）。

表 18-1　肱骨髁上骨折的 Gartland 分型

分型	体　征	治　疗
I 型	肘关节疼痛、肿胀，可能出现后脂肪垫征	非手术治疗；以曲肘 90°、在前臂旋转中立位下长臂石膏固定 3 ～ 4 周
II 型	后方皮质链接；影像学上肱骨前线位于肱骨小头前方	见下方亚型的治疗
II A 型	无旋转畸形或碎片移位	闭合复位石膏固定，密切观察是否存在移位
II B 型	一定程度上的旋转畸形或碎片移位	闭合复位穿针固定
III 型	完全骨折，无骨皮质连接	闭合复位穿针固定，手术可以推迟到伤后 12 ～ 18 小时
IV 型	移位成屈曲或伸直，可以手法触诊或影像学诊断	改良的穿针固定，防止手臂旋转

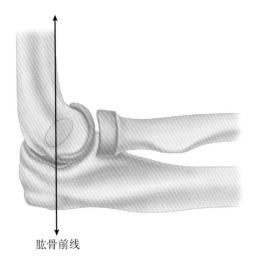

肱骨前线

图 18-4　肱骨前线是侧位片上的一个影像学标记，有助于确定肱骨髁上骨折的存在

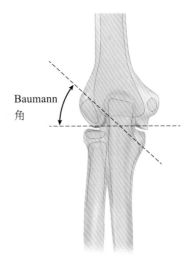

Baumann 角

图 18-5　Baumann 角前后位片上的一个影像学标记，有助于确定肱骨髁上骨折的存在

在术中透视技术的广泛应用及闭合穿针技术熟谙之前，大多数移位的髁上骨折都采用闭合复位、夹板固定或石膏治疗。在现代，几乎所有的存在移位的肱骨髁上骨折都采用闭合复位和经皮克氏针固定。尽管大多数骨折可能在受伤之后的"第二天"（理想情况下应于伤后 8 ～ 12 小时）进行手术治疗，但仍有很多情况例外，需要紧急手术治疗。这些情况包括：开放性骨折或因皮肤受损而有可能开放的骨折，合并有同侧前臂或腕关节骨折的肱

骨髁上骨折，血管异常的骨折。对于那些合并血管神经损伤、闭合复位效果不佳或者开放性骨折的患者，需行切开复位内固定。

手术技术

手术室准备

- 将手术床置于房间中央，便于手术及施行麻醉。
- 使用一个短的可透射 X 线的手臂托（一些术者惯于使用铺好无菌巾的 C 形臂平台作为手术桌）。
- 必须使用术中透视设备。
- 为主刀和一助在手臂托(或 C 形臂)的两侧放置凳子。
- 术中透视的显示屏应放置于手术床的对侧。

患者体位

- 将患者以仰卧位置于手术台上，靠近手术床的一侧。
- 手臂必须置于臂板（或 C 形臂平台）足够远的位置，以使肘部可在透视下显示；幼儿可能需要将整个肩部 / 肘部放在托手板上（图 18-6）。
- 术中透视的显示器应置于术者抬头就可以看见的位置，而不需要向侧方看或向后看。

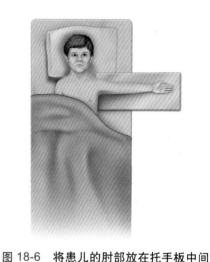

图 18-6　将患儿的肘部放在托手板中间的位置中，以便用透视观察髁上区；有时患儿的肩膀也需要放在托手板上

消毒铺巾

- 在消毒铺巾前预防性应用抗生素。
- 在麻醉诱导完成后，以标准的无菌操作完成手臂的消毒铺巾，所有人员都要穿好手术衣，整个操作区铺好无菌单，拉好无菌帘。
- 另外，由于结果相似，也可以使用半无菌技术，即患肢充分消毒，术者和助手戴无菌手套，但不穿手术衣，不使用无菌帘。

复位

- 患侧屈肘 20°～30°，施以轴向牵引，同时助手固定上臂提供反向牵引。
- 如果近端碎片刺入肱肌，则可以使用"挤奶操作"，即将二头肌从近端向远端行"挤奶操作"越过近端骨折片，直到肱骨干后方张力明显松弛（图 18-7）。
- 通过移动前臂以矫正内 / 外翻畸形，纠正力线。可以用术者的拇指直接移动远端骨折块，以纠正内侧 / 外侧骨折的移位。固定肱骨干，将前臂和远端骨折片一起旋转以此来纠正旋转移位。将拇指放在鹰嘴上，在施加向前压力的同时慢慢弯曲肘部（图 18-8）。
- 如果骨折无法复位，并且出现橡胶般弹性感或没有骨对骨的感觉，说明骨折可能需要切开复位，以移除骨折部位的软组织或潜在的神经血管（主要是正中神经或肱动脉）。
  - 超过 2～3 次的闭合复位操作可能导致组织肿胀，增加室间隔综合征的风险。

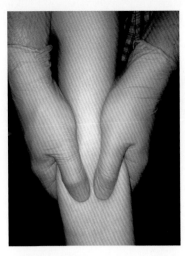

图 18-7　如果骨折碎片刺入肱肌，可以从近端向远端"挤奶"，以复位肌肉下方的骨折片

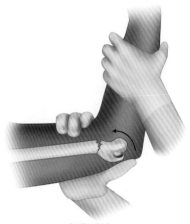

复位手法

图 18-8　在缓慢屈肘的同时用拇指对肘关节施加向前的压力是复位髁上骨折的一种常用手法

- 复位后，保持肘部弯曲，前臂前倾。通过穿过前臂的前后位 X 线片（Jones 位）检查复位情况。拍摄侧位 X 线片时应旋转肱骨干，而不是旋转前臂，以免复位丢失。

- 任意平面上多达 25% ～ 30% 的远端碎片对位不良以及轻 - 中度旋转移位均是可以接受的。复位完成后，肱骨前线应与肱骨小头相交。

- 在复位完成后，肘关节应以绷带等固定于复位后的过屈位，或由助手把持患者手臂，以防止穿针过程中的复位丢失（图 18-9）。

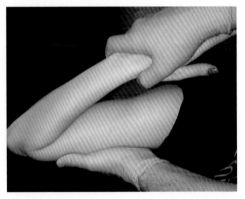

图 18-9　复位完成后，经皮穿针固定时需维持肘关节过屈以防复位丢失

经皮穿针

- 将肘部放在棉垫上，触摸肱骨外侧髁。

- 将一根光滑的克氏针（通常使用直径为 0.062in 的克氏针），抵在在外侧髁表面的皮肤上但注意不要刺入皮肤，以前后位透视检查针的位置。

- 如果位置正确，将克氏针穿过皮肤，置入远端外侧髁的软骨，并通过透视确定进针点和进针轨迹。

- 用电钻将克氏针钻入，穿过远端骨块，到达骨折位置附近的肱骨内侧皮质。
  - 克氏针穿过近端骨皮质的感觉表明克氏针达到了双皮质固定，是稳定固定的关键所在。
  - 可以将克氏穿针过鹰嘴窝，以增加克氏针把持的皮质数量，从而改善固定效果。但这样做的代价是，在拔除克氏针前肘关节无法完全伸直。

- 通常，Ⅱ型骨折可用 2 个外侧针固定，Ⅲ型骨折可 3 个外侧针固定。在冠状面上，理想的克氏针的分布是针间较为分散而又最大限度地穿过骨折部位，同时至少一根克氏针穿过肱骨远端的内侧柱。在矢状面上，理想的分布是克氏针以 10°～ 15° 后倾，自骨的前侧半进入，并穿过肱骨小头。外侧针之所以作为首选是因为它们可以减少尺神经损伤，但如果存在粉碎性骨折或仅用外侧针无法稳定固定，则可能需要内侧针（图 18-10）。

■ 用前后位、侧位和斜位透视，确认复位。如果针位和复位是可以接受的，则接下来需评估骨块稳定性。在实时透视下外翻 / 内翻肘关节，并进行肘关节的屈伸活动。如果发现骨折固定不稳定，则进行额外的穿针固定或重新固定。

■ 复位、固定后，在肘部伸直的情况下复查血液灌注情况。

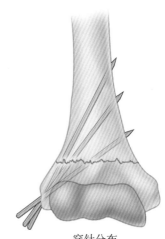

穿针分布

● 对于复位前就存在血管异常者，如果在复位完成后 20 分钟内（即血管痉挛恢复所通常需要的时间）手部灌注未能恢复，则应进行紧急血管探查。

● 若复位前血管状态正常，但复位后手部灌注不良，则很可能是肱动脉卡在骨折处。急需血管探查。

● 若术后手部灌注良好，即使无法触到桡动脉搏动也无需紧急探查。

图 18-10　肱骨髁上骨折在冠状面上的适当的置钉位置，在骨折部位按照最大程度的分散置钉，连接内侧和外侧柱并连接骨折的两端

■ 保存看起来最复位最差的图像，以便日后在怀疑复位丢失时参考。

■ 弯折克氏针，将其从距皮肤 1～2cm 处切断。

■ 在克氏针入皮处放置剪口的无菌毛毡块或抗菌保护盘，以便在术后夹板固定或石膏固定时保护皮肤免受克氏针的伤害。

支具 / 石膏

■ 术后，用长臂后方支具固定手臂。支具需从肩部延伸至掌骨头，将肘部固定于屈曲 60°～80° 的位置。

■ 另外，也可以在手术室使用双片长臂石膏。但在出院前可能需要更换。

■ 对于 3～4 岁以下的儿童有时需使用手臂吊带和上臂绑带来有效固定。

手术步骤小结	
①术间设置。	⑥采集图像。
②患者体位。	⑦穿针固定。
③消毒铺巾。	⑧采集图像。
④采集图像。	⑨夹板和石膏。
⑤复位。	

技术要点

● 侧方置针，虽然在生物力学上不如交叉置针稍稳定，但由于其尺神经损伤的风险低，故而还是首选。

● 必须在实时透视下进行肘关节内翻、外翻、屈伸，以评估骨折的稳定性。

- 通常，Ⅱ型骨折需要 2 枚克氏针，Ⅲ型骨折需要 3 枚克氏针才能达到稳定固定。
- 用横穿内侧柱和外侧柱的钢针桥接骨折部位。
- 如果担心初始置针位置不佳及固定结构的稳定性，可以适当使用额外外侧置针或内侧置针。
- 在骨折处的冠状面和矢状面上尽量分离置针，使针间距离尽可能较远。
- 以屈肘 60°～80° 进行石膏固定，以降低肿胀加重而导致骨筋膜室综合征的危险；如果固定后肿胀严重，应避免环形包扎石膏棉垫或夹板材料。

所需器械

- 0.062in 克氏针（可依患者年龄适当调整型号）
- 置钉钻
- C 形臂
- 透射 X 线的手臂托
- 夹板或者石膏所用材料

常见问题（需要联系上级医师）

- 使用至少 2 个穿针，但连接 2 个骨折片失败。
- 使用至少 2 个穿针但无法获得双皮质固定。
- 骨折处的 2 枚穿针间无法获得至少 2 mm 的间距（图 18-11）。

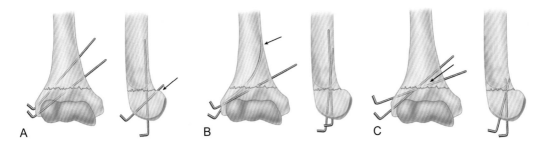

图 18-11　肱骨髁上骨折闭合复位经皮穿针固定术的常见失误

A. 未能在骨折部位获得固定；B. 未能获得双皮质固定；C. 针穿过骨折部位，但针间距小于 2 mm

术后康复

　　如果患者肿胀轻微、骨筋膜室综合征的风险小，闭合复位经皮穿针固定治疗骨折的患者可在医院观察数小时后出院回家。出院时给予适当的康复指导即可。然而，大多数儿童是需接受隔夜观察的。术后住院期间需要每 2～4 小时检查一次血管功能及是否出现骨筋膜室综合征，次日方可出院。可用对乙酰氨基酚或可待因来镇痛。

　　术后第一次随访应安排在出院后 1 周，并指导监护人需保持患儿患肢抬高，监测患儿是否发热、疼痛是否加剧、手部肿胀是否恶化及是否出现神经血管异常。

术后随访

术后 5～7 天返院复查 X 线，以评估复位的维持情况。如果复位维持良好，可将硬板状支具更换成玻璃纤维支具，但仍需将手臂固定在 60°～80° 的屈曲位。有学者提出，临床评估和影像学复查可以等到患者取克氏针时再进行。但是，如果对患者术后稳定性有任何担心的话，患者应在 5 天甚至更短的时间内再次随诊。

术后 3～4 周即可拆下石膏并取出克氏针（通常在门诊进行，但也可以在手术室进行），复查 X 线片，接下来的 1～2 周将手臂放在上肢吊带中。在拆除石膏后即可开始锻炼活动范围，训练的重点是轻柔的屈伸训练，并循序渐进。

术后 6 周，患者应复诊以评估活动范围恢复情况；此时无须 X 线复查。

推 荐 阅 读

1. Jobst CA, Sparkle C, King WF, Lopez M. Percutaneous pinning of pediatric supracondylar humerus fractures with the semi sterile technique: the Miami experience. J Pediatr Orthop. 2007; 27(1):17-22.
2. Kocher MS, Kasser JR, Waters PM, et al. Lateral entry compared with medial and lateral entry pin fixation for completely displaced supracondylar humeral fractures in children. A randomized clinical trial. J Bone Joint Surg Am. 2007; 89(4):706-712.
3. Kronner JM Jr, Legakis JE, Kovacevic N, et al. An evaluation of supracondylar humerus fractures: is there a correlation between postponing treatment and the need for open surgical intervention? J Child Orthop. 2013; 7(2):131-137.
4. Lee YH, Lee SK, Kim BS, et al. Three lateral divergent or parallel pin fixations for the treatment of displaced supracondylar humerus fractures in children. J Pediatr Orthop. 2008; 28(4): 417-422.
5. Mitchelson AJ, Illingworth KD, Robinson BS, et al. Patient demographics and risk factors in pediatric distal humeral supracondylar fractures. Orthopedics. 2013; 36(6): e700-e706.
6. Mulpuri K, Wilkins K. The treatment of displaced supracondylar humerus fractures: evidence-based guideline. J Pediatr Orthop. 2012; 32(suppl2): S143-S152.
7. Ponce BA, Hedequist DJ, Zurakowski D, et al. Complications and timing of follow-up after closed reduction and percutaneous pinning of supracondylar humerus fractures: follow-up after percutaneous pinning of supracondylar humerus fractures. J Pediatr Orthop. 2004; 24(6): 610-614.
8. Sankar WN, Hebela NM, Skaggs DL, et al. Loss of pin fixation in displaced supracondylar humeral fractures in children: causes and prevention. J Bone Joint Surg Am. 2007; 89(4): 713-717.
9. Shah AS, Waters PM, Bae DS. Treatment of the "pink pulseless hand" in pediatric supracondylar humerus fractures. J Hand Surg [Am]. 2013; 38(7): 1399-1403.
10. Skaggs DL, Cluck MW, Mostofi A, et al. Lateral-entry pin fixation in the management of supracondylar fractures in children. J Bone Joint Surg Am. 2004; 86A(4): 702-707.

第 19 章

儿童骨科技术：马蹄内翻足石膏固定和马蹄内翻足外科矫正

原著　Matthew B. Dobbs | Daniel K. Moon

最少病例数要求

● 准确诊断

● 足月或更大的婴儿，可以正常进食，体重增加

常用 CPT 码

● CPT 码：28262- 关节囊切开术，中足；广泛的关节囊切开术，包括后胫距关节切开术和肌腱延长术（如组织挛缩严重的马蹄内翻足畸形）

● CPT 码：28261- 足和足趾的修复、翻修和（或）重建手术

● CPT 码：28260- 足和足趾的修复、翻修和（或）重建手术

常用 ICD9 码

● 754.51- 马蹄内翻足

● 754.50- 内翻足

● 754.59- 跟部内翻足

常用 ICD10 码

● Q66.0 - 先天性马蹄内翻足

● Q66.1 - 先天性足跟内翻畸形

● Q66.2 - 先天性距骨内翻

马蹄内翻足（一种先天性足畸形）约占活婴的 1/1000，特发性马蹄内翻足男女比例为 2∶1，发病率在不同种族之间是一致的。双侧畸形者占病儿的 50%。约 80% 的畸形足是孤立的出生缺陷（特发性）；剩下的 20% 则与神经肌肉状况和遗传综合征有关。

马蹄内翻足临床表现明显，出生时即可发现，包括前足高弓和内收，后足马蹄形（即跟骨悬空）和内翻（图 19-1）。常伴有胫骨向内扭转，踝关节、跗中关节和距下关节均参与本病的病理过程。虽然马蹄内翻足的严重程度可能不同，但所有马蹄内翻足具备一个共同特点，即在最初的检查时畸形不能完全地被矫正。

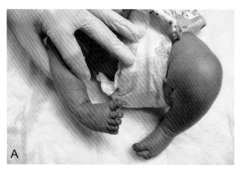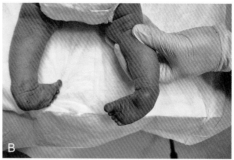

图 19-1　右足马蹄内翻足畸形的婴儿的照片显示了畸形的所有组成部分。分别将患者置于：
A. 仰卧位；B. 俯卧位

治疗马蹄内翻足的金标准是 Ponseti 法。该方法包括一系列的石膏、跟腱切断术和足部外展支具。这种微创方法的目的是用更少的瘢痕组织进行功能矫正，因此，较之大手术该方法可以获得活动性更好的足部（图 19-2）。

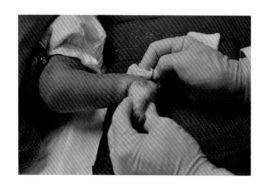

图 19-2　图 19-1 所示的同一患者在肌腱切开术后畸形立即得到完全矫正

手术技术

手术室准备

- 石膏矫正是在门诊完成的，但如需同时行跟腱切断术，则应在手术室进行。
- 必要的用品包括石膏、温水、石膏棉衬、手术袜套和石膏剪刀。
- 可能需要玩具来分散注意力，一瓶奶也可以。
- 房间应该安静。
- 父母需要在场给孩子喂食，还应有另一名助手在场来逗弄孩子。

患者体位

- 患者取仰卧位。

消毒铺巾

- 本操作不需要无菌区，除非是在手术室完成本操作。

马蹄内翻足石膏矫正流程

■ 首先通过前足的外旋和第 1 距骨的背屈来纠正高弓足（图 19-3）。千万不要内翻前足，因为这会加重畸形。通过将前足外翻使之于后足对齐，已达到第一个目的：矫正内翻。将足部拉伸后，使用石膏。

■ 在下一周移除石膏；在这个阶段，在仰卧位时将足外展以解决内翻和内收，同时用拇指在距骨头部施以反向压力（图 19-4）。通过在距骨下旋转和滑动将跟骨外展，同时伸展和外翻以矫正足跟内翻。操作完成后，如前所述使用长腿石膏。

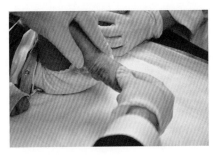
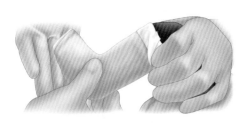

图 19-3　演示旋后手法，用于在第一个石膏中纠正足畸形

图 19-4　用术者的拇指在距骨上塑形

■ 孩子在接下来的 1 周内复诊再次更换石膏。重复步骤 2 中的操作。每周更换一次石膏，重复 4 ～ 5 次，以充分拉伸内侧韧带（图 19-5）。手法矫正时千万不要碰跟骨，因为如果握住跟骨将会阻止它从内翻变为外翻。

马蹄内翻治疗 4 ～ 6 周后

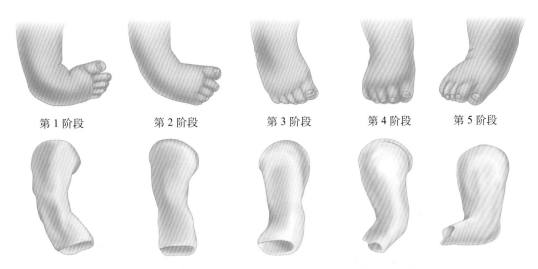

第 1 阶段　　第 2 阶段　　第 3 阶段　　第 4 阶段　　第 5 阶段

图 19-5　使用石膏矫正 4 ～ 6 周后预期的足踝解剖纠正顺序

■ 一旦足部处于外旋约 60°，并且后足处于中立位至轻度外翻，则可用跟腱切断术矫正任何残留的马蹄足畸形。跟腱切断术可以在门诊进行，对于小于 1 岁的患者可使用局部麻

醉，对于大于 1 岁的患者或者多次行跟腱切断术故肌腱较难触到的患者也可在手术室进行。跟腱切断术的指征是足部存在小于 10°的踝关节背屈。助手握住患侧的脚和腿，术者在跟腱内侧跟骨止点上方 1cm 处做一纵向切口，在此处将跟腱从前向后完全切断（图 19-6 A）此时可以感到断裂感并感到踝关节背屈突然增大（图 19-6 B）。将足以 70°外旋、10°背屈的位置石膏固定。这个石膏需保留 3 周，以使肌腱愈合。取下石膏后，应将儿童足部置于外展支具内，以防止复发。

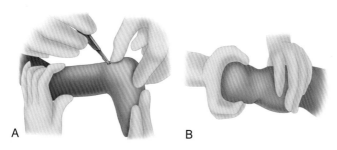

图 19-6　A. 沿可触到的跟腱纵向切开，行肌腱切断术；B. 踝关节手法背屈完成松解

手术步骤小结

①首先纠正高弓足；将前足外翻并将第 1 跖骨背屈（图 19-3）。

②注意不要将前足内翻。

③使用石膏（袜套、石膏棉衬、石膏、模具）。

④1 周后，移除石膏。

⑤纠正内翻和内收；将足外展外翻，同时用拇指在距骨头部施以反向的压力。

⑥通过在距骨下旋转和滑动来外展跟骨，同时伸展并外翻患足以矫正足跟内翻（图 19-4）。

⑦使用石膏（袜套、石膏棉衬、石膏、模具）。

⑧1 周后，移除石膏。

⑨每周重复步骤 2 中的操作，持续 4～5 周，以完全拉伸内侧韧带。

⑩在操作过程中，切勿触摸跟骨（如前所述）。

⑪一旦足部处于外旋约 60°，且后足处于中立位至轻度外翻，则可用跟腱切断术矫正任何残留的马蹄足畸形。

⑫对于小于 1 岁的患者，跟腱切断术可在局部麻醉下在门诊进行；否则，应在手术室进行。

⑬跟腱离断术的指征：踝关节背屈小于 10°。

⑭助手握持患者足和腿。

⑮术者在跟腱内侧跟骨止点上方 1cm 处做一纵向切口。

　●将肌腱从前向后完全切断。

　●可以感到断裂感并可感到踝关节背屈突然增大。

⑯最后将足以 70°外旋、10°背屈的位置进行石膏固定。

⑰该石膏持续 3 周。

⑱取下石膏，将儿童置于足部外展支具内，以防止复发。

技术要点

- 第一次石膏固定时应外旋。
- 任何石膏都不应内旋。
- 需要能够触诊距骨头。
- 肌腱离断术前不应背屈，避免形成"摇椅底状足"。
- 膝关节屈曲 90°，以避免石膏滑动。
- 使用长腿石膏。
- 分期使用石膏固定。
- 小心的塑形。
- 石膏干燥后需可以露出足趾的顶部，但需要留下足掌处的石膏。

所需器械

- 石膏
- 石膏棉衬
- 石膏剪
- 肌腱切开刀
- 布比卡因
- 注射器
- 防水袜套

常见问题（需要联系上级医师）

- 第一次石膏固定时未能将患足旋后。
- 以跟骨为中心而不是以距骨头为支点外旋。
- 用力和导致痛苦的操作。
- 塑形不良，导致石膏滑动。
- 未使用足部外展支具。

术后康复

在最后一个石膏被移除后，将孩子放置在足部外展支具中（图 19-7）。为了防止复发，支具是必不可少的，支具必须每天 23 小时佩戴，连续 3 个月。然后慢慢脱离支具到仅在晚上和午睡时使用，持续 2 ～ 4 年。

或许马蹄内翻足的治疗上最困难的部分是发现和治疗复发。大多数复发可以通过单独重复石膏固定纠正，或者将胫骨前肌腱转移到第三楔骨之后再石膏固定。要求患者使用足部外展支具最多可达 4 年，以避免复发。不按要求使用支具是复发的最常见原因。

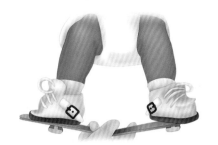

图 19-7　Denis-Brown 外展鞋和棒的例子，用于在石膏固定后维持矫正效果

术后随访

一旦开始使用支具，患者应于 1 个月后随访，而后于 2 个月后随访，再以后每 3 个月随访一次，直到停用支具以观察是否复发。每次就诊时都应查体，以确保未复发，并根据

需要佩戴新鞋及调整杆的宽度。

一旦停用支具，每隔6个月随访一次，持续一年。而后每年随访一次持续数年，直到复发的风险消失。

推 荐 阅 读

1. Cooper DM, Dietz FR. Treatment of idiopathic clubfoot. A thirty-year follow-up note. J Bone Joint Surg Am. 1995; 77: 1477-1489.

2. Dobbs MB, Nunley R, Schoenecker PL. Long-term follow-up of patients with clubfeet treated with extensive soft-tissue release. J Bone Joint Surg Am. 2006; 88: 986-996.

3. Ponseti IV. Congenital Clubfoot: Fundamentals of Treatment. 1st ed. Oxford University Press; 1996.

4. Boehm S, Limpaphayom N, Alaee F, Sinclair MF, Dobbs MB. Early results of the Ponseti method for the treatment of clubfoot in distal arthrogryposis. J Bone Joint Surg Am. 2008; 90: 1501-1507.

5. Gerlach DJ, Gurnett CA, Limpaphayom N, et al. Early results of the Ponseti method for the treatment of clubfoot associated with myelomeningocele. J Bone Joint Surg Am. 2009; 91: 1350-1359.

6. Gurnett CA, Boehm S, Connolly A, Reimschisel T, Dobbs MB. Impact of congenital talipes equinovarus etiology on treatment outcomes. Dev Med Child Neurol. 2008; 50: 498-502.

7. Garg SDM. Use of the Ponseti method for recurrent clubfoot following posteromedial release. Indian J Orthop. 2008; 42: 68-72.

8. Dobbs MB, Rudzki JR, Purcell DB, Walton T, Porter KR, Gurnett CA. Factors predictive of outcome after use of the Ponseti method for the treatment of idiopathic clubfeet. J Bone Joint Surg Am. 2004; 86-A: 22-27.

第 20 章

儿童骨科技术：股骨头骨骺滑脱经皮穿针固定

原著　Nicole A. Friel | James W. Roach

最少病例数要求

N=0 特异的股骨头骨骺滑脱

常用 CPT 码

- CPT 码：27175- 股骨头骨骺滑脱的治疗；牵引，不复位
- CPT 码：27176- 股骨头骨骺滑脱的治疗；单针或多针，原位固定
- CPT 码：27177- 股骨头骨骺滑脱的开放式治疗；单针或多针或植骨（包括采集骨植入物）
- CPT 码：27178- 股骨头骨骺滑脱的开放式治疗；单针或多针，闭合手法治疗
- CPT 码：27181- 股骨头骨骺滑脱的开放治疗；截骨和内固定

常用 ICD9 码

- 820.00- 闭合的未指定的关节囊内病变
- 820.01- 闭合的骨骺分离

常用 ICD10 码

- S72.01- 原因未明确的股骨关节囊内骨折
- S72.02- 股骨骨骺（分离）（上）骨折

　　股骨头骨骺滑脱（SCFE）是指股骨头相对于股骨颈和股骨干的移位。术语 SCFE 实际上是一个误称；骨骺（股骨头）留在髋臼中，而颈部（通常）则相对于股骨头和髋臼向前移位并向外旋转。SCFE 的年发病率为（2 ~ 13）/10 万，且发病率呈上升趋势。SCFE 的最大危险因素是肥胖。SCFE 患儿的平均年龄，女孩为（12±1.5）岁（10 ~ 13 岁），男孩为（13.5±1.7）岁（12 ~ 15 岁）。SCFE 的确切病因大多数情况下并不清楚。本病共同的病因是股骨近端骨骺的机械强度不够因此无法承受穿过骨骺的负荷，无论在生理负荷下的异常骨骺还是在正常的骨骺处有异常高的负荷均可导致本病。有几种情况会削弱骨骺，包括内分泌异常，全身性疾病，如肾性骨营养不良，以及既往放疗史。

　　SCFE 经典的表现是臀部、大腿或膝关节痛。患者经常有髋关节活动范围减少，可能

需要在髋关节屈曲时被迫外旋。患者常有跛行。应仔细监视骨盆前后（AP）位和侧（蛙腿）位的 X 线片，因为细微的滑脱是十分容易被忽略的。尽管 SCFE 已有许多的分类方法，但是由于描述 SCFE 患者功能的分类法可以描述骨骺的稳定性，故而对于预测后续发生的骨坏死是非常有用的。如果患者能够负重，则患者是稳定型 SCFE；如果患者的 SCFE 不稳定，则患者即使借助拐杖也无法负重。稳定的 SCFE 患者有 0% 的骨坏死风险，而不稳定的 SCFE 则有 47% 的股骨头坏死风险。

SCFE 的治疗目标是早期发现，防止进一步滑脱，以及避免并发症的发生，虽然治疗方案仍在不断发展，但对大多数 SCFE 患者来说，首选的初始治疗仍是原位螺钉固定。其优点包括，经皮穿刺置入、软组织破坏小，成功率以及患者满意度均很高，滑脱进展率低、骨坏死和软骨溶解的发生率低。

虽然偶尔会使用两个螺钉来增加肥胖患者或固定不可靠患者的旋转稳定性，但有文献支持，通常单螺钉固定已是足够的。预防性固定对侧髋关节虽然存在争议，但仍可能有利于改善长期结局。预防性固定通常用于那些患有潜在内分泌疾病、发病年龄小于 10 岁或曾接受过盆腔放疗的儿童。

手术技术

手术室准备

- 术间中央放置一张标准骨折手术台，并便于麻醉团队操作（图 20-1）。
- 此外，还可以使用透射 X 线的手术台。
- 使用骨折手术台时，应将 C 形臂置于床脚并可在患者两腿间操作 C 形臂。
- 将 C 形臂显示器放在患侧床头。

患者体位

- 患者仰卧于骨折床上。
- 使用包裹好的会阴柱。
- 将患侧腿固定在牵引靴内。
- 用腿托将对侧腿屈曲、外展、外旋。
- 将健侧手臂伸出，置于托手板上，将患侧的手臂固定在胸部（图 20-2）。
- 将 C 形臂置于两腿之间。
- 消毒前，确保患者的体位可以行 AP 位和侧位的术中透视。
  - 整个股骨近端骨骺及髋关节间隙在上述两位置透视上均应清晰可见（图 20-3）。

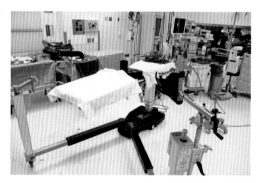

图 20-1　以骨折台行股骨头骨骺滑脱经皮穿针固定时的术间设置

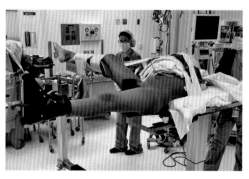

图 20-2　患者仰卧于骨折台上

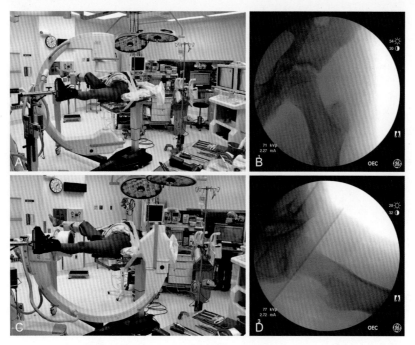

图 20-3　C 形臂置于两腿之间。在铺单前，在前后位(A 和 B)和侧位(C 和 D)拍摄良好的 X 线片

消毒铺巾

- 以氯己定和络合碘消毒。
- 应允许自由操作整个大腿的前外侧表面。消毒范围包括从髂嵴下方到膝盖上方，从腹股沟区域的耻骨到后方中线。
- 采用垂直隔离帘（手术浴帘）隔离手术区域（图20-4）。

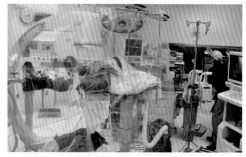

图 20-4　消毒术区，并用垂直隔离铺巾（无菌浴帘）覆盖

确定导针的方向

- 将导针按照预期的针轨方向抵在皮肤上。使用 C 形臂进行 AP 位透视。调整导针的位置，使其指向股骨头的中心。在皮肤上沿导针的轨迹画一条线（图 20-5）。

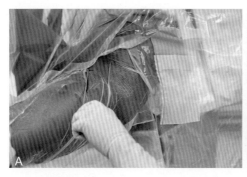
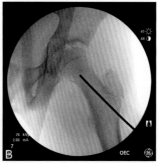

图 20-5　通过将导针固定在皮肤上来确定导针的轨迹（A）并用前后位透视来确认（B）。定位针应指向股骨头的中心

■ 然后将 C 形臂移动至侧位，再次确定导针的方向。导针应指向股骨头中心。根据侧位透视图再画一条线（图 20-6）。

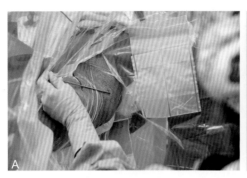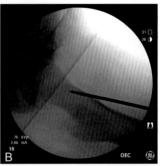

图 20-6   再次通过将导针固定在皮肤上来确定导针的轨迹（A）并用侧位透视来确认（B）。定位针应指向股骨头的中心

● 两条线的交点给出了导针的进针点。

记住，骨骺的滑脱相对于股骨颈而言是向后滑脱；因此，导针的轨迹必须是从前向后倾斜，滑脱移位越明显，股骨颈上的进针点就越靠前。

● 因此，滑脱程度越大，交叉点的位置就要越靠前，以得到一个指向股骨头中心的针轨（图 20-7）。

放置导针

■ 通过位于两条皮肤线交叉处的前外侧皮肤将一个螺纹导针刺入皮肤。

■ 在 AP 位和侧位透视上确认导针的起点位置和轨迹（图 20-8）。

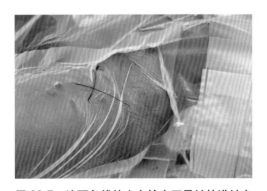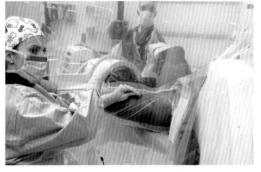

图 20-7   这两条线的交点给出了导针的进针点

图 20-8   用带螺纹的导针经皮置入骨。再次透视验证进钉点

■ 使用锤适当将针尖和皮质固定。然后，使用钻置入导针，进针时在透视上监控适当的对线、位置和进入股骨头的深度（图 20-9）。

■ 针可进入至距髋关节 5 mm 以内，但不应穿透股骨头。

■ 使用测深装置确定螺钉的长度。

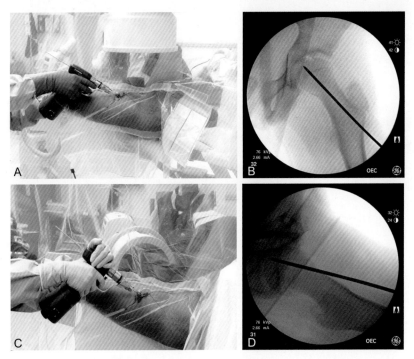

图 20-9　用导针沿股骨头的方向置入骨。在前后位（A 和 B）和侧位（C 和 D）
透视再次确认导针位置。放置该针时需以透视指引

置钉

- 如果计划使用 6.5 mm 螺钉，则使用 5.0 mm 钻头沿导针扩钻。需钻入股骨头软骨下骨，但不能钻穿。
- 插入一个 6.5mm 部分螺纹（32mm 长，带螺纹）的空心不锈钢骨骺螺钉；螺钉的螺纹部分应穿过骨骺。

检查螺钉位置

- 检查 AP 位和侧位视图以确认螺钉位置（图 20-10）。

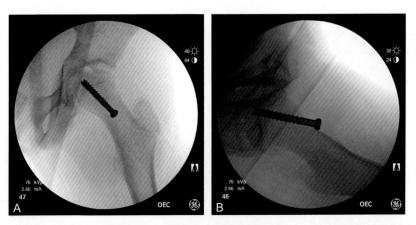

图 20-10　放置 6.5 mm 半螺纹螺钉。图像显示螺钉在前后位（A）片和侧位（B）片中的位置

- 松开对患肢的牵引。在连续透视下，将髋关节内旋外旋，做一个弧形运动。
  - 此动作有助于确保螺钉不会穿入髋关节。
  - 螺钉尖端距离关节线的距离不应小于 5 mm。

关闭伤口

- 以可吸收线缝合伤口。
- 用防水敷料覆盖伤口。

手术步骤小结

①术间设置。　　　　　　　　⑥外侧皮质处开髓。
②摆放体位。　　　　　　　　⑦置入空心螺钉。
③消毒铺巾。　　　　　　　　⑧确保螺钉尖端和关节面间的安全距离。
④确定导针的轨迹。　　　　　⑨关闭伤口。
⑤置入导针。

技术要点

- 确认导针和后续螺钉的位置位于股骨头的中心，以避免穿透。由于股骨头只有一个中心轴，因此如果放置多于一个螺钉会增加穿透股骨头的风险。
- 滑脱的股骨头骨骺常伴有股骨颈向前移位，相应的，骨骺处以股骨颈为轴向后旋转。为了能够在股骨头中心处进行固定，固定的进钉点通常位于股骨颈处。在移位更严重的滑脱中，起点通常位于位于颈部更靠前的位置。对于固定轻度滑脱或行预防性固定时，起点更向侧方。

所需器械

- 骨折床，带有牵引设备的透射 X 线的手术台
- C 形臂
- 导针
- 克氏针钻
- 空心钻和测深尺
- 空心螺钉
- 改锥

常见问题（需要联系上级医师）

- 进针点太靠外侧，因此针未能垂直穿过骨骺或进针偏离股骨头中心。
- 在股骨头的上象限和前象限放置固定物；股骨颈外侧动脉升支的终末支穿过该象限，在该象限固定会增加患者骨坏死风险。
- 螺钉穿入关节。

术后康复

术后的 AP 位和骨盆侧位 X 线片可在恢复区完成（图 20-11）。

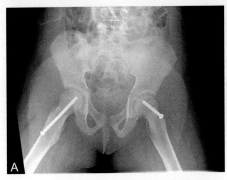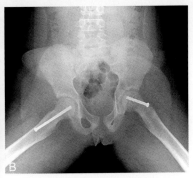

图 20-11　术后恢复区可拍摄术后的前后位（A）和蛙式位（B）骨盆 X 线片。注意，这个患者接受了对侧髋关节的预防性置钉术

患者可以在术后当天晚些时候开始物理治疗。

不复杂的病例通常采用门诊手术治疗。

滑脱稳定者，扶拐点地负重需持续 2 ～ 3 周；不稳定者需点地负重 6 ～ 8 周。

如果同时对对侧髋关节进行预防性固定，则行预防性置钉的髋关节可以在耐受范围内负重。

在骨骺闭合之前不应该开始跑步、跳跃及其他的剧烈运动。

术后随访

患者应于出院后 10 ～ 14 天复诊以评估切口，确认孩子是否能遵从事先告知的负重规则，并解答孩子和家庭成员所存在的任何疑虑。患者在术后 3 个月复诊。此时，重新拍摄 X 线片以评估对线、固定效果、骨骺的状态。

推 荐 阅 读

1. Blanco JS, Taylor B, Johnston CE 2nd. Comparison of single pin versus multiple pin fixation in treatment of slipped capital femoral epiphysis. J Pediatr Orthop. 1992; 12(3):384-389.

2. Goodman WW, Johnson JT, Robertson WW Jr. Single screw fixation for acute and acute-on-chronic slipped capital femoral epiphysis. Clin Orthop Relat Res. 1996; (322):86-90.

3. Loder RT, Richards BS, Shapiro PS, Reznick LR, Aronson DD. Acute slipped capital femoral epiphysis: the importance of physeal stability. J Bone Joint Surg Am. 1993; 75(8):1134-1140.

4. Schultz WR, Weinstein JN, Weinstein SL, Smith BG. Prophylactic pinning of the contralateral hip in slipped capital femoral epiphysis: evaluation of long-term outcome for the contralateral hip with use of decision analysis. J Bone Joint Surg Am. 2002; 84-A(8):1305-1314.

5. Segal LS, Jacobson JA, Saunders MM. Biomechanical analysis of in situ single versus double screw fixation in a nonreduced slipped capital femoral epiphysis model. J Pediatr Orthop. 2006; 26(4):479-485. doi:10.1097/01.bpo.0000226285.46943.ea.

第 **21** 章

骨骺阻滞治疗肢体不等长和肢体成角畸形

原著　Yale A. Fillingham | Monica Kogan

最少病例数要求

$N=0$

常用 CPT 码

● CPT 码：27185- 采用骨骺阻滞或钉合进行骨骺生长停止术，股骨大转子

● CPT 码：27475- 骨骺生长停止术，任何方法（如骨骺阻滞术）；股骨远端

● CPT 码：27477- 骨骺生长停止术，任何方法（如骨骺阻滞）；胫骨和腓骨，近端

● CPT 码：27479- 骨骺生长停止术，任何方法（如骨骺阻滞）；包括股骨远端，胫骨、腓骨近端

● CPT 码：27485- 骨骺生长停止术，半骨骺阻滞术，股骨远端或胫腓骨近端（如，膝内翻或外翻）

● CPT 码：27730- 骨骺生长停止术，骨骺阻滞，开放手术；胫骨远端

● CPT 码：27732- 骨骺生长停止术，骨骺阻滞，开放手术；腓骨远端

● CPT 码：27734- 骨骺生长停止术，骨骺阻滞，开放手术；胫、腓骨远端

● CPT 码：27740- 骨骺生长停止术，骨骺阻滞，任何方法，近端和远端胫腓骨

● CPT 码：27742- 骨骺生长停止术，骨骺阻滞，任何方法，近端和远端胫腓骨，股骨远端

常用 ICD9 码

● 736.41- 膝外翻（获得性）

● 736.42- 膝内翻（获得性）

● 736.5- 膝关节反屈（获得性）

● 736.6- 其他获得性膝关节畸形

● 736.81- 双腿不等长（获得性）

● 736.89- 肢体其他部位的获得性畸形

● 736.9- 获得性肢体畸形，部位不明

常用 ICD10 码

● M21.06- 外翻畸形，非其他分类，膝关节

● M21.16- 内翻畸形，非其他分类，膝关节

● M21.86- 其他特异的获得性小腿畸形

● M21.75- 肢体不等长（获得性），股骨

● M21.96- 未指定的小腿获得性畸形

　　生长畸形是儿童骨科最常见的疾病之一。利用骨的生长来矫正生长畸形的基本原理已经在骨和关节外科领域应用了几个世纪。曾经，截骨术一直是治疗儿童肢体不等长或膝关

节成角畸形的手术方案；这种方法要求儿童在康复期间完全制动而且患肢不能负重。而现如今则可用较新颖的、创伤更小的技术来完成肢体矫正，具备低风险、低翻修率的优势（图 21-1）。

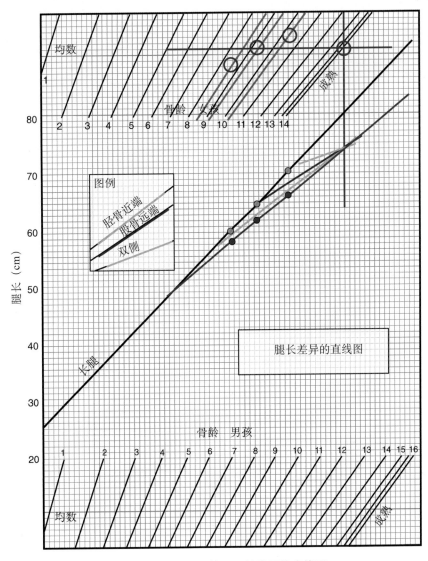

图 21-1　Moseley 关于腿长差异的直线图

（经许可引自 Moseley CF. A straight-line graph for leg-length discrepancies. J Bone Joint Surg Am. 1977;59:174-179.）

矫正成角畸形和平衡肢体长度可以使用 Blount 钉（Blount staple，又称 U 形钉），经骺螺钉和张力带钢板等器械，通过微创半骨骺阻滞术完成。Blount 钉存在一定的并发症，包括断钉、挤压拔钉、骨机械轴改变及损伤骨骺引起永久性生长板闭合等。经骺螺钉曾被认为是暂时性半骨骺阻滞的方法。但由于螺钉会破坏生长板，故导致不可逆生长板闭合的风险反而更高。

鉴于 Blount 钉和骺螺钉所存在的问题，一种由两个螺钉和一个双孔钢板组成的新型装置应运而生，并以 Pediplates®（Orthoeditics Corp，Warsaw，IN）和 Eight-plate® 生长引导系统（Orthofix，McKinney，TX）为商品名上市销售。这一创新带来了"引导性生长"的说法，即微创下暂时性半骨骺阻滞，用以纠正骨骼发育尚不成熟、膝关节周围尚有足够生长潜力的生长性畸形。这些新植入物被设计成一个张力带。它可以防止钉对骺板造成挤压，从而降低骺板损伤的风险。与光滑的 U 形钉相比，刚性螺钉更能抵抗拔钉，同时较长的力臂能更快的校正畸形。张力带钢板的发展是临时性半骨骺阻滞术最有前途的进展之一，其疗效可靠，成功率高，并发症少（图 21-2）。

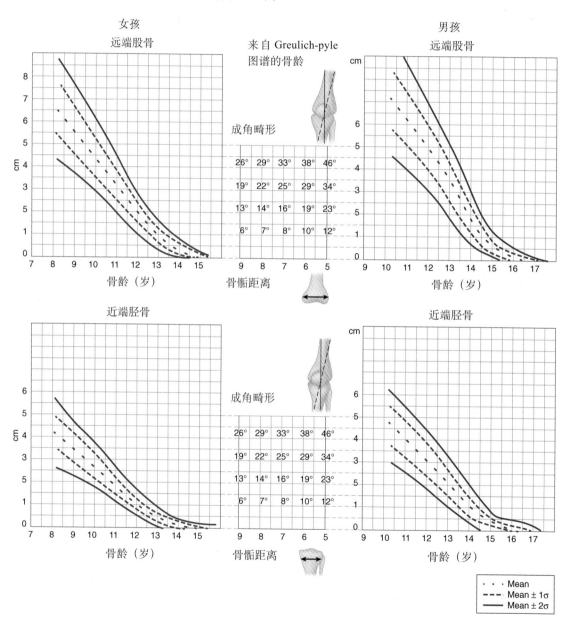

图 21-2　半骨骺阻滞术纠正膝关节成角畸形所需的时间表。骺板宽度和剩余生长量基于 Green-Anderson 生长剩余量表格。骺板宽度位于图表的中心部分，并在相应的垂直线上标记成角畸形的角度、解剖的胫股角。从这一点向 Green-Anderson 表格相应的象限上的增长量百分位数处绘制一条水平线，再从百分位数处向下做一垂线，以确定应行骨骺阻滞的年龄。根据性别和畸形部位选择象限

（经许可引自 Bowen JR, Leahey JL, Zhang ZH, MacEwen GD. Partial epiphysiodesis at the knee to correct angular deformity. Clin Orthop Relat Res. 1985;198:184-190.）

作者更倾向于使用张力带系统来实现永久性或可逆性骨骺阻滞，以治疗生长板尚未愈合的患者的下肢成角畸形或肢体不等长。在本半骨骺阻滞术的病例中，患者是一名 14 岁男孩，右下肢膝外翻畸形（图 21-3）。由于患者胫骨近端骨骺仍开放，故对其胫骨内侧近端骨骺以双孔张力带钢板进行骨骺阻滞。根据需要矫正的长度和角度来决定钢板放置的位置，常用的位置包括远端股骨和近端胫骨的内外侧骨骺。

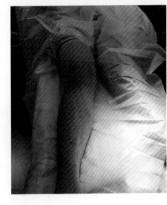

图 21-3　照片示右下肢从膝关节处开始的膝外翻畸形

手术技术

手术室准备

- 将手术床放在手术室中央，便于麻醉团队操作。
- 将 C 形臂主机置于术者对侧，以保证使用时 C 形臂从术者对侧进入术区。将显示器放置在令术者舒适的位置。这些准备工作应在进行手术操作前完成。

患者体位

- 患者需仰卧于透射 X 线的手术床上。

消毒铺巾

- 将止血带绑在患肢大腿近端，以透明 U 形单覆盖。用一个手杖形腿架悬吊患肢，用适当的消毒液消毒（图 21-4）。
- 用防水的无菌袜套和 Coban™(3M Company, St.Paul, MN) 弹力绷带将患侧下肢远端包裹，进行标准的下肢铺单（图 21-5）。

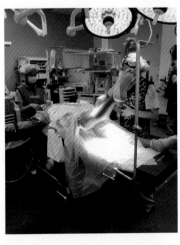

图 21-4　将一个非无菌的止血带放置在术侧肢体近端，而后铺一个非无菌的透明塑料 U 形单。使用手杖形腿架，消毒下肢

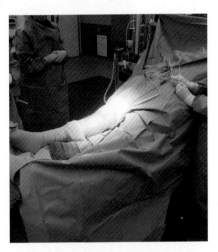

图 21-5　手术采用标准的下肢消毒铺巾技术

手术入路

- 在透视辅助下对拟行阻滞的骺板进行定位（图 21-6）。当定位股骨远端骨骺时，其解剖标志是髌骨中间的横轴（图 21-7）。

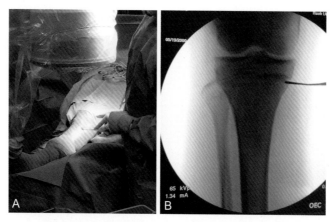

图 21-6　使用放射显影的物体（A），在透视片上找到骺板的位置（B）

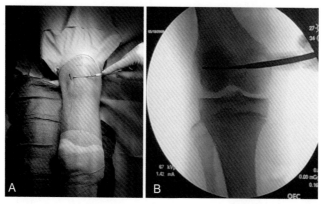

图 21-7　标记髌骨边缘（A）以找到髌骨中间的横轴，此线在透视上通常位于股骨远端骨骺处（B）

- 在拟行阻滞的骨骺表面正中标记 1.5 ～ 2.5cm 切口。在操作股骨远端时，切口应该与兰格线（Langer's line）成一个小角度。对于胫骨近端切口，作者更倾向于沿兰格线做切口（图 21-8）。
- 用驱血绷带驱血，止血带充气。切开皮肤，向下分离至骨膜。解剖时不应破坏骨膜，以免对生长板造成永久性损伤。记住：如果某条组织可以被抬起，那它就不是骨膜。
- 向下分离至骨膜，但不要穿过骨膜，因为钢板需要置于骨膜上。骨膜附着在骨表面，因此无法用镊子将其抬起来。术中可以以此来识别骨膜。可能会有一束血管走行在骨膜上。

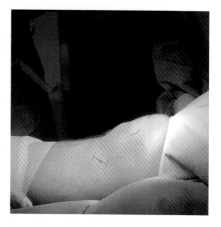

图 21-8　切口中心位于骨骺线上，长度为 1.5 ～ 2.5cm

置入

- PediPlates® 和 Eight-Plate®生长引导系统包括了所有的置入物和必要的设备，除了动力钻（图 21-9）。

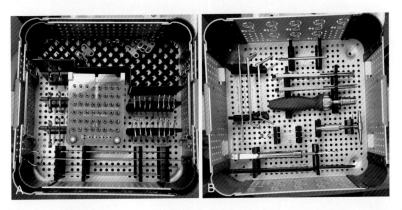

图 21-9　PediPlates® 系统器械盘（OrthoPediatrics Corp, Warsaw, IN）有两层，顶层（A）包含导针、钢板和螺钉。底层（B）有植入设备，包括自定心的球头导向器、测量装置、3.5 的六角改锥头和手柄

- 使用弯止血钳的尖端抓住钢板，使之更容易贴服在骨头上（图 21-10）。
- 用透视确认板的位置（图 21-11），在中心孔中放置 1.60mm 的导针（图 21-12），用其暂时固定钢板。

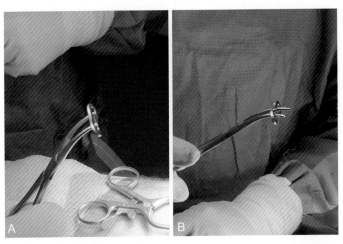

图 21-10　使用弯止血钳把持钢板可以有助于固定钢板并置入临时导丝。将钢板放置在止血钳的末端（A）可以更准确地将钢板直接放置在骨膜上，而不应将钢板持于距离止血钳末端较远的位置（B）

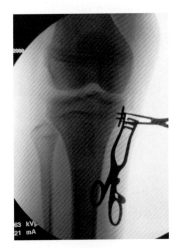

图 21-11　前后位透视图显示钢板中心位于近端胫骨的内侧骨骺处

- 以前后（AP）位和侧位透视，确认钢板位置（图 21-13）。
- 使用自动定心的球头双钻导向器将 1.60 mm 的导针置入钢板上下孔的中心（图 21-14）。
- 分别以前后位和侧位透视，确认导针深度和位置（图 21-15），并测量螺钉长度（图 21-16）。

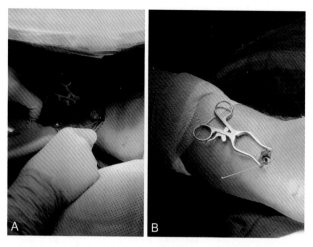

图 21-12 将 1.6 mm 的导针置入钢板的中心孔，同时用另一只手和弯止血钳（A）稳定钢板，并将钢板临时固定到位（B）

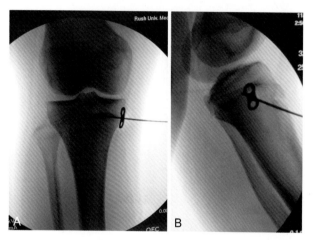

图 21-13 用前后位（A）和侧位（B）透视验证钢板的位置

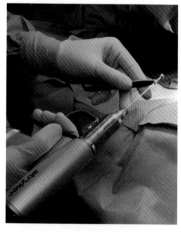

图 21-14 将空心螺钉的导丝放在孔的中心。使用自动定心的球头导向器有助于获得所需的位置

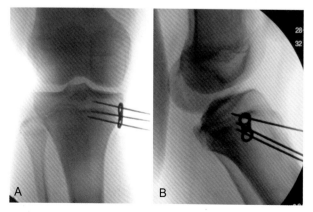

图 21-15 用前后位（A）和侧位（B）透视图验证钢板的位置、导丝深度和置钉角度

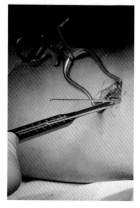

图 21-16 使用所提供的测深装置，可以轻松地通过导针确定所用螺钉长度

■ 前后位和侧位透视最终确认钢板和螺钉位置后，将螺钉插入到导针上并用手动改锥置钉，而后移除导针（图 21-17）。

关闭伤口

■ 大量水冲洗伤口，而后用标准的缝合法关闭钢板上方的深筋膜和随后的层次。
■ 以无菌敷料覆盖伤口，然后用加压绷带包扎（图 21-18）。

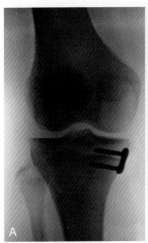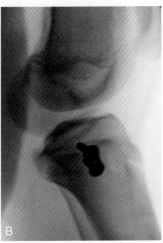

图 21-17　拍摄最终的前后（A）位和侧（B）位透视图，以验证钢板和螺钉的位置

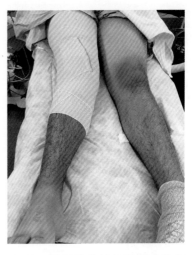

图 21-18　用无菌敷料包扎患者的切口，并用加压绷带包扎。正如所料，在手术中没纠正任何畸形。然而，有的患者希望术后可以立即矫正畸形，故需提醒患者畸形矫正会发生在随后的几周和几个月

手术步骤小结

①术间设置。
②摆放体位。
③消毒铺巾。
④用透视定位骨骺。
⑤解剖分离至骨膜水平。
⑥确定钢板的位置并临时固定。
⑦测量并置入螺钉。
⑧关闭伤口，包扎。

技术要点

● 在膝关节内侧进行手术时，可将患肢适当垫高，这样非手术侧肢体不会干扰手术。
● 只要你能用镊子抓起某条组织，那么说明它不是骨膜，就可以被切开。
● 空心螺钉所用的导钉必须位于针孔的中心，以便螺钉头完全固定在钢板里。
● 置入螺钉时，确保钢板与骨膜平齐。
● 通过旋转 C 形臂以获得真正的侧位片，而不应依靠外旋膝关节。
● 骨膜上可能有一条血管带；故当看到血管时，不应向更深处解剖分离。

所需器械

- 小型骨科透视设备
- PediPlates® 系统器械盘（OrthoPediatrics Corp，Warsaw，IN）
- 标准动力钻套装
- 关闭伤口的缝线

常见问题（需要联系上级医师）

- 解剖分离时损伤骨膜。
- 放置导针时误入膝关节。
- 螺钉太靠近后方皮质。
- 钢板太靠前或太靠后，这会导致反曲或前屈。
- 不要将导针直接放置在钉孔的中心，这将导致置钉时螺钉撞击钢板；如果听到摩擦声，需检查螺钉的位置。
- 置入螺钉时未与导针共线，导致导针断裂。
- 不要低估术后 1 周内患者遭受的痛苦。

术后康复

术后，仅是出于患者舒适考虑为其提供拐杖。虽然允许其使用拐杖，但仍要求患者完全负重，并鼓励患者在可耐受的情况下恢复患肢的正常活动。

唯一的限制是在 2 周内不得进行接触性运动，并在其能耐受的情况下停止使用拐杖。

根据作者所发表的回顾性研究结果，在术后 2 周的首次随访中，短期物理治疗可以更好地控制疼痛，有助于患者脱拐，增加患肢活动范围，尤其对于那些可能疼痛较剧烈 11 岁以上的患者。

术后随访

患者在出院 2 周后复诊，然后每 3 个月随诊一次，以记录病情进展情况并确定植入物取出的时间。

由于生长速度和所需矫正程度的不同，术者可自行决定是否改变随访间隔。

每次常规随访都应包括肌力、活动范围、功能状态和影像学检查，以评估畸形的改善情况及评估植入物的位置。

推荐阅读

1. Ballal MS, Bruce CE, Nayagam S. Correcting genu varum and genu valgum in children by guided growth: temporary hemiepiphysiodesis using tension band plates. J Bone Joint Surg Br. 2010; 92(2): 273-276.
2. Boero S, Michelis MB, Riganti S. Use of the eight-plate for angular correction of knee deformities due to idiopathic and pathologic physis: initiating treatment according to etiology. J Child Orthop. 2011; 5(3): 209-

216.

3. Burghardt RD, Herzenberg JE. Temporary hemiepiphysiodesis with the eight-plate for angular deformities: mid-term results. J Orthop Sci. 2010; 15(5): 699-704.

4. Eastwood DM, Sanghrajka AP. Guided growth: recent advances in a deep-rooted concept. J Bone Joint Surg Br. 2011; 93(1): 12-18.

5. Fillingham YA , Kroin E , Frank RM , Erickson B , Hellman M , Kogan M . Post-operative delay in return of function following guided growth tension plating and use of corrective physical therapy. J Child Orthop. 2014; 8(3): 265-271.

6. Gorman TM, Vanderwerff R, Pond M, MacWilliams B, Santora SD. Mechanical axis following staple epiphysiodesis for limb-length inequality. J Bone Joint Surg Am. 2009; 91(10): 2430-2439.

7. Saran N, Rathjen KE. Guided growth for the correction of pediatric lower limb angular deformity. J Am Acad Orthop Surg. 2010; 18(9): 528-536.

8. Stevens PM, Klatt JB. Guided growth for pathological physes: radiographic improvement during realignment. J Pediatr Orthop. 2008 ; 28(6): 632-639.

9. Stevens PM. Guided growth for angular correction: a preliminary series using a tension band plate. J Pediatr Orthop. 2007; 27(3): 253-259.

10. Wiemann JM 4th, Tryon C, Szalay EA. Physeal stapling versus 8-plate hemiepiphysiodesis for guided correction of angular deformity about the knee. J Pediatr Orthop. 2009; 29(5): 481-485.

第 22 章

骨肿瘤治疗技术：活检的原则和技巧

原著　Peter Chimenti | Emily E. Carmody

最少病例数要求

- 充分的术前评估，包括病史、查体、实验室检查（综合代谢情况 [CMP，中文常称为生化全项]、全血计细胞数 [CBC，血常规]、红细胞沉降率 [ESR]、C 反应蛋白 [CRP]、碱性磷酸酶 [AlkPhos]、乳酸脱氢酶 [LDH]、血清蛋白电泳 [SPEP]、尿蛋白电泳 [UPEP]、β_2- 微球蛋白），具体取决于临床疑诊的疾病

- 应在活检前完成局部分期的检查

- 拥有一位经验丰富的肌肉骨骼病理学医师或者具备将病理标本送检至熟悉骨肿瘤诊治的中心的能力

常用 CPT 码

- CPT 码：20220/20225- 活检，骨、Troca 或穿针；表浅 / 深

- CPT 码：38220/38221- 骨髓活检，仅抽吸 / 或针芯组织

- CPT 码：20240/20245- 活检，骨，开放；表浅 / 深

- CPT 码：20200/20205- 活检，肌肉；表浅 / 深

- CPT 码：23065/23066- 活检，肩；表浅 / 深

- CPT 码：24065/24066- 活检，手臂或肘部；表浅 / 深

- CPT 码：25065/25066- 活检，前臂或手腕；表浅 / 深

- CPT 码：27040/27041- 活检，骨盆软组织；表浅 / 深

- CPT 码：27323/27324- 活检，大腿或膝软组织；表浅 / 深

- CPT 码：27613/27614- 活检，小腿或踝关节软组织；表浅 / 深

常用 ICD9 码

- 238.0- 骨和关节软骨生物学行为不确定的肿瘤

- 238.1- 结缔组织和其他软组织的生物学行为不确定的肿瘤

- 239.2- 性质不明的肿瘤

- 198.5- 骨和骨髓继发性恶性肿瘤

常用 ICD10 码

- D48.0- 骨和关节软骨的生物学行为不确定的肿瘤

- D48.1- 结缔组织和其他软组织的生物学行为不确定的肿瘤

- D49.2- 骨、软组织和皮肤的生物学行为不确定肿瘤

- C79.51- 骨继发性恶性肿瘤

　　组织活检的两个主要类别是开放手术式活组织检查和针吸活检；本章仅讨论开放手术式活检及其适应证、风险和操作流程。一些情况下可能不需要开放手术活检，包括良性的骨病变如非骨化性纤维瘤、单纯骨囊肿、内生软骨瘤和骨软骨瘤等。对于具有典型影像学特征的软组织病变，如脂肪瘤或腱鞘囊肿，也可以在未经活检的情况下进行观察。许多病灶，特别是软组织肿瘤，无论有无图像引导，均可以进行针吸活检。对于存在骨膜反应、皮质破坏或随访时影像学检查提示大小有变化的骨病变，以及大于 5cm、深至肌筋膜、伴疼痛或肿物尺寸增大的软组织病变均应考虑活检。

　　全面的术前评估对于成功活检并将手术风险最小化来说至关重要。通常，应在活检之前完成肿瘤的局部分期，以消除活检本身和反应性水肿对结果的影响。另外，这也使得活检的指征具备了影像学和实验室检查的支持。研究表明，疑似恶性的病变最好由经验丰富的骨肿瘤专科医师处理。当在转诊中心之外的医院外进行活检时，不必要的截肢术或复杂的重建手术的发生率高得令人无法接受。进行活检的外科医师应做好准备，根据活检的结果进行最终的保肢手术或截肢术；否则，最好将患者转诊给骨肿瘤专科医师进行治疗。活检位置不佳或操作不当可显著的改变患者的治疗计划，并对患者的病死率和功能产生不利影响。

　　开放式活组织检查可分为切取活检（术中有意破坏肿瘤包膜，以切除部分肿块或病变）或切除活检（切除整个肿瘤）。对于在活检同时即可手术治疗的疑似良性的病变可行切取活检。或者，对于需行特殊染色或分子学诊断等，针吸活检无法满足其较大量组织需要的情况下，通常也建议进行切取活检。当穿刺活检结果不具有诊断价值时，也经常进行切取活检。对于切取活检，切口和入路应当事先设计，以确保它们可以在最终的保肢手术中被切除。切除活检可在肿瘤周围的反应区进行，这种情况称为边缘切除。切除活检时，也可联同周围健康组织袖一并切除，这种情况可以被认为是广泛切除。如果病理提示为恶性病变，切除活检通常具有很大的风险。这是由于较大的切口和更广泛的分离会导致更严重的肿瘤污染。因此，这种方法适用于具有良性影像学特征的病变以及较小且表浅的病变。在这些病例中初次广泛切除不会显著增加患者的病死率。如果行活检术的外科医师对最终治疗感到不适，或者患者最终的诊断是骨肉瘤，则应将患者转诊给骨肿瘤专科医师。

手术技术

手术室准备

- 具体的术间准备视活检部位及拟行活检的类型决定。对于进行切取活检的骨病变，使用术中透视有助于定位。
- 使用透射射线的手术台来进行骨活检。
- 在作者的单位，活检使用"骨肿瘤"器械，包括一套骨刀、刮匙、垂体咬钳和标准剪刀（图 22-1）。

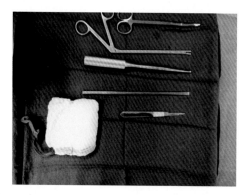

图 22-1　行骨或软组织活检所需的设备。自上而下：解剖剪、垂体咬钳、小刮匙、小骨刀、15 号手术刀、海绵。注：所有器械均指向同一方向，以尽量减少器械移动造成的交叉污染

患者体位

- 患者体位视活检部位而定。
  - 对于下肢肿瘤，患者可取仰卧位。
  - 对于骨盆或胸壁肿瘤，可将患者侧卧于豆袋（沙袋）上。
- 对于上肢肿瘤，根据活检位置不同可以将患者置于侧卧位或沙滩椅位。

消毒铺巾

- 根据活检部位的需要进行消毒铺巾。
  - 当进行膝以下或者肘以下位置的活检时，可以使用止血带和无菌帘。
  - 当进行肘上或者膝上活检时可以用 U 形单进行铺巾。
- 作者倾向于先以酒精消毒，而后再以葡萄糖酸氯己定 + 异丙醇消毒。

切取活检术

- 使用纵行或扩大切口；应避免使用横行皮肤切口。
- 切口应尽可能小，并需要将切口置于日后行肢体重建或保肢手术的位置。
- 为了防止术中肿瘤污染，解剖分离应该在单独的肌间室内进行，而不应在筋膜平面之间进行。
- 术中精细止血对限制周围组织污染至关重要；因此，如果使用止血带，应在关闭切口前放气，以确保良好的止血。在止血带充气前不应驱血，因为在驱血时可能使肿瘤细胞进入全身循环。
- 活检部位被认为是污染区；与伤口接触的所有器械或海绵同样按污染处理。为了降低将肿瘤细胞重新带入伤口的风险，外科医师应避免将手指直接放入伤口，所有器械应指向器械台的同一方向，所有海绵应以最少的操作从术区取出。
- 发现病变后即取标本送检冷冻病理。这样可以确保取到合适的标本用于病理诊断。
- 留取组织送检活检时，培养与冷冻切片应同时送检。通常需待留取病原学标本之后再使用抗生素，尤其是怀疑感染的时候。
- 留取永久性切片标本。应送检新鲜的组织，而不是泡过福尔马林的标本。

■ 如果在活检时必须对骨进行活检，则应留取圆形或椭圆形骨窗而不是锐边的骨窗，以减少活检部位的应力升高。

■ 骨活检的皮质窗通常用骨水泥封堵。

■ 如果使用引流管，引流管穿出的位置应尽量与切口成一直线，并尽量靠近切口一端，因为这一通道需在最终治疗时一并切除（图 22-2）。

■ 严密止血，分层缝合。

图 22-2　图中所示引流管的正确位置。注意，引流管应与切口成一条线，并紧邻切口末端。这一通道将在最终手术广泛切除时予以切除

切除活检

■ 切除活检需遵循的原则与前述相同，包括避免失血，使用纵向切口等，以及如怀疑为感染性病灶则应留取病原学标本后再给予抗生素治疗等。

■ 若拟行一期广泛切除，则应沿病变周围的健康组织进行切除，而不侵犯病变的反应区以尽量减少局部污染。

■ 切除病变后，在送检病理之前应标记标本的方向。

■ 在关闭切口前，还应取切除物的浅缘和深缘送检冷冻病理，以确认边缘足够。

■ 关闭切口前严密止血，以降低污染风险。

活检常见失误

■ 采用横向或不可扩大的切口。这会使得最终的重建手术充满挑战，横切口可能会造成组织缺损，增加了需要额外软组织覆盖创面的风险（图 22-3）。

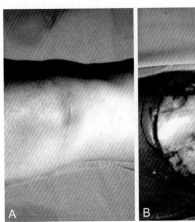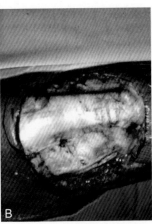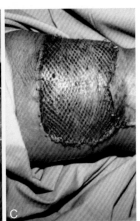

图 22-3　穿过膝关节前方横切口。最终切除活检通道需要在切口周围切除一个大的椭圆形范围（B）并以腓肠肌内侧皮瓣覆盖切除所产生的缺损（C）

（照片由佛罗里达大学的 Mark T. Scarborough 提供）

■ 血肿。彻底止血对于预防血肿及组织污染所致的并发症非常重要（图 22-4）。

● 使用骨蜡或骨水泥修补活检中产生的骨缺损，关闭伤口前放松止血带，术后加压包扎，均可以减少血肿。

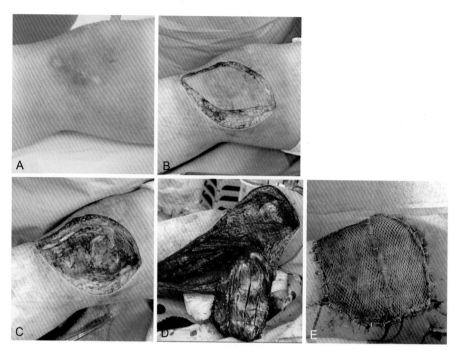

图 22-4　活检后血肿形成

A. 关闭伤口后止血带放气，造成污染；B. 污染区周围扩大切除；C. 最终切除；D. 游离腓肠肌内侧皮瓣覆盖创面；E. 植皮术后的最终所见

（照片由佛罗里达大学 Mark T. Scarborough 提供）

- 缺乏术前计划或术前影像学检查。这可能导致非计划性切除恶性肿瘤，进而可能需要手术范围更大的再次手术，增加患者的病死率。
- 种植转移。该情况多发生于活检术中需显露多个术区时，如对骨缺损部位行髂骨取骨加植骨。
- 必须时刻保持对器械污染和术野污染的警惕，以免将肿瘤细胞种植到远处（图 22-5）。

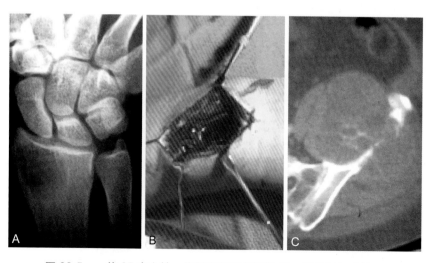

图 22-5　一位 25 岁女性，桡骨远端骨巨细胞瘤，行桡骨远端植骨

A. X 线片显示桡骨远端干骺端存在溶解性病变；B. 开放式刮除植骨术，取自体髂骨移植；C. 术后 16 个月，由于器械交叉污染，出现髂骨部位巨细胞瘤种植转移

■ 臆测为转移性疾病。其他部位的癌症病史并不意味着本次病变就是是转移性的。同时，如果该病灶是该患者的第一个转移灶，那么在治疗前仍需要组织诊断。病理性骨折术中开髓所获得的组织并不足以做出充分的病理诊断。而且，扩髓器械的通过已经使整个骨骼受到肿瘤细胞的污染。由于原发性骨肉瘤的诊断会显著的改变治疗方案，因此在使用髓内器械治疗前，应在病变部位做小切口，行冷冻切片活检（图 22-6）。

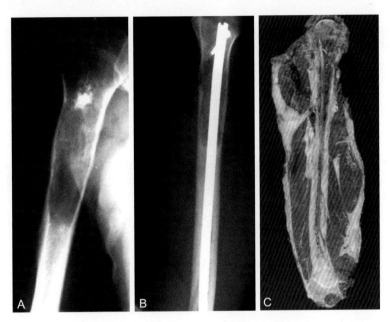

图 22-6　一位 60 岁男性，怀疑存在转移性疾病，存在手臂疼痛和癌症病史，本手术作为转移癌的治疗
A. X 线片显示肱骨近端溶骨性病变；似乎存在点灶状钙化；B. 病理性骨折髓内钉治疗后的术后 X 线片；C. 在置入髓内钉时进行的活检证实诊断为软骨肉瘤；患者随后行上肢截肢治疗。图中所示为大体标本
（照片由佛罗里达大学 Mark T. Scarborough 提供）

手术步骤小结

①通过实验室检查和分期检查制订活检计划。
②暂不使用抗生素，直到获得细菌培养所需的标本。
③必要时使用止血带，但不要驱血。
④切取活检：使用尽可能小的纵向切口，单间室切除，紧密的关闭切口。
⑤切除活检：使用纵向切口，仅在必要时游离皮瓣，避免穿透肿瘤包膜。
⑥在关闭伤口前等待冷冻病理。
⑦切除活检的边缘组织应送检病理。
⑧紧密的分层关闭伤口，如果需要放置引流，引流管穿出的位置应尽量与切口成一直线。

技术要点

• 始终要将活检切口设计在最终切除手术的切除范围内。
• 使用纵行或可扩大的切口。
• 在能够获得足够组织的前提下使用最小的切口。

- 单筋膜室分离，尽可能避免提起皮瓣。
- 精细止血，可以使用明胶海绵和凝血酶、骨蜡和骨水泥。
- 关闭伤口前需等待冷冻切片结果。
- 组织送检病理的同时，始终需要送检病原学培养。
- 如果对最终的治疗不满意，应将患者转诊至有经验的骨肿瘤医师。

所需器械

- 15 号刀片
- 尖牙镊
- Metzenbaum 或者 Stevens 肌腱剪
- 截骨器械套装
- 刮匙套装
- 垂体咬钳套装
- 引流管
- 缝合伤口所用的缝线

常见问题（需要联系上级医师）

- 选用横行切口或切口位置、走行选择不当。
- 血肿形成。
- 臆测为转移性疾病。
- 术前影像质量不佳或无术前影像。
- 引流位置过远。
- 污染或远端种植。

术后康复

　　术后治疗取决于活检的部位和类型。一般来说活检术后不需要特殊的康复治疗，除非病变切除同时也切除了周围的健康肌肉组织（如股四头肌）。在这种情况下，康复治疗可以由物理治疗师根据患者的耐受性来制订，因为从肿瘤学的角度来看，康复训练并没有特殊限制。

　　术后治疗最重要的方面是正确解读活检结果并给予针对性的治疗。

　　经一期广泛切除或边缘切除的良性病变可被认为治愈，但随后仍需随诊以监测局部复发，是否行影像学评估均可。

　　经切开活检证实为恶性肿瘤的患者应由经验丰富的骨肿瘤专科医师进行治疗。

术后随访

　　通常在术后 10 ～ 14 天拆线。随访时间依诊断而定。广泛切除且已证实边缘为阴性的恶性肿瘤患者，应行肺部 CT 随访以评估是否远处转移，并对肿瘤床进行 MRI 扫描以评估是否局部复发。

　　作者单位的随访计划如下：术后第 1 年、第 2 年每 3 个月复诊一次，术后第 3 年每 4 个月复诊一次，第 4 年和第 5 年每 6 个月复诊一次，而后每年复诊一次。术后 5 年后可能不需要进一步影像学检查，但可根据医师的偏好进行影像学随诊。

推 荐 阅 读

1.Dijkstra S, Stapert J, Boxma H, et al. Treatment of pathological fractures of the humeral shaft due to bone metastases: a comparison of intramedullary locking nail and plate osteosynthesis with adjunctive bone cement. Eur J Surg Oncol. 1996; 22: 621-626.

2. Sarahrudi K, Wolf H, Funovics P, et al. Surgical treatment of pathological fractures of the shaft of the humerus. J Trauma. 2009; 66: 789-794.

3. Weber KL. Evaluation of the adult patient(aged > 40 years)with a destructive bone lesion. J Am Acad Orthop Surg. 2010; 18(3): 169-179.

4. Al-Jahwari A, Schemitsch EH, Wunder JS, et al. The biomechanical effect of torsion on humeral shaft repair techniques for completed pathological fractures. J Biomech Eng. 2012; 134(2): 024501.

5. Ouyang H, Xiong J, Xiang P, et al. Plate versus intramedullary nail fixation in the treatment of humeral shaft fractures: an updated meta-analysis. J Shoulder Elbow Surg. 2013; 22: 387-395.

第 23 章

病理性肱骨干骨折切开复位内固定

原著 Cara A. Cipriano | Andrew Park

最少病例数要求
无最低病例数要求

常用 CPT 码
- CPT 码：24515- 肱骨干骨折切开治疗，使用钢板 / 螺钉，用或不用环扎
- CPT 码：24516- 肱骨干骨折的治疗，使用髓内钉置入，用或不用环扎，和（或）锁定螺钉
- CPT 码：24430- 肱骨骨不连或畸形愈合的修复；无植骨（如加压技术）
- CPT 码：24435- 肱骨骨不连或畸形愈合的修复；使用髂骨或其他自体骨移植（包括采集骨移植物）
- CPT 码：23150- 切除骨赘 - 肱骨

常用 ICD9 码
- 733.11- 肱骨病理性骨折

常用 ICD10 码
- M84- 骨连续性异常
- M84.42- 病理性骨折，肱骨非特指的部位

　　一名 64 岁右利手女性，近日出现右臂疼痛，无明确外伤史，既往转移性乳腺癌病史。X 线检查结果示，右肱骨可见侵蚀性（虫蚀样）、成骨性及溶骨性骨破坏，以及未移位的病理性肱骨干骨折（图 23-1）。该患者肩胛盂和肱骨头也有许多小病变，但是其肩关节完好无损，无关节炎或即将发生肱骨头骨折的影像学证据。患者血管神经完好。

　　在本文前 3 个月，患者因双侧股骨中段骨折接受了髓内钉固定手术。从股骨病变处获得的组织被送检病理，组织检查显示转移性腺癌，与原发乳腺癌一致。由于其骨病变为多灶性，同时此前已确诊转移性乳腺癌，故术前没有必要对肱骨干病变再次活检。然而，如果这是一个孤立的病变，手术固定前必须活检以明确诊断。

　　由于整个肱骨都有转移，因此该患者的治疗方案包括化疗和局部放射治疗，加上切开复位内固定（ORIF）、横跨整个肱骨的骨水泥和钢板，或全肱骨假体置换，同时也可结合 Sarmiento 支具固定。单纯非手术放疗会延长治愈时间并可导致不可靠的治疗结局；全肱骨置换由于需要分离肩袖和其他软组织起止点，因此会导致功能受限。因为治疗的目的是缓解疼痛、改善功能和局部肿瘤控制，所以作者选择以骨水泥 ORIF 提供短期稳定性。

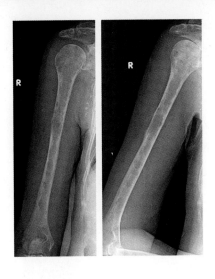

图 23-1　前后位和侧位 X 线片上显示肱骨破骨性病变和肱骨中段非移位性骨折

（图片来源：Ed Linn, 圣路易斯的华盛顿大学医院矫形外科）

手术技术

手术室准备

- 使用带有可透射 X 线的托手板的的标准手术台。
- 将床翻转 90°，以最大化手术肢体周围的工作空间。
- 将 C 形臂放在头侧，显示器放在尾侧。
- 将电烧止血设置在大约 30/45Hz，可视医师的偏好而定。

患者体位

- 患者取仰卧位。
- 适当倾斜躯干，将患肢放在手臂托上。
- 将手术侧肩胛骨适当垫高。
- 将序贯压缩装置应用于双腿（以防 DVT）。

消毒铺巾

- 术前使用抗生素。
- 消毒范围包括整个手臂，越过肩膀直到颈部的基底部。
- 用 U 形单铺单，以便操作锁骨下血管。
- 用无菌袜套和自粘性绷带包裹手部。

手术入路

- 以记号笔标记喙突、三角肌沟、肱二头肌外侧沟和远端肱二头肌腱（图 23-2）。
- 自喙突外侧 1cm 处开始做一个纵向切口, 并沿肱二头肌外侧缘走行。切口止于肘关节水平，肱二头肌外侧 1cm 处。
- 在切口近端, 通过皮下脂肪向深部解剖, 沿三角肌（腋神经）与胸大肌（胸内、外侧皮神经）

之间的头静脉走行区分离三角肌 - 胸肌间隙。头静脉可以向内侧或外侧（图 23-3）牵拉。在三角肌 - 胸肌间隔的远端，松解三角肌止点的前方肌纤维以充分显露肱骨干。

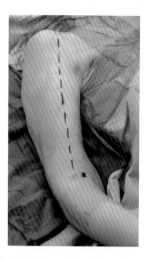

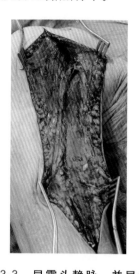

图 23-2　可以将三角肌胸大肌入路向远端延伸至肱骨前外侧。切口始于喙突外侧 1cm 处，沿肱二头肌外侧缘延伸，止于肘关节水平的肱二头肌腱外侧 1cm 处

（图片来源：Ed Linn, 圣路易斯的华盛顿大学医院矫形外科）

图 23-3　显露头静脉，并显示出三角肌胸大肌间隙

（图片来源：Ed Linn, 圣路易斯的华盛顿大学医院矫形外科）

■ 在肱骨干上方，以上臂前外侧入路的方式将三角肌 - 胸肌间隔向下打开，向内侧牵拉肱二头肌（肌皮神经），露出肱骨上的肱肌（图 23-4）。将肱肌分成内侧（肌皮神经）和外侧（桡神经）两部分，以显露肱骨干全长（图 23-5）。

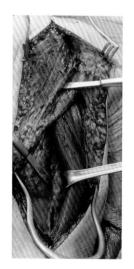

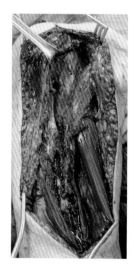

图 23-4　将头静脉向外侧牵拉后，近端的镊子示肱二头肌胸大肌沟。在远端，将肱二头肌向内侧牵拉，远端镊子示肱骨中部

（图片来源：Ed Linn, 圣路易斯的华盛顿大学医院矫形外科）

图 23-5　按照肌皮神经和桡神经支配区分开肱肌，以便操作肱骨

（图片来源：Ed Linn, 圣路易斯的华盛顿大学医院矫形外科）

- 在切口远端，可向外侧牵拉肱桡肌（桡神经）、向内侧牵拉肱肌，以显露肱骨干远端的外侧。桡神经穿入外侧肌间隔后即走行于这一间隙内。

病灶刮除

- 用 Cobb 骨膜剥离器将骨折端适当翘起，置入伤口。
- 如果手术是为了提供稳定避免发生骨折，而不是为了固定病理性骨折，则需在前方以 4mm 磨钻做一骨槽以到达肿瘤所在部位。
- 联合使用直刮匙、弯刮匙和宫腔刮匙（如果有的话），刮除所有所有髓内肿瘤。用这种方式清除所有可见肿瘤。
- 确保器械进入髓腔足够远，以到达并清除所有转移灶（图 23-6）。如果有任何不确定，则应通过透视明确。

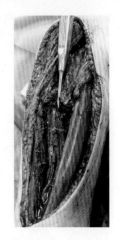

图 23-6　将远端骨折碎片置于创口中，将刮匙放髓腔深处移除肉眼可见的肿瘤（图片来源：Ed Linn, 圣路易斯的华盛顿大学医院矫形外科）

骨水泥和内固定

- 临时复位骨折。选择一个可以桥接所有转移性病变的钢板，并且近端和远端的固定须可靠。如果单钢板长度不够，可以放置两个钢板。这两个板应重叠几个螺孔的长度，以减少钢板连接处的应力（图 23-7 ～图 23-9）。
- 如果需要，可使用钢板弯折钳对钢板进行塑形。在远端干骺端附近，钢板塑形很可能是必须的。
- 暂时用单皮质针或单皮质螺钉将钢板临时固定到近端或远端骨折片上，以便于在水泥置入后用钢板作为依托将骨折复位。
- 分别向两个方向冲洗、抽吸、填塞髓腔。
- 用窄喷嘴水泥枪将低粘度水泥注射入近端和远端髓腔内。将注射嘴置入髓腔尽可能远的位置，并在注射水泥时缓慢将注射枪抽出，以避免形成气穴。骨水泥也可用于修复骨折部位的任何骨皮质缺损。

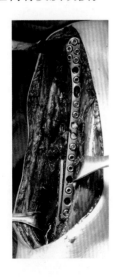

图 23-7　在肱骨前部放置一个 13 孔的近端肱骨锁定钢板，在远端外侧放置一个轻度塑形的的六孔 3.5mm 的大骨折钢板。注意，骨折处皮质缺失的区域已经用水泥填充，在此水平尚未置钉
（图片来源：Ed Linn, 圣路易斯的华盛顿大学医院矫形外科）

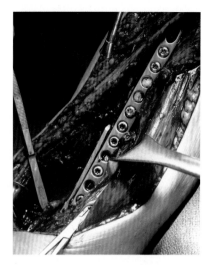

图 23-8 左下角的镊子指向已被游离并保护的桡神经。肌皮神经可位于肱二头肌深部,如本图所示,位于内侧植入物上

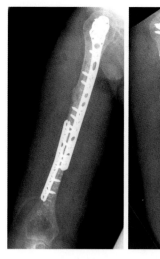

图 23-9 术后肱骨正、侧位片示,病理性肱骨干骨折已由骨水泥和钢板固定

(图片来源:Ed Linn,圣路易斯的华盛顿大学医院矫形外科)

■ 将骨折端紧靠在板上并维持复位,直到骨水泥硬化。

■ 一旦骨水泥完全硬化,按照稳定骨折的原则用多个螺钉将钢板和骨固定牢固。避免在骨缺损最严重的部位置钉,因为这样会削弱骨水泥强度而不是加固此处;取而代之的是,应以钢板桥接这些区域,并将螺钉置于有皮质把持的地方 (图 23-7)。

关闭伤口

■ 以生理盐水冲洗伤口。

■ 充分止血,如有必要可放置引流。

■ 修复钢板上方的肱肌。

■ 关闭筋膜、皮下、皮肤。

■ 包扎伤口,从手到腋窝轻柔的包裹并将上肢置于上肢吊带中。

手术步骤小结

①分离三角肌胸大肌间隔,向内侧移动肱二头肌。

②劈开肱肌并将其从肱骨表面抬起。

③将骨折端置入伤口,用刮匙清除肿瘤。

④冲洗并填塞髓腔,以备注入骨水泥。

⑤在压力下将水泥置入髓腔,并在水泥硬化时复位骨折。

⑥用钢板跨过病变骨,并将其用螺钉固定到位。

⑦如有指征,放置引流管。

⑧修复钢板上方的肱肌。

⑨缝合关闭皮肤。

技术要点

- 对于置螺钉来说透视检查通常不是必需的，但在选择钢板时应考虑使用透视；因为在术中，病变的位置和范围是看不见的，所以所需钢板的长度往往会被低估。
- 如果存在使用肱骨近端钢板的指征，应选择设计方式与前方皮质匹配的钢板而不是与外侧皮质匹配的钢板，这样可以减少对三角肌牵开的需要，并且通过该入路容易置钉。
- 在混合骨水泥之前，测量水泥枪的喷嘴分别进入远端和近端髓腔的距离，然后将喷嘴切成这两个长度中较长的长度；这样比较容易放置骨水泥，否则通过长而窄的喷嘴放置骨水泥会十分困难；在放置骨水泥时，将喷嘴埋入肱骨中，以确保插入尽可能深的位置。
- 在水泥非常稀时开始放置，以便于操作并有利于骨水泥填塞和结合；如果骨折部位存在明显的皮质缺损，应在填充这些区域前适当等待几分钟以使骨水泥变得黏稠。
- 由于髓腔已经被填满，所以钻穿骨水泥在技术上颇具挑战性；因此，当你钻到第二皮质的时候不会存在触觉和听觉相关的反馈感。小心钻孔不要骤然突破。
- 在钻穿水泥时应经常清洁钻头，如果在手术过程中钻头变钝，则应更换钻头。
- 由于钻孔摩擦产生的热量会使骨水泥熔化，所以孔道可能会被重新硬化的骨水泥碎屑堵塞；因此，如果测深尺不易通过，那么再次轻钻该孔就可以轻松解决该问题。

所需器械

- 透射 X 线的上肢手术台
- 刮匙
- 脉冲式冲洗枪
- 窄嘴的骨水泥枪
- 低黏度的聚甲基丙烯酸甲酯骨水泥
- 大骨折钢板手术套装（一些病例可能需要小钢板套装）
- 肱骨近端锁定钢板
- 钢板弯折钳
- 额外的钻头

常见问题（需要联系上级医师）

- 如果发现了预料之外的骨折延伸、移位或粉碎，应呼叫上级医师。
- 如果在置入螺钉时难以获得双皮质把持，这很可能是由于骨量较差，应呼叫上级医师。
- 如果在向髓腔内放置骨水泥时出现任何困难，请立即呼叫上级医师。
- 值得注意的是，桡神经和肌皮神经（尤其是桡神经）在操作骨折和放置骨水泥的过程中可能会受到损伤；如果怀疑损伤了神经和血管，应呼叫上级医师。

术后康复

在患者离开手术室之前，为患者佩戴上肢吊带；这只是为了舒适，并且可以在术后早期疼痛减轻时停用。患肢可在可耐受的范围内负重。

职业疗法应从术后即刻开始，包括肘、腕和手部的活动范围训练和肩部的钟摆运动。门诊患者一般不需要专业治疗，预计在 4 ～ 6 周恢复完全负重和和正常活动范围。

术后随访

患者应在2周内进行伤口检查和拆线。至关重要的是,患者必须接受对整个肱骨的放疗,以防止转移瘤进展和固定失败。患者应在手术后立即就诊于肿瘤放疗科。

一旦初始愈合开始并拆线,放疗应在术后约2周开始。患者应在术后6周进行最后一次随访。

推 荐 阅 读

1. Dijkstra S, Stapert J, Boxma H, et al. Treatment of pathological fractures of the humeral shaft due to bone metastases: a comparison of intramedullary locking nail and plate osteosynthesis with adjunctive bone cement. Eur J Surg Oncol. 1996; 22: 621-626.

2. Sarahrudi K, Wolf H, Funovics P, et al. Surgical treatment of pathological fractures of the shaft of the humerus. J Trauma. 2009; 66: 789-794.

3. Weber KL. Evaluation of the adult patient (aged > 40 years) with a destructive bone lesion. J Am Acad Orthop Surg. 2010; 18(3):169-179.

4. Al-Jahwari A, Schemitsch EH, Wunder JS, et al. The biomechanical effect of torsion on humeral shaft repair techniques for completed pathological fractures. J Biomech Eng. 2012; 134(2): 024501.

5. Ouyang H, Xiong J, Xiang P, et al. Plate versus intramedullary nail fixation in the treatment of humeral shaft fractures: an updated meta-analysis. J Shoulder Elbow Surg. 2013; 22: 387-395.

第 24 章

钢板／螺钉和髓内钉

原著　Arvind von Keudell | Michael Collins | Jesse B. Jupiter

　　对骨愈合及骨折固定生物力学的理解是日常临床实践的重要组成部分。骨科医师必须妥当复位和修复骨折或骨病变，以重建其功能。随着时间推移，达成上述目的的方法有了很大的发展。早在公元前 300 年，埃及人就使用木夹板固定骨折，早在公元 800 年阿拉伯就使用石膏进行骨折固定。内固定则是一种更为复杂和现代化方法。早在 18 世纪就有使用张力钢丝进行骨折治疗的记录。髓内钉始于 16 世纪阿兹特克医生所使用的木棒，再到后来的象牙样。罗伯特·丹尼斯（Robert Danis，1880—1962），被称为现代骨合成之父，在 1938 年的一篇论文中描述了加压钢板。

　　随着我们每天不断的学习和完善骨科治疗方法，我们已经在这些先辈医师的工作上取得长足进步。一些帮助 Danis 等探索骨折治疗方法的原则与我们现今使用的原则相同。本章介绍了关于骨折基本的工程学和生物力学原理，以及用于肌肉骨骼系统修复的材料的特性。

骨再生

- 骨折后骨再生的目的是恢复骨的硬度和强度，来为骨提供可以承担生理荷载的完整骨。
- 骨折愈合是生物机制和机械机制之间复杂的相互作用。这种相互作用发生在四种不同的组织类型中：即骨皮质、髓内骨、骨膜和周围软组织。
- 骨愈合被认为分为三个时期：炎症期、修复期和重塑期。
- 直接愈合，也称一期愈合，发生于加压下骨皮质直接对位并且骨片间的相对运动极小时（用加压装置进行刚性固定和解剖复位，图 24-1）。
- 间接愈合，又称二期愈合，发生在生物力学刚性较差的环境中（如髓内钉、外固定器或桥接钢板板等均摊荷载装置）。与一期愈合相反，骨膜和周围组织有助于软骨内成骨和膜内骨化，以促进骨愈合（图 24-2）。
- 骨折临床愈合是指通过矿化过程逐步增加骨的硬度和强度，以获得稳定、无痛的骨折部位。影像学愈合则是指存在骨小梁或骨皮质穿过骨折部位的影像学证据。

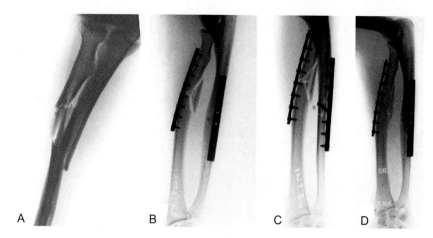

图 24-1　X 线片显示复杂桡骨骨折

A. 术前；B. 术后即刻；C. 术后 6 周；D. 手术固定后 4 个月，完全稳定

（经许可引自 Browner BD, et al, eds. Skeletal Trauma. 4th ed. Philadelphia: Elsevier; 2008. Figure 41-13, A ～ D.）

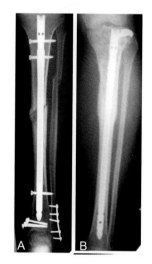

图 24-2　胫骨近端骨折髓内钉固定后 18 个月时的前后位 X 线片（A）及侧位 X 线片（B），显示骨折愈合达到相对稳定

（经许可引自 Browner BD, et al, eds. Skeletal Trauma. 4th ed. Philadelphia: Elsevier; 2008. Figures 58-32, C and 58-31, F.）

骨折术后的生物力学

- 骨折治疗方法的选择取决于骨折位置、骨折类型和周围软组织情况。所有治疗方法的最终目标都是提供充足的稳定性使得骨折得以愈合。骨合成协会的原则（AO 原则）强调了解剖复位、稳定固定、保留血供和早期活动的重要性，以实现这一目标。

- 应力是指单位面积组织所受到的力的强度。应力有以下几种类型，如拉伸、压缩、剪切、弯曲、扭转和组合应力。应变是指所观察到的相对于初始状态的组织形变。骨是一种各向异性材料，即随着施加应力方向的不同其表现出的应力应变关系也不同。

- 应力 - 应变曲线可以提供四个区域的组织特性的信息：弹性区域、塑性区域、屈服点和破坏点。弹性模量或刚度被定义为弹性区域，可拉伸或压缩，在屈服点结束（图 24-3）。

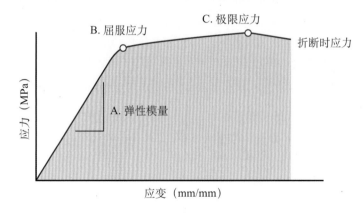

图 24-3　应力应变曲线示例

A. 斜率 / 弹性系数；B. 屈服应力；C. 极限应力；阴影部分表示能量

（经许可引自 Browner BD, et al, eds. Skeletal Trauma. 5th ed. Philadelphia: Elsevier; 2015. Figure 5-8.）

■ 应变理论通常用于解释骨折愈合。骨折间隙应变的定义为骨折间隙的相对变化除以原始骨折间隙。骨折片间应变的大小被认为是决定骨折间隙组织分化方向的因素，高应变（>10%）导致纤维组织分化，低应变（2% ～ 10%）导致软骨组织分化，最小应变（<2%）直接导致骨形成（图 24-4）。

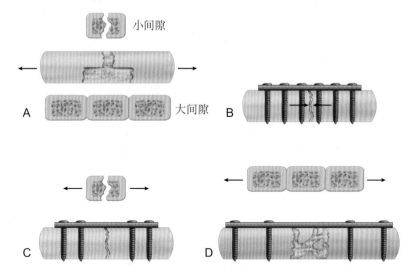

图 24-4　Perrens 应变理论表明：A. 骨折处的相对运动产生应变；B. 用加压钢板固定的骨折可以将相对运动和应变最小化；C. 桥接钢板将骨折暴露在高应变下；D. 使用桥接钢板固定大型复杂骨折，虽然存在相对运动但仍产生较低的应变

（已获得重新绘制的授权，Wilber JH, Baumgaertel F. Bridge plating. In: Rüedi TP, Buckley RE, Moran CG, eds. AO Principles of Fracture Management. Stuttgart/New York: Thieme Verlag; 2007.）

骨形成：钢板和螺钉内固定

■ 螺钉是将扭转力转换为压缩力的机械装置（图 24-5）。
■ 螺钉的基本设计取决于不同的变量，如外径、芯径（二者均决定弯曲强度和剪切强度）

和螺距（螺纹之间的距离或螺钉每旋转 360°前进的距离）。

■ 可按螺钉的功能（拉力螺钉、加压螺钉、定位螺钉）、结构（自攻与非自攻）、应用部位（骨皮质螺钉、骨松质螺钉、骨盆皮质钉、踝关节螺钉）和螺纹长度（部分螺纹与全螺纹）等对螺钉进行多种分类。

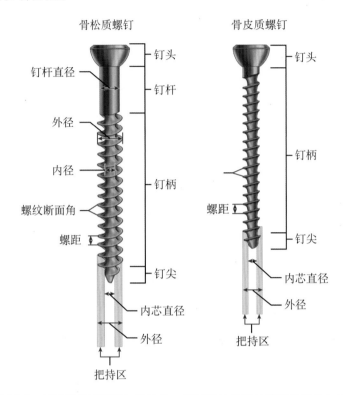

图 24-5　示意图描述了螺钉的特性，螺钉能够将扭转能量转换为加压能量

（经许可引自 Browner BD, et al, eds. Skeletal Trauma. 5th ed. Philadelphia: Elsevier; 2015.Figure 8-7.）

自攻螺钉和非自攻螺钉

■ 自攻螺钉需要在钻孔后置入骨内，无须事先使用丝攻。切割槽或钉芯的设计有助于形成螺孔；但是，这些自攻螺钉的抗拔出能力低于非自攻螺钉。

骨皮质螺钉、骨松质螺钉、踝关节螺钉

■ 骨皮质螺钉有不同的大小，既可以作为定位螺钉，也可用作将骨折片间加压的拉力螺钉。

■ 骨松质螺钉由较粗的内径和较薄的螺纹组成，通常用于在干骺端等骨松质处提供更有效的把持。

■ 踝螺钉是一种特殊的骨松质螺钉。这些螺钉有一个自攻的钉尖，部分带有螺纹，可用作跨骨折片螺钉固定，有时可用塑料或金属垫圈加强。

拉力螺钉

■ 拉力螺钉的螺纹只把持螺钉远端的皮质，并因此产生骨折片间加压。拉力螺钉技术便是基于此。仅把持螺钉远端皮质可以通过钻透近端皮质来实现。利用该技术获得的加压可用于多种类型的骨折，除了水平或短斜型骨折。这些骨折必须通过螺钉和钢板相结合的方式或以其他形式的内固定来加固（图 24-6）。

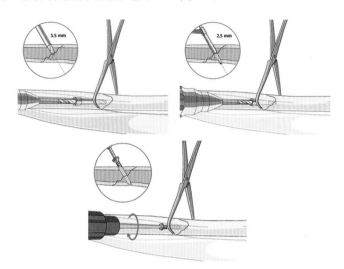

图 24-6　如图示，穿过骨折部位并垂直加压两个碎骨片的拉力螺钉的正确放置方法
（经许可引自 Browner BD, et al, eds. Skeletal Trauma. 5th ed. Philadelphia: Elsevier; 2015. Figure 8-21.）

一个钢板螺钉固定结构上有多少枚螺钉

■ 有关骨折的回顾性研究得出了骨折两侧置钉推荐使用的皮质数量：股骨 7 个皮质，胫骨或肱骨 6 个皮质，桡骨或尺骨 5 个皮质（图 24-7）。

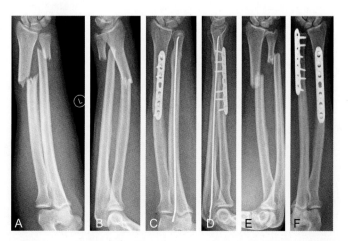

图 24-7　图 A 和 B 显示术前前臂骨折。C ~ F，在骨折线每侧固定 6 个皮质把持点
（经许可引自 Browner BD, et al, eds. Skeletal Trauma. 5th ed. Philadelphia: Elsevier; 2015.Figure45-22.）

- 在钢板螺钉结构中的每个螺钉都是通过增加钢板和骨之间的接触面积来降低应力；然而，这些螺钉也可以导致应力升高，进而导致固定失败。
- 空钻孔是应力集中的来源，需避免。

钢板和螺钉的结构

- 钢板与螺钉的固定起源于早期对张力带原理的研究 [如，在骨张力侧（凸侧）应用螺钉钢丝技术完成加压]。
- Danis 是第一个描述加压钢板的人，后来在 1961 年由瑞士 AO 组织进一步开发并发扬光大，从而革命性的改变了骨折的治疗。这种钢板对两个骨折断端施加了荷载；使用该钢板必须避免早期负重。
- 目前存在数种不同功能类型的钢板，如中和钢板、加压钢板、支撑钢板、桥接钢板。

张力带技术

- 张力带需在张力侧 / 凸侧放置，从而产生压缩力。这一原则目前仍然是钢板设计的基石之一（图 24-8）。

桥接钢板

- 桥接钢板适用于粉碎性骨折和不稳定骨折。钢板跨越了骨缺损处，且并不试图提供坚强固定，但仍保持长度和对线（图 24-9）。

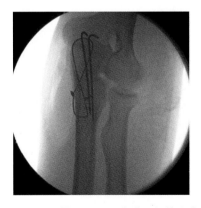

图 24-8　用张力带固定尺骨鹰嘴骨折的术中透视图
（经许可引自 Browner BD, et al, eds. Skeletal Trauma. 5th ed. Philadelphia: Elsevier; 2015. Figure 46-7, A.）

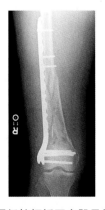

图 24-9　用桥接钢板固定股骨粉碎性骨折
（经许可引自 Browner BD, et al, eds. Skeletal Trauma. 5th ed. Philadelphia: Elsevier; 2015. Figure 8-50, B.）

- 建议行有限的组织解剖，以避免生物修复能力受损。
- 波形的钢板设计与普通桥接钢板类似。但波形钢板可以在骨皮质和钢板之间留下更多的空间以最大限度地提高生物修复能力。需要植骨的骨不连患者尤为适用波形钢板。

中和钢板

- 中和钢板需和骨折片间（拉力）螺钉固定结合使用，以中和扭转、弯曲和剪切应力（图 24-10）。
- 该方法是骨干骨折骨折坚强固定的传统而有效的方法。
- 条件允许的情况下应尽量使用拉力螺钉，因为这种结构强度最高。

支撑钢板

- 支撑钢板或抗滑钢板适用于骨骺或干骺端骨折，尤其是胫骨平台骨折或 pilon 骨折（图 24-11），因为这些骨折骨皮质薄，骨松质易碎。

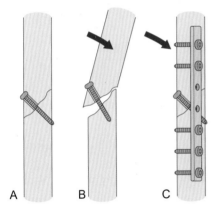

图 24-10　图中所示的骨折固定物有：A、B. 拉力螺钉；C. 中和钢板

（经许可引自 Browner BD, et al, eds. Skeletal Trauma. 5th ed. Philadelphia: Elsevier; 2015. Figure 8-43.）

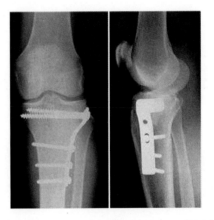

图 24-11　X 线片示胫骨平台骨折以外侧支撑钢板固定

（已获许可 Browner BD, et al, eds. Skeletal Trauma. 5th ed. Philadelphia: Elsevier; 2015. Figure 62-48.）

- 这种板钉结构抵消剪切力和压缩力，同时经常与拉力螺钉技术结合使用，以增强稳定性。
- 必须对钢板所支撑的骨折片段进行轮廓修复和坚强固定。应特别注意支撑钢板的肩部，以防止骨块在载荷作用下产生轴向变形。螺钉置入的方式应可防止钢板滑动（如支墩模式）。

加压钢版

- 水平或短斜形骨折不适合使用骨块间螺钉固定，是加压钢板固定的良好适应证。
- 用钢板加压可以通过带关节的张力装置、过度弯曲钢板或偏心放置螺钉来实现。
- 多种加压钢板已经被设计出来并加以改进，如第一块 AO 自加压钢板（半管状钢板，1/3 管状钢板，或 1/4 管状钢板）或动态加压钢板（DCP）。其中，动态加压钢板演变成了有限接触动态加压板（LC-DCP），以促进组织的生物学愈合（图 24-12）。

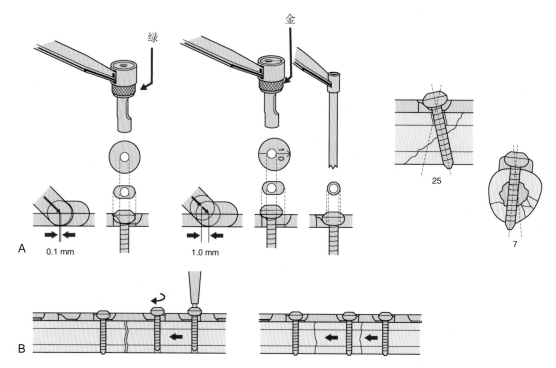

图 24-12　A、B. 带有动态加压结构的加压钢版。螺钉放置在偏心螺孔中，因此当螺钉头与板啮合时，会发生垂直方向的位移，从而对骨折加压

（经许可引自 Browner BD, et al, eds. Skeletal Trauma. 5th ed. Philadelphia: Elsevier; 2015. Figure 8-45.）

重建钢板

- 重建钢板的优点是可以适应任何轮廓，因为重建钢板在侧面设计有切迹。
- 然而，这种对于骨盆骨折极其重要的治疗方式也可用于肱骨远端骨折的固定，同时也可用作加压（图 24-13）。

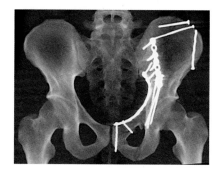

图 24-13　骨盆骨折固定后的前后位 X 线片。对重建钢板进行塑形，以使其适合骨盆皮质

（经许可引自 Browner BD, et al, eds. Skeletal Trauma. 5th ed. Philadelphia: Elsevier; 2015. Figure 41-6, O.）

锁定钢板

- 锁定钢板起源于 20 世纪 70 年代的波兰。Zespol 系统的设计类似于外固定器和锁定钢板的组合。
- 人们发现加压钢板导致骨膜血流受损的发现，加之微创技术和间接复位技术的兴起，以及对骨质疏松性骨折治疗困难性的认知，最终导致了固定角度固定装置的发展。

■ Schuhli 螺母（Synthes，Paoli，PA）是第一个尝试将螺钉锁定到金属板上的装置。这个想法进一步发展，产生了点接触固定器。它可以将螺钉卡入钢板中，并产生了一个固定角度固定装置（图 24-14）。

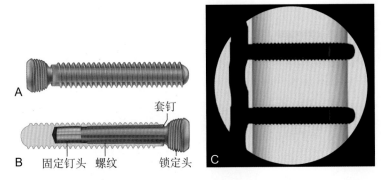

图 24-14　图示为锁定板。注意螺纹钉头。当钉头与钢板啮合时，会产生一个固定角度的固定装置

（经许可引自 Browner BD, et al, eds. Skeletal Trauma. 5th ed. Philadelphia: Elsevier; 2015. Figure 69-11.）

■ 锁定加压钢板和微创稳定系统现已用于特定骨折类型和特殊的骨生物学情况下。最先研制的多轴锁定螺钉，有助于在考虑到特定部位和特定个体骨量的情况下解决骨折（图 24-15）。

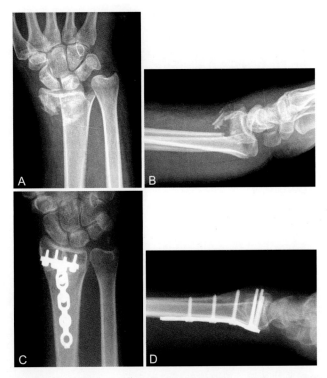

图 24-15　A 和 B. X 线片显示不稳定的桡骨远端骨折的术前图像；C 和 D. 使用掌侧锁定钢板进行骨折固定术的术后 X 线片

（经许可引自 Browner BD, et al, eds. Skeletal Trauma. 5th ed. Philadelphia: Elsevier; 2015. Figure 44-13.）

成角钢板

- 在股骨近端和远端处出现的巨大应力，在传统上已经用 130°钢板或 95°钢板来得到解决。
- 这些钢板的特点是具有比刃口部更厚的接骨钢板，以承受更大的力量（如在转子下区域）。
- 精确的放置位置和较小容错率导致其使用受限。尽管报告称其效果良好，现已多被滑动髋螺钉或股骨粗隆髓内钉取代（图 24-16）。

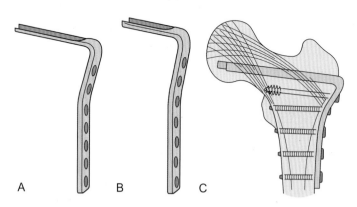

图 24-16　A ~ B. 为 95°钢板，并用其固定股骨骨折（C）

（经许可引自 Browner BD, et al, eds. Skeletal Trauma. 5th ed. Philadelphia: Elsevier; 2015. Figure 8-36.）

滑动髋螺钉和加压钢板

- 滑动髋关节固定装置使用组合式的力量载体，使得两个骨折片接合。
- 将拉力螺钉和套筒穿过断裂部位，用套筒为拉力螺钉提供滑动距离以闭合骨折间隙，实现骨折部位的加压。
- 必须使用上述两个基本原则来实现骨折愈合。
- 在股骨外侧壁不完整的情况下可使用外侧延长板（图 24-17）。

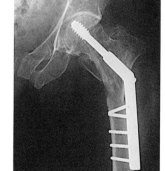

图 24-17　术后 X 线片示，用髋滑动螺钉固定股骨粗隆间骨折

（经许可引自 Browner BD, et al, eds. Skeletal Trauma. 5th ed. Philadelphia: Elsevier; 2015. Figure 55-6, B.）

髓内钉

- 髓内钉作为骨折的内部固定装置，常用于长骨骨干骨折。
- 髓内钉在 1939 年被推出并且表现出荷载分散的特性。这一特性似乎可以营造出一种有利于骨折愈合的生物力学环境。
- 横截面的几何形状、杆长、纵向槽的存在及材料的弹性模量对其结构的刚性起着重要作用。这些指标尤其适用于判断髓内钉的特性。
- 筒状髓内钉的硬度与杆半径的四次方成正比，但也取决于筒壁的厚度。纵向槽的存在可以使髓内钉根据髓腔的直径像弹簧一样膨胀。但由于纵向槽可以使髓内钉的扭转刚度显著降低，因此已不再使用。
- 骨折的工作长度指的是骨折近端和远端之间的距离。
- 当工作长度改变时，作用在骨 - 钉结构上的弯曲应力和扭转应力会改变骨折块间的运动距离。
- 弯曲力发生在沿植入物结构走行的四个不同点上，扭转应力在机械互锁螺钉的固定点处发挥最大作用。
- 单独在近端或远端应用机械锁定结构可以使骨折部位传递的力增加，而在两个部位的同时锁定则有助于减少轴向移位并增加扭转刚度（图 24-18）。

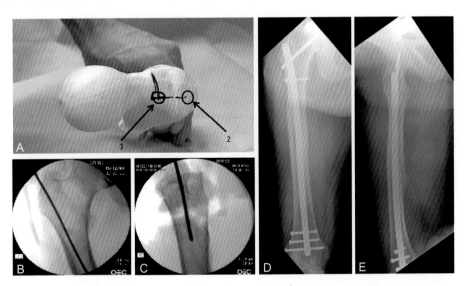

图 24-18　A. 如图示，股骨髓内钉的（1）梨状窝和（2）股骨粗隆进钉点；B. 和 C，示透视图像；D. 和 E，股骨髓内钉顺行置钉术后的 X 线片

（经许可引自 Browner BD, et al, eds. Skeletal Trauma. 5th ed. Philadelphia: Elsevier; 2015. Figure 58-20.）

带锁髓内钉与不带锁髓内钉

- 无锁的髓内钉早已被临床使用，但由于其缺乏纵向和旋转的稳定性，因此在使用无锁髓内钉的同时尚需使用外固定。无锁髓内钉通过其在三点处的曲率失匹配来获得稳定性。而锁定的髓内钉，无论是在动态、静态还是在双重锁定下，都是通过在髓内钉中插入螺钉来控制稳定性。

是否扩髓

■ 扩髓已被证实可引起骨膜血供的严重破坏，并增加感染率。然而，更粗和匹配更紧密的髓内钉的优点似乎抵消了局部生物学破坏的潜在负面影响以及对肺的负面影响，尤其是在多发伤的情况下。然而，也不能一概而论，必须考虑骨折类型、骨折生物学特征和患者自身的情况（图 24-19）。

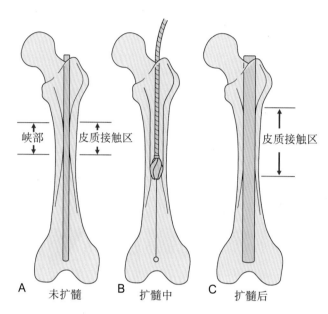

图 24-19　图 A ~ C 显示，股骨髓内钉在使用扩髓和不使用扩髓的情况下，髓内钉直径及皮质接触的差异（经许可引自 Browner BD, et al, eds. Skeletal Trauma. 5th ed. Philadelphia: Elsevier; 2015. Figure 8-58.）

外固定

■ 外固定架目前常用于开放性骨折的治疗，尤其是下肢骨折。
■ 在骨中置入多个针，并与外部的棒互相连接。
■ 很多因素可以影响外固定架的稳定性，最重要的是针的尺寸。除此之外，还有骨折端的接触面积，置针的数目，不同平面上的置针，增加杆的尺寸，增加针之间的间距，减少骨与杆之间的距离等。
■ Ilizarov 外固定架是一种圆形外固定架，可用于多种骨折；然而，它大多数情况下用于治疗骨不连和骨畸形（图 24-20）。

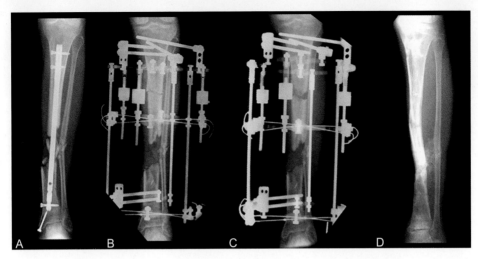

图 24-20　髓内钉感染的 X 线片（A），拔除髓内钉，清创，并以 Ilizarov 外固定器固定后的 X 线照片（B，C，D）

（经许可引自 Browner BD, et al, eds. Skeletal Trauma. 5th ed. Philadelphia: Elsevier; 2015. Figure 11-34, B、C.）

推 荐 阅 读

1. The classic. The aims of internal fixation. Clin Orthop Relat Res. 1979;(138): 23-25.

2. Einhorn TA, Gerstenfeld LC. Fracture healing: mechanisms and interventions. Nat Rev Rheumatol. 2015; 11(1): 45-54.

3. Pauwels F. Biomechanics of the Locomotor Apparatus. Berlin/Heidelberg/New York: Springer Verlag; 1980.

4. Küntscher G. Praxis der Marknagelung. Stuttgart: Schattauer; 1962.

5. Kempf I, Grosse A, Beck G. Closed locked intramedullary nailing. Its application to comminuted fractures of the femur. J Bone Joint Surg Am. 1985; 67(5): 709-720.

6. Miclau T, Martin RE. The evolution of modern plate osteosynthesis. Injury. 1997; 28(suppl 1): A3-A6.

7. Mueller ME, Schneider R, et al. Manual of Internal Fixation: Techniques Recommended by the AO-ASIF Group. 3rd ed. Berlin: Springer Verlag; 1990.

8. Perren SM, Cordey J, Enzler M, Matter P, Rahn BA, Schlapfer F. [Mechanics of bone screw with internal fixation plates (author's transl)]. Unfallheilkunde. 1978; 81(4): 201-218.

第 25 章

骨牵引钉放置：股骨、胫骨、跟骨

原著 Amar Arun Patel | Stephen M. Quinnan

最少病例数要求

无

常用 CPT 码

- CPT 码：20690- 使用单平面（穿针或固定针），单侧外固定系统
- CPT 码：27193- 骨盆环骨折、脱位、分离或半脱位的闭合治疗；无须手法操作
- CPT 码：27222- 髋臼骨折的闭合治疗；手法复位，有或无骨牵引
- CPT 码：27232- 股骨转子间、转子周围或转子下骨折的闭合治疗；手法复位，有或无皮肤或骨牵引
- CPT 码：27501- 股骨髁上或髁间骨折的闭合治疗，向或不向髁间延伸，无须手法复位
- CPT 码：27502- 股骨干骨折的闭合治疗，手法复位，有或无皮肤或骨牵引

常用 ICD9 码

- 808.0- 髋臼闭合性骨折
- 808.1- 髋臼开放性骨折
- 808.43- 闭合型多发骨盆骨折伴骨盆环断裂
- 808.53- 多发闭合性骨盆骨折伴骨盆环断裂
- 820.22- 闭合性股骨粗隆下骨折
- 820.32- 开放性股骨粗隆下骨折
- 821.01- 股骨干闭合性骨折
- 821.11- 股骨干开放性骨折
- 823.2- 闭合性胫腓骨骨干骨折
- 823.3- 胫腓骨骨干骨折
- 835.01- 闭合性髋关节后脱位
- 835.11- 开放性髋关节后脱位

常用 ICD10 码

- S32.4- 髋臼骨折
- S32.81- 多发性骨盆骨折伴骨盆环断裂
- S32.82- 多发性骨盆骨折，骨盆环未破裂
- S73.0- 髋关节脱位、半脱位
- S82.2- 胫骨干骨折
- S82.4- 腓骨干骨折
- S72.3- 股骨干骨折

　　骨折治疗的一个关键原则是骨折的早期对位和固定，以减少软组织损伤并减轻疼痛。这对于解除四肢神经和血管的压迫和畸形也很重要。许多长骨骨折都可以用支具充分制动；然而，更不稳定的骨折通常需要恒定的、可控的力来初始固定。在某些情况下可以考虑皮肤或兜带牵引。皮牵引和兜带牵引所施加的重量有限，否则会出现高度皮肤并发症风险。骨牵引是一种强有力的临时稳定手段，通常作为首选的临时替代方法。骨牵引可以用于暂时稳定长骨和髋臼骨折，直至手术治疗。

　　胫骨近端牵引钉是治疗股骨干骨折和高能量股骨近端骨折的一种方法。对于伴有同侧膝关节韧带损伤的患者，该方法并不适用。股骨远端牵引可用于髋臼骨折，垂直剪切骨盆骨折，不稳定髋关节脱位。跟骨牵引目前集中用于在跨越踝关节的外固定（如用于胫骨远端骨折或 pilon 骨折）中，目前已很少单独使用。一般情况下，牵引针不应穿过骨折处，也不应用于较大的创面处，或者存在骨破坏病灶的位置。

　　一般情况下，通常使用两种类型的牵引装置。第一种是中段带螺纹的斯氏针，直径为4.5mm 或 5.0mm，推荐用于成人。对于股骨骨折的儿童患者，推荐使用较小的螺纹斯氏针进行股骨远端牵引。第二种牵引方式是使用直径为 1.6 ～ 2.5mm 的光滑钢丝，将其用克氏针牵引弓绷紧。这种牵引可以用于所有骨折，但尤其有助于避开假体或植入物。

手术技术

手术室准备

- 手术前必须取得知情同意。
- 术前应行包含骨折部位和牵引钉进钉点的 X 线片。
- 如有可能，应给予床旁镇痛或麻醉。
- 将患者置于担架上或手术台上，放置于手术室中央。
- 将无菌设备应放在术者侧，不刷手的助手站在对侧。

患者体位

- 将患者置于仰卧位。

消毒铺巾

- 注意铺巾范围。铺巾时需适当兼顾定位用的骨性标记。
- 以醋酸氯己定或络合碘消毒皮肤。
- 铺单时需以无菌巾围绕术野四周。
- 一名助手应为非无菌人员，以在操作时保持肢体的位置和力线（如髌骨指向前方等）。

胫骨近端穿针

- 定位标记是胫骨结节、腓骨头、髌骨和膝关节的关节线。
- 进钉点位于胫骨结节后方 2cm，向远端 1cm 处（图 25-1）。
- 进钉方向应从外侧向内侧。

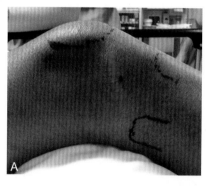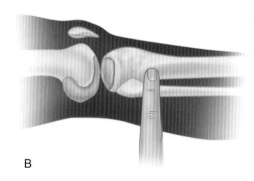

图 25-1　A. 照片；B. 示意图，显示胫骨上的穿针置入位置。放置胫骨近端牵引针的骨性标志，在胫骨近端从外向内放置牵引针。入钉点在胫骨结节后方 2cm、远端 1cm 处

（图 B 已重新绘制，根据 Tibial skeletal traction. In: Thompson SR, Zlotolow DA, eds. Handbook of Splinting and Casting. Philadelphia: Elsevier; 2012. Figure 16-5.）

- 此处常见的危险包括，偏向远端容易伤到腓神经，偏向近端则骨松质把持力不足。
- 确定进针点后，用局部麻醉药（如利多卡因）浸润麻醉皮肤和骨膜。以同样的的方法浸润麻醉出针点。
- 在入针点处做一个 1cm 长的切口。用止血钳扩张分离深层组织以远离前骨筋膜室。
- 用斯氏针触探胫骨前后缘，并将斯氏针尖端放在中点处。使用电钻或手钻，顺时针旋入斯氏针。
- 拧入斯氏针时，需确保斯氏针与水平面平行并与关节线平行。此时让助手帮你核实一下是有十分帮助的。为了防止进针时刮擦移位，在进一步钻孔之前，可以以一定倾斜角度钻钉适当以接合骨头和针，然后改变钻钉的角度再行钻钉。
- 当针头钻出远端骨皮质并紧靠皮肤时，在出钉点处做一小切口。继续钻钉，直到近端仅剩约 5cm 的斯氏针。
- 斯氏针就位后，手动将钉在轴向平面内来回拉动，以确保钉在骨内。
- 透视检查以确认针的位置（图 25-2）。

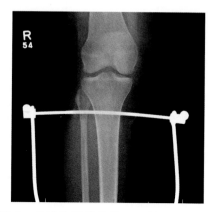

图 25-2　前后位 X 线片显示胫骨近端牵引针位于胫骨干骺端处，并平行于膝关节线

股骨远端牵引针

- 置针参考标志是髌骨、膝关节关节线和收肌结节。
- 进针点位于收肌结节 (近内上髁)。收肌结节位于股骨内侧，髌骨上极水平（图 25-3）。
- 进针方向应由内侧向外侧。
- 常见的危险是，若置针太偏近端则可能损伤收肌管中的股动脉。
- 在股骨远端下方放置一小叠手术巾，以免对侧肢体对操作的干扰。

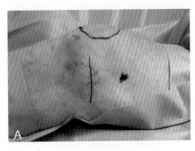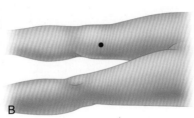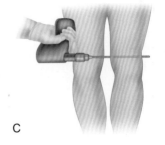

图 25-3　A，放置股骨远端牵引钉的骨性标志，从内侧向外侧置钉，沿股骨远端放置。B ~ C，进钉点位于内收肌结节处（内上髁近端），并位于髌骨上极的水平附近，股骨内侧（紫色点）

（B 和 C 根据 Femoral skeletal traction. In: Thompson SR, Zlotolow DA, eds. Handbook of Splinting and Casting. Philadelphia: Elsevier; 2012. Figure 15-7 and 15-8. 重新绘制）

- 按照前面介绍的原则置入穿针。
- 需确保牵引针平行于关节线放置而不是垂直于股骨干放置。
- 透视检查以确认牵引针位置（图 25-4）。

跟骨牵引针

- 参考标志是内踝、外踝和跟骨结节。
- 进针点位于距内踝下缘 2.5 cm、距内踝后缘后方 2.5cm 处（图 25-5）。
- 由内向外置针。
- 主要的危险是胫骨后方神经血管束。
- 按照前面介绍的原则置针。
- 确保牵引针平行于水平面，平行于距骨（大致平行于踝关节横轴）。
- 在有透视指引的情况下，跟骨牵引通常可与跨踝关节外固定架配合使用。
- 透视以确认针的位置（图 25-6）。

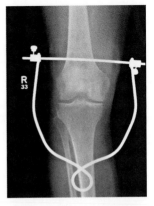

图 25-4　前后位 X 线片显示股骨远端牵引钉放置于股骨干骺端，并平行于膝关节线

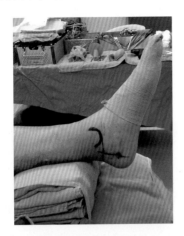

图 25-5　放置跟骨牵引钉的骨性标志。在跟骨结节处从内侧向外侧放置。入钉点在内踝尖下方 2.5cm、后方 2.5cm

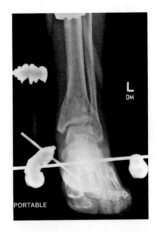

图 25-6　前后位 X 线片显示跟骨牵引针与距骨穹窿平行

安装牵引装置

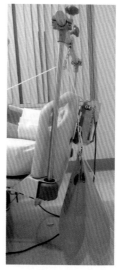

- 用断线钳切掉针尖，皮外留下约 5mm 的长度。切割端需使用尾帽。
- 以凡士林纱布包裹牵引钉两端接触皮肤处，并放置纱布卷。弯曲牵引弓并将其牢固地固定到牵引针上。将整个装置用纱布包起来。
- 在床脚处设置床架，带不带滑轮均可（图 25-7）。
- 将绳子穿过滑轮，并用外科结将其固定在牵引弓的环上。用滑结将游离端固定到牵引袋（重物）上。
- 将牵引袋填装至患者体重的 15%。大重量牵引（患者体重的 15%～20%）用于骨盆和髋臼骨折通常是可以接受的。小重量牵引（患者体重的 10%～15%）则用于儿童的 90°～90°牵引。
- 确保患者使用当前牵引设置时感到舒适。

图 25-7　牵引装置，使用带滑轮的悬挂系统将牵引弓连接至重量适当的水袋

手术步骤小结

①签署知情同意并给予适当的镇静、镇痛。
②在消毒前标记骨性参考标志和入钉点。
③用浸润麻醉入钉点和出钉点。
④做 1cm 长的切口并识别骨头。
⑤沿与关节线和地板平行的方向钻入斯氏针。
⑥手动或者用透视检查牵引钉的位置。
⑦切断牵引钉并放置顶帽。
⑧牵引重量最高可达体重的 20%。

技术要点

- 做切口前标记骨性标志。
- 在进一步钻入前，先以斜向钻入牵引针，与骨接合。
- 在置钉的过程中注意牵引钉与关节线和地板的角度关系。
- 安全起见，置钉后应将牵引钉的尖头部分剪掉。
- 手动施加轴向牵引力，测试牵引钉在骨内的稳定性。
- 牵引重量最高可达到体重的 20%。
- 仔细比对牵引前后的 X 线片。
- 注意每日穿针部位的护理，直到最终手术。

所需器械

- 带螺纹的斯氏针
- 电钻或手钻
- 手术刀
- 止血钳
- 牵引弓
- 纱布和凡士林油纱
- 牵引板（可选配滑轮）
- 牵引袋

常见问题（需要联系上级医师）

- 如果出现活动性出血，应取下牵引钉，按压止血，并向上级医师请求协助，探查伤口。
- 如果怀疑牵引钉进入关节，应取下牵引并进行 X 线检查；考虑对医源性关节开放伤经验性的使用抗生素。
- 在术前和术后均要检查和记录神经血管状况。

术后康复

　　牵引装置设置完成后应检查神经血管功能。牵引设置完成后立即进行 X 线检查。定期复查 X 线直至进行手术治疗，以评估对位情况。使用牵引的患者应每日用生理盐水、双氧水或氯己定进行穿针部位护理。牵引钉拔除后不应重复使用。

推 荐 阅 读

1. Althausen PL, Hak DJ. Lower extremity traction pins: indications, technique, and complications. Am J Orthop (Belle Mead NJ). 2002;31(1):43-47.

2. Bumpass DB, Ricci WM, McAndrew CM, Gardner MJ. A prospective study of pain reduction and knee dysfunction comparing femoral skeletal traction and splinting in adult trauma patients. J Orthop Trauma. 2015;29(2):112-118.

3. Casey D, McConnell T, Parekh S, Tornetta P 3rd. Percutaneous pin placement in the medial calcaneus: is anywhere safe? J Orthop Trauma. 2002;16(1):26-29.

4. Moskovich R. Proximal tibial transfixion for skeletal traction. An anatomic study of neurovascular structures. Clin Orthop Relat Res. 1987;(214):264-268.

5. Scannell BP, Waldrop NE, Sasser HC, Sing RF, Bosse MJ. Skeletal traction versus external fixation in the initial temporization of femoral shaft fractures in severely injured patients. J Trauma. 2010; 68(3): 633-640.

第 26 章

关节穿刺抽吸、注射（肩、肘、腕、髋、膝、踝）

原著　Brandon J. Erickson | Nikhil N. Verma

最少病例数要求
- 对上述关节的穿刺抽吸和注射未做最低病例数要求
- 但每个住院医师对这些操作均应熟悉

常用 CPT 码
- CPT 码：20610- 关节穿刺抽吸和（或）注射；主要关节或关节囊（如肩、髋、膝关节，肩峰下滑囊）
- CPT 码：20605- 关节穿刺抽吸和（或）注射；中间关节或关节囊（如肩锁、腕、肘、踝关节，鹰嘴滑囊）

常用 ICD9 码
- 711.0- 感染性关节炎
- 719.0- 关节积液
- 274.0- 痛风性关节病

常用 ICD10 码
- M00- 化脓性关节炎
- M25.40- 渗出，未指定关节关节
- M10.00- 特发性痛风，部位未指定

　　关节腔穿刺抽吸和注射是骨科医师在手术室和门诊中最常进行的操作。关节腔穿刺抽吸可以用于明确诊断，也可用于缓解疼痛或改善活动范围；虽然注射更多的作为治疗目的，但也可以用于诊断目的。

　　关节腔穿刺常用以明确关节肿胀，疼痛的病因。通常，关节腔穿刺的目的是排除诸如化脓性关节炎，痛风等疾病。对于术后、急性创伤、潜在的关节疾病导致的关节积液等情况下，关节腔穿刺还可起到缓解疼痛和改善运动功能的潜在治疗目的。

　　关节腔内注射和关节腔穿刺的主要不同之处在于，关节腔注射主要用于治疗，但也可以用于辅助诊断。关节腔内可以注射多种物质，包括富血小板血浆（PRP）、透明质酸等，更为常见的是注射局麻药和糖皮质激素的混合物，以减轻关节炎、软骨损伤或其他关节内病变导致的疼痛。在诊断方面，关节腔内注射有助于认定关节本身是疼痛的来源（如诊断

性肩锁关节注射）。如果关节内注射后疼痛完全消失,那么疼痛的来源很可能只有关节本身。然而,如果疼痛只是轻微减轻或根本没有减轻,那么关节不太可能是造成疼痛的主要原因。最后,在关节造影（计算机断层扫描或磁共振）,可以帮助诊断各种关节内病变（如髋关节和肩关节的盂唇撕裂）。

手术技术

手术室准备

- 术间准备视关节腔内穿刺抽吸或注射的具体种类而定。
- 穿刺前需准备好所有使用的物品。穿刺的利弊须事先向患者说明。
- 如患者拟行髋关节穿刺,需事先准备透视设备,行腕关节穿刺的话须事先准备小型 C 形臂。

患者体位

- 患者的体位视穿刺而定。除肩关节和膝关节的下外侧或内侧入路穿刺外,其余所有的穿刺和注射都应将患者置于仰卧位。
- 在关节穿刺抽吸或注射期间,应尽可能保持患者舒适,避免穿刺时关节周围肌肉收缩。

消毒铺巾

- 穿刺和抽吸均应注意无菌操作。
- 当行关节腔内抽吸和注射时,应先使用聚维酮碘（络合碘）棉棒消毒穿刺点部位,然后用酒精棉垫或醋酸氯己定 + 异丙醇消毒两次。此技术是本章中所有注射和抽吸消毒的标准操作,在本章的剩下部分该操作被称为标准消毒技术。
- 在所有穿刺抽吸和注射过程中,均应戴无菌手套。

膝关节穿刺抽吸

- 外上象限和内上象限穿刺。
  - 患者取仰卧位,屈膝 20°,膝下垫毛巾或枕头,确保膝关节放松。
  - 在这种姿势下,患者必须放松,因为股四头肌的收缩会牵拉髌骨,会很大程度上减少穿刺空间。
  - 触诊并标记髌骨的上、内、外侧缘。
  - 对于上外侧穿刺或注射,将针头向后方滑动至髌骨外缘和上缘交汇处（图 26-1A）。
  - 在髂胫束（IT）前方有一个软点,该处可作为进针点。
  - 以画线笔标记软点。
  - 用标准无菌技术消毒进针点。
  - 作者使用 18 号针来穿刺抽吸,用 22 号针来进行关节腔注射。
  - 以与冠状面成 45° 向足侧倾斜的角度沿矢状面插入针头,注意沿髌骨下方滑动以避免损伤软骨（图 26-1B）。
  - 当针穿破关节囊时,可触及突破感。

- 如回抽没有液体或碰到骨头可适当调整方向。
- 适当挤压膝关节内侧，以将关节积液向外侧挤，有利于抽吸。
- 小心拔除针头，并包扎穿刺点。
- 可以使用同样的技术穿刺内侧。
- 内下象限和外下象限穿刺：
  - 患者取坐位，将小腿自手术台边缘自由垂下，屈膝 90°。
  - 触诊并标记髌骨下极和髌腱内外缘（图 26-1A）。
  - 在髌腱的边缘内侧或外侧以触诊寻找软点，该点位于髌骨下极远端 0.5 ～ 1cm。
  - 用记号笔标记穿刺点，并用标准无菌技术消毒。
  - 沿冠状面进针，针尖指向髁间窝（图 26-1C）。液体自由进出关节腔时应该仅有很小的阻力。若感到阻力过大，或者病人感到明显疼痛，说明针头可能位于髌骨下脂肪垫，应该继续向深部穿刺。
  - 小心拔出针头，并包扎进针点。

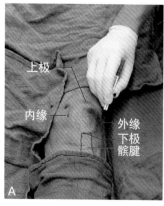 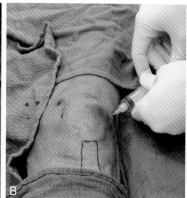 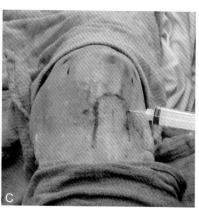

图 26-1　A. 标出髌骨的上极、下极、内缘和外缘，以及髌腱；B. 髌骨外上方穿刺注射或抽吸采用的进针位置和针轨；C. 髌骨外下方穿刺注射或抽吸采用的进针位置和针轨

踝关节穿刺

- 前内侧入路穿刺：
  - 患者取仰卧位，踝关节跖屈，标出内踝、胫骨前肌腱和足背动脉（图 26-2A）。
  - 用拇指触摸胫前肌腱和内踝之间的软点。
  - 一旦找到软点，将拇指放在胫骨远端。
  - 将足背屈和跖屈，并将拇指向远端移动，直到找到胫骨远端和距骨之间的间隙。
  - 标记此入点，并使用"标准无菌术"清洁皮肤。
  - 使用 18 号针头抽吸，使用 22 号针头注射。
  - 进针时应将针与胫骨远端平行，适当将针尖瞄向外侧，刺入关节腔。同时，进针时需将踝关节跖屈以张开关节间隙（图 26-2B）。
  - 进入关节时可触及突破感。
  - 如果针刺到骨头，则将足跖屈和背屈。

- 如果针头随跖屈和背屈而移动，说明针太偏向远端刺到了距骨；如果针头不动，说明针太偏向近端，刺到的是胫骨。
  - 据此相应地调整针道角度，进入关节后完成注射或抽吸。
  - 小心拔除注射针，包扎进针点。
- 前外侧穿刺：
  - 采用与前内侧穿刺相同的体位。标出外踝和趾伸肌腱（图 26-2C）。
  - 找到这两个结构之间的软点。在将足部背屈和跖屈的同时，将拇指从胫骨处开始向远端移动，直到摸到关节间隙。
  - 将足跖屈，将针平行于胫骨远端刺入关节腔，针尖稍向内侧偏斜（图 26-2D）。
- 完成穿刺抽吸。
  - 小心的拔除注射针，包扎进针点。

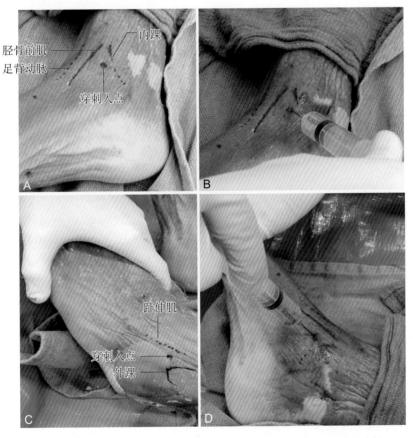

图 26-2　A. 标出内踝，胫骨前肌，足背动脉；B. 踝关节前外侧穿刺点；C. 所标记处为外踝和趾伸肌；D. 踝关节前外侧处穿刺点

髋关节穿刺抽吸

- 前外侧穿刺：
  - 髋关节通常较难穿刺，通常需要透视引导。
  - 将患者以仰卧位置于透视台上，将髋关节和腹股沟充分显露。

- 在透视辅助下，用记号笔标出髂前上棘（ASIS）、大转子、股骨颈角和股动脉搏动点（图 26-3A）。
- 必须保证在股动脉外侧穿刺。
- 进针点位于髂前上棘（ASIS）水平下方 2～3cm，腹股沟的皱褶处，根据病人的具体解剖情况和体型适当做出相应调整。
- 或者，也可以先从大转子上缘向内画一条线，再从 ASIS 向远端画一条线；两点相交的地方即是进针点。
- 进针点的内外需根据患者的体重而调整。对于肥胖患者如进针点太靠外则可能不利于针头进入关节腔。
- 标记好进针点，以标准的无菌术清洁皮肤。
- 作者使用 18 号腰穿针来穿刺抽吸，使用 22 号腰穿针进行关节内注射。
- 针的走向应与水平面大致成 45°，指向股骨头 / 颈交界处（图 26-3B）。
- 在穿刺针刺入髋关节前，均需将针芯留在腰穿针内，以免将皮肤和细菌带进关节。确定针头在髋关节内后，再取出针芯接上注射器。
- 使用透视检查针的位置，并根据透视进行相应的调整，确保针尖指向头颈交界处。
- 在透视引导下继续进针。
- 在全髋关节置换术后的（THA）患者中，可以感觉到针头碰到金属；通过透视确认针位于头 / 颈交接处。位置确认后，移除针芯，连接注射器并进行抽吸（图 26-3C）。
- 对于自体髋关节，应出现触到骨的感觉。确认针位于股骨头颈交界处，用透视确认针头位置并取下针芯。
- 如行髋关节穿刺抽吸，以注射器穿刺抽吸即可。
- 如欲行关节内注射，则需先取出针芯想关节内注射约 10ml 空气，行髋关节空气造影已确定针位于髋关节内。
- 如空气局限于关节囊内，则证明针尖在髋关节内。
- 如果空气泄漏到关节囊外，则必须重新定位、穿刺、空气造影。
- 确认针尖位于关节内后，取下空注射器，将抽有鸡尾酒的注射器连接到腰穿针上，完成关节内注射。
- 作者建议留存关节空气造影的图像资料，并保留在患者患者病案内。
- 小心拔出针头，并给予包扎。

■ 直接前方穿刺：
- 患者体位和需标记的体表标记与前外侧入路相同。
- 该入路位于股动脉外侧 1～2 cm 处，因此适当标记是至关重要的。一旦清晰的标记出了股动脉搏动位置，将一个不透射 X 线的物体放置在皮肤上，以确定头 / 颈交界处的位置。
- 在此处做标记，并用标准无菌术清洁。
- 在股动脉搏动点外侧 1～2cm 处垂直于水平面向下刺入髋关节腔。
- 一旦进入关节腔，用与前外侧入路相同的方式进行抽吸或注射。
- 小心拔除针头，并包扎。

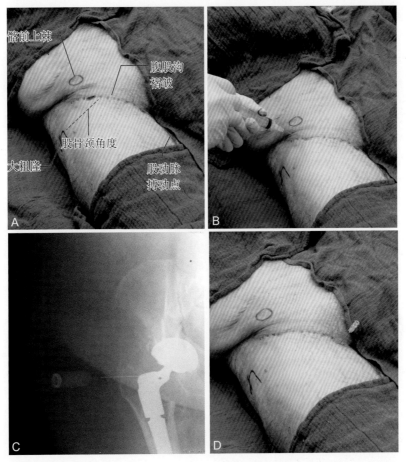

图 26-3　A. 图中标记出髂前上棘（ASIS）、大转子、股动脉、股骨颈轨迹；B. 髋关节前外侧穿刺的进针点；C. 以透视图像确认针在关节内的位置；D. 髋关节前方穿刺注射或抽吸的进针点

肩关节穿刺

■ 后侧入路穿刺

- 患者坐在椅子或床上，背部适当支撑，所操作肩关节远离椅子靠背或床。
- 让患者取坐位而不是站位，以避免患者出现头晕、晕倒等问题。
- 显露肩关节和后方肩峰，标出肩胛冈、肩峰后外侧缘、肩峰外缘和喙突。
- 用示指和拇指捏起肩峰的后外侧缘。
- 肩峰后外侧缘向下、向后 2cm 处做标记。
- 标记该点作为穿刺点（图 26-4A）。以拇指和示 / 中指握住肱骨头，确定关节线。
- 标记完成后用标准的无菌技术清洁皮肤。
- 以一只手持腰穿针，将另一只手的手指放在喙突上。
- 作者使用 18 号腰穿针进行抽吸，使用 22 号腰穿针进行注射。
- 将针尖指向喙突，大致与地面平行，但同时需要将盂肱关节后倾考虑在内。
- 保留针芯，直到确信针头位于肩关节内时才可以撤出针芯连接注射器（图 26-4B）。
- 将针刺入，直到感到突破感。出现突破感表明已进入关节腔。

- 如果真触到了骨质，则试着将手臂内外旋。
- 如果针随着手臂旋转而动，说明穿刺太靠外刺到了肱骨头。
- 如果针不随手臂旋转，说明穿刺太靠内，刺到了肩胛骨上。
- 据此调整针头位置，直到出现突破感，针头进入关节腔。
- 一旦确认进入关节腔，撤出针芯连接注射器进行关节抽吸和注射。
- 小心拔除穿刺针，包扎穿刺部位。

■ 前方穿刺
  - 患者体位和所用设备与后侧入路穿刺相同。
  - 患者的位置和设备与前面所述相同。
  - 如前所述，标出喙突和肩峰（图 26-4A）。
  - 穿刺点位于喙突的外侧，针尖适当略指向内下，以避开肌皮神经（图 26-4C）。
  - 与后入路穿刺一样，适当旋转手臂，以协助调整针头方向。
  - 确信针尖刺入关节囊后，完成关节腔穿刺抽吸和注射。
  - 小心拔出穿刺针，包扎穿刺部位。

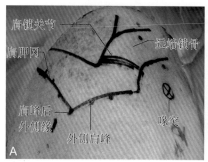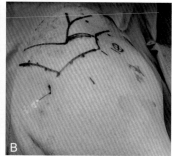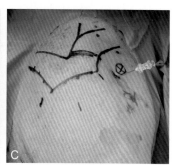

图 26-4　A.标记肩峰的后外侧缘、外侧缘和后缘，喙突、肩锁关节和锁骨远端；B.肩关节后入路穿刺抽吸、注射的进针点；C.肩关节前入路穿刺抽吸、注射的进针点

肘关节穿刺

■ 桡骨头、鹰嘴和外上髁之间构成一个三角形。该三角形内构成软点。最常见的肘关节穿刺点就是该处。
■ 患者取仰卧位，肘部轻微弯曲。
■ 标出肱骨外上髁、鹰嘴和桡骨头（图 26-5A）。
■ 有时桡骨头很难触到。将腕关节内外旋以移动桡骨头，以辅助触诊。
■ 标记完成后，在这些骨性结构之间触摸到软点。此处即是入口。
■ 使用标准无菌技术清洁皮肤。
■ 作者使用 18 号针头来穿刺抽吸，使用 22 号针头进行注射。
■ 将针平行于肱骨远端刺入，针尖指向前内侧（图 26-5B）。
■ 将针刺入，直到感觉到突破感。出现突破感表示已经进入关节。
■ 如果针头刺中骨质，则将手腕旋前或旋后，以移动桡骨头。
■ 如果感觉到针头与骨一起移动，则进针点太远，刺入了桡骨头。

■ 如果针头并不随之而动，说明针头太靠近端或太过指向前方或者后方。

■ 相应地调整针尖方向，直至进入关节，然后完成穿刺抽吸或注射。

■ 小心地拔除针头，并给予包扎。

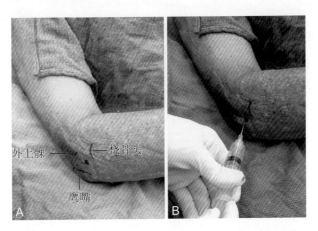

图 26-5　A. 标记肱骨外上髁，鹰嘴，桡骨头；B. 肘关节外侧穿刺抽吸或注射

腕关节穿刺

■ 由于关节空间狭小，所以腕关节是一种最难穿刺的关节之一。

■ 如果术者不愿意根据解剖标志定位进行抽吸，可以使用透视辅助确认针的位置。

■ 患者取仰卧位，将腕关节置于手托上并轻微弯曲腕关节。

■ 伸展拇指抵抗阻力，触诊拇长伸肌（EPL），并沿拇长伸肌腱触诊桡骨背侧的李斯特结节（EPL 通过尺骨，到达李斯特结节）。

■ 标出李斯特结节（桡骨背侧远端的隆起；图 26-6A）。

■ 屈腕、尺偏、适当牵引，可以辅助打开关节间隙。

■ 如果在没有助手的情况下进行穿刺抽吸或注射，可以用手指夹悬吊手部以完成牵引力和尺偏。

■ 穿刺点略偏尺侧，位于李斯特结节远端 1cm。

■ 标记穿刺点，用标准无菌技术消毒皮肤。

■ 作者使用 18 号针头穿刺抽吸，使用 22 号针头进行注射。

■ 穿刺时将针尖适当指向近端（10°～15°），以抵消桡骨远端的掌侧倾斜（图 26-6B）。

■ 可用透视确认针尖是否位于关节内。

■ 如果针尖刺中骨质，可适当屈伸腕关节并相应地调整穿刺方向（如果针随着手部移动，则针很可能刺入了腕骨中，并且应该适当向近端移动，但是如果它不随手部移动，则针很可能刺入桡骨，并且应该适当向远端移动）。

■ 针尖进入关节后，完成穿刺抽吸和注射。

　● 小心拔除针头，并适当包扎。

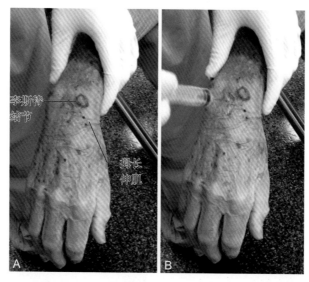

图 26-6　A.标记李斯特结节，指长伸肌腱；B.腕关节背侧入路穿刺抽吸、注射的进针点

手术步骤小结

①确定患者体位正确，设备齐备。

②如有必要使用术中透视或小型 C 形臂。

③标记抽吸或注射部位。

④用络合碘和酒精或葡萄糖氯己定＋异丙醇消毒术区。

⑤将针刺入关节。

⑥确定定位正确，进行穿刺抽吸或注射。

⑦如果进行抽吸，则应先取下穿刺用的针头并丢弃；在将液体注入化验管之前，使用标准的无菌技术将新的无菌针头连接到注射器上。

⑧用葡萄糖酸氯己定＋异丙醇或酒精消毒标本化验管顶部，并将液体注入管内。

⑨每向一个新管子注射液体前均需更换针头。

⑩如果是抽吸，尽可能在不导致疼痛的情况下抽吸所有的液体，因为这样可以减轻患者的疼痛。

技术要点

● 刺入针头时避免撞击软骨。

● 确保无菌，以避免引起化脓性关节炎或污染样本。

● 作者不建议使用利多卡因皮下注射，因为这会导致患者被刺 2 次。

● 如果难以进入关节，移动关节观察针头是否移动是确定针头调整方向的重要工具。

所需器械

● 所有的抽吸均使用 18 号针头（髋关节、肩关节，或膝关节需使用腰穿针）

● 所有的注射均使用 22 号针头（髋关节、肩关节，或膝关节需使用腰穿针）

● 酒精棉或者葡萄糖酸氯己定＋异丙醇

- 红头化验管或紫头化验管
- 络合碘消毒棒
- 4 枚 10ml 注射器
- 局部麻醉药物，短效和长效均需采用，小剂量激素（如果需要的话）

常见问题（需要联系上级医师）

- 在抽吸前确认针头位于关节内（而不是在骨内或软组织内）。
- 如果尝试 2 次后抽吸关节均未见液体，请呼叫上级医师。
- 使用足够长的针头穿刺到达关节；尤其是在穿刺或注射髋关节和肩关节，或者是肥胖患者的膝关节操作。
- 如果回抽没有液体，可尝试注入无菌盐水，以获得样本并确认针头位置适当。

术后康复

　　关节穿刺抽吸后，术后处理包括绷带包扎及在 24 小时内保持穿刺部位的清洁。可用冰敷和非处方类非甾体抗炎药（NSAIDS）来缓解注射引起的疼痛或肿胀。应充分告知患者，注射后 1 ～ 3 天疼痛可能会加重，而后才能发现原先症状的好转。进一步的治疗则取决于关节病变的诊断。

推 荐 阅 读

1. Griffet J, Oborocianu I, Rubio A, Leroux J, Lauron J, Hayek T. Percutaneous aspiration irrigation drainage technique in the management of septic arthritis in children. J Trauma.2011; 70(2): 377-383.
2. Hansford BG, Stacy GS. Musculoskeletal aspiration procedures. Semin Intervent Radiol. 2012; 29(4):270-285.
3. Skeete K, Hess EP, Clark T, Moran S, Kakar S, Rizzo M. Epidemiology of suspected wrist joint infection versus inflammation. J Hand Surg [Am]. 2011; 36(3):469-474.
4. Roberts DW, Roc GJ, Hsu WK. Outcomes of cervical and lumbar disk herniations in Major League Baseball pitchers. Orthopedics. 2011; 34(8):602-609.

第 27 章

筋膜室综合征：腿部四筋膜室松解术

原著　John P. Begly | Kenneth A. Egol

最少病例数要求

- 治疗腿部骨筋膜室综合征时需行四筋膜室松解术
- 可能同时需要冲洗和清创
- 延迟的一期缝合与中厚皮瓣移植

常用 CPT 码

- CPT 码：20950- 组织静水压监测（包括插入设备；如带芯导管，针头测压技术）用于检测骨筋膜室综合征
- CPT 码：27894- 减压性筋膜切开术，腿部；前骨筋膜室或外侧、后骨筋膜室，清除无生机的肌肉或神经
- CPT 码：27893- 减压性筋膜切开术，腿部；仅后筋膜室，清除无生机的肌肉或神经
- CPT 码：27600- 减压性筋膜切开术，腿部；仅前或外侧骨筋膜室
- CPT 码：27601- 减压性筋膜切开术，腿部；仅后骨筋膜室
- CPT 码：27602- 减压性筋膜切开术，腿部；前筋膜室或侧筋膜室以及后筋膜室

常用 ICD9 码

- 958.90- 骨筋膜室综合征，未明确
- 958.92- 下肢创伤性骨筋膜室综合征，髋、臀、大腿、小腿、足、足趾的创伤性筋膜室综合征

常用 ICD10 码

T79A0- 骨筋膜室综合征，未指定

　　急性骨筋膜室综合征的定义是在闭合的骨筋膜室内，骨筋膜室内的压力病理性升高。骨筋膜室综合征是真正意义上的骨科急症。间隔室的刺激性创伤会导致组织压力增加，毛细血管流量减少，局部细胞缺氧，从而进一步增加水肿并升高间室压。这样，压力引起的坏死形成了一个恶性循环。在室间隔综合征出现后的 8 小时内即可出现不可逆的肌肉损伤，而严重神经损伤的出现可能仅需 6 小时。如果没有有效的、准确的诊断和治疗，可能导致严重的致死率和长期的残疾。

　　对骨筋膜室综合征有深入的认识和高度的警觉性，对于急性下肢骨筋膜室综合征的诊断和治疗是至关重要的。骨筋膜室综合征的年发病率为 3.1/10 万人。骨筋膜室综合征最常见的原因是胫骨骨折（36%），其次是钝性软组织损伤（23.2%）；McQueen 与其同事在他们的研究中发现，7% 的急性胫骨骨折患者出现了急性骨筋膜室综合征。尽管急性骨折与

骨筋膜室综合征间有很强的相关性，但筋膜室综合征也可以由其他原因导致。任何引起腔室压力升高的病理生理过程，包括出血、烧伤和紧束的包扎和石膏、支具，都会增加患者出现骨筋膜室综合征的风险。

急性骨筋膜室综合征主要依靠临床诊断。骨筋膜室综合征典型的症状包括五个 P：疼痛（Pain）、苍白（Pallor）、瘫痪（Paralysis）、无脉搏（Pulselessness）和感觉异常（Paresthesia）。被动伸展时的疼痛和与检查不成比例的疼痛是最敏感的检查发现。查体的结果很可能是不可靠的，阴性的症状体征可能更有意义。此外，体格检查往往会受到外伤的影响，而且只适用于对刺激有反应的患者。由于上述限制，查体通常需辅以间膜室直接测压。可以使用多种设备和技术测量骨筋膜室压力，包括专用的商业套装、动脉线、Whitesides 三通装置、针头测压和芯导管等（图 27-1 和图 27-2）。当测量的筋膜室的室内压和舒张压之间的差值小于 30mmHg 时，就表明存在骨筋膜室综合征。

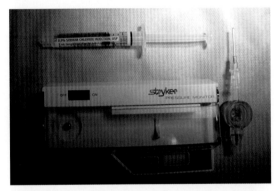

图 27-1　Stryker（Stryker Corporation, Kalamazoo, MI）筋膜室压强监测仪。该套件包括预充注射器、压力监测器、传感器和针头。针头与传感器相连，而后再将其与注射器连接。然后，将组装好的注射器和针头放入压强监测器中，关上盖子并锁定

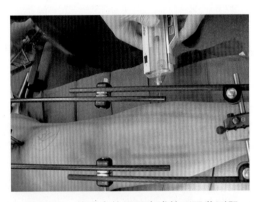

图 27-2　使用中的组配完成的压强监测器

需要注意的是，只要做出了骨筋膜室综合征的临床诊断，无论是否行间膜室内侧压，患者都应该被紧急带到手术室手术减压。手术的目标包括降低升高的筋膜室内压，重建组织灌注，清除坏死组织。

手术技术

手术室准备

- 在行骨折固定的时候使用透射放射线的手术台。
- 在行骨折固定时，将一个大型 C 形臂置于在患肢的对侧。

患者体位

■ 患者取仰卧位。
■ 将患者髋关节垫起，以方便操作手术肢体。当使用单切口入路时，此举十分有帮助。
■ 患肢缠绕止血带，但不充气。

消毒铺巾

■ 以严格的无菌术消毒铺巾。
■ 注意，对于开放性损伤的患者应使用防水敷料、防水巾等铺巾，因为术中需行冲洗。
■ 应保证铺巾结束后，患肢可以相对不受限的活动。

骨筋膜室测压

■ 使用记号笔标记相关解剖标志，包括腓骨轮廓、腓骨头和外踝。
　● 外侧骨筋膜室：在腓骨边缘或腓骨后方进行测压（图 27-3）。
　● 前骨筋膜室：在腓骨和胫骨前嵴之间的肌腹进行压力测量（图 27-4）。
　● 后骨筋膜室浅部：测量腓肠肌后内侧压。
　● 后骨筋膜室深部：测量小腿远侧半，胫骨后内侧缘的压力。

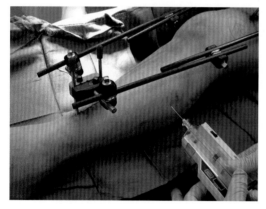

图 27-3　外侧骨筋膜室测压

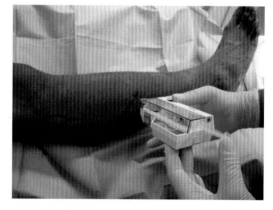

图 27-4　前骨筋膜室测压

双切口法

■ 双切口技术是最常用的技术，因为其相对技术简单，减压可控，安全性良好。
■ 使用前外侧切口减压前骨筋膜室和外侧骨筋膜室（图 27-5）。
■ 在腓骨和胫骨前嵴中间做一纵向的切口。
■ 切口范围是腓骨头远端 5cm 至外踝近端 5cm。切口总长度应在 15 ～ 25cm。
■ 游离皮下组织，广泛显露筋膜室（图 27-6）。
■ 在外侧骨筋膜室、前骨筋膜室上方做一横切口，该切口下方可找到肌间隔。必须注意，避免损伤腓浅神经。该神经位于肌间隔后方，可在外踝近端约10cm 处的切口下方处遇到，从外侧筋膜室向前方筋膜室走行。

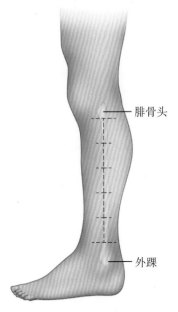

图 27-5　小腿有相关解剖标志和标记的前外侧切口。前外侧切口位于腓骨和胫骨前嵴之间，位于前筋膜室和外侧筋膜室之间的肌间隔前方

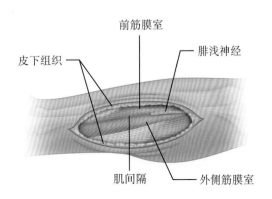

图 27-6　筋膜切开后，筋膜室松解前的视图。可在筋膜上做一个小的横向切口，以便直接看到前骨筋膜室和外侧筋膜室之间的肌间隔

- 将皮肤向前牵拉，用 Metzenbaum 剪刀对整个前骨筋膜室进行减压，沿胫骨前肌走行方向切开筋膜（图 27-7）。
- 将皮肤向后牵，沿腓骨干走行方向切开筋膜（图 27-8），完成外侧骨筋膜室减压。

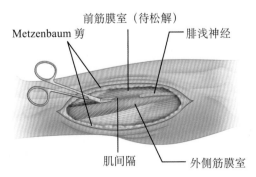

图 27-7　前室筋膜松解。可以将剪子尖端通过先前在筋膜中做的切口处插入

剪刀尖端应与神经血管结构保持一定角度。前筋膜室和外侧筋膜室应分别做单独的纵向切口，以避免对肌间隔和腓浅神经造成医源性损伤

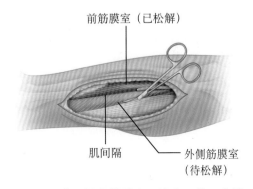

图 27-8　减压侧方筋膜室。注意：剪刀尖端与神经血管结构需保持一定角度

- 通过位于小腿后内侧（胫骨后缘的后方约 2.0cm）处的纵行切口进入后骨筋膜室浅部和深部。如前所述，分离至筋膜（图 27-9 和图 27-10）。
- 找到从后向前穿过伤口的隐血管和隐神经。找到神经血管后将其向前方适当牵开。
- 做一横切口定位肌间隔。

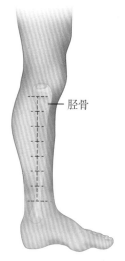

图 27-9　标记后内侧切口，位于胫骨后缘后方 2cm 处，用于后筋膜室浅部和深部的减压

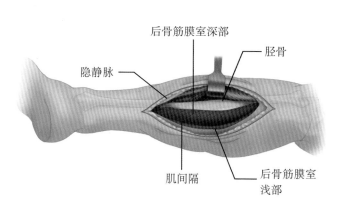

图 27-10　松解前的后筋膜室深部及后筋膜室浅部。在使用该入路的过程中，应注意保护隐静脉。与使用前外侧切口类似，筋膜上也应做一个小的横向切口，这样可以直接看到深筋膜室和浅筋膜室之间的肌间隔。切开深筋膜室的筋膜后，用剪刀向近端减压，并深入到比目鱼肌桥，以便将比目鱼肌桥从其胫骨附着点处松解

- 通过切开整个腓肠肌复合体表面的筋膜，完成对整个后骨筋膜室浅部的减压。
- 通过切开趾长屈肌表面的筋膜完成整个后骨筋膜室深部的减压。如果继续向近端减压时遇到比目鱼肌桥，则应使用电刀将比目鱼肌桥从肌肉止点处松解下来，从而显露后骨筋膜室深部的近端，并实现完全减压（图 27-11）。

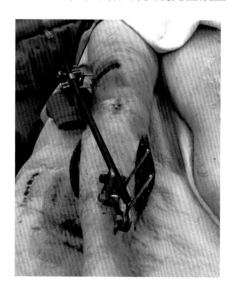

图 27-11　后筋膜室和前外侧筋膜室的筋膜切开术，联合下肢外固定架
（经许可引自 Cole PA, Lafferty PM, Levy BA, Watson JT. Tibial plateau fractures. In: Browner BD, Jupiter JB, Krettek C, Anderson PA, eds. Skeletal Trauma: Basic Science, Management, and Reconstruction. 5th ed. Philadelphia: Elsevier; 2015. Figure 62-2.）

单切口法

- 在腓骨后方沿腓骨走行方向做一纵向切口，从腓骨头远端 5cm 处开始，到外踝近端 5cm（图 27-12 和图 27-13）。

- 切开皮下组织，识别并切开筋膜，显露肌间隔。
- 如前所述，进行前外侧骨筋膜室的完全减压。
- 向后游离皮肤，小心抬起并向后牵拉外侧骨筋膜室的肌肉组织，以找到后肌间隔。
- 完全松解后骨筋膜室浅部的筋膜。
- 找到外侧筋膜室和后方浅筋膜室间的间隙，并通过向腓骨近端分离比目鱼肌并沿骨膜下解剖腓骨长肌来扩大该间隙。沿该间隙减压切开筋膜。
- 将组织向后牵拉，找到胫骨后肌筋膜的附着点，并沿纵向切开。

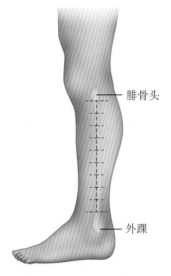

图 27-12　单切口法使用的外侧切口

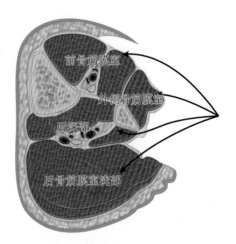

图 27-13　小腿筋膜室的横截面示意图，显示通过单一切口进入全部四个筋膜室

清创缝合

- 无论使用哪种松解技术，均应去除尽可能多的坏死组织以彻底清创，这一点至关重要。
- 封闭创口的方法有很多，包括延迟的一期缝合，刃厚皮植皮，皮肤牵张术和真空辅助的伤口闭合。

手术步骤小结
①沿需松解的骨筋膜室的全长做纵行切口。
②进行皮下解剖松解，确定肌间隔。
③识别并保护关键的神经血管结构。
④完全减压室间隔筋膜。
⑤彻底清理坏死组织。
⑥延迟关闭伤口。此举在消除肿胀的同时也可避免在张力下进行伤口缝合。

技术要点

- 麻醉状态可能会增加发生骨筋膜室综合征的风险。
  - 血压是筋膜室测压结果解读的重要因素。
  - 麻醉下的患者通常处于低血压状态，这种低血压状态会降低骨筋膜室综合征发生时所需要的绝对压力。
- 筋膜室内的压力并不均匀。
  - Heckman 及其同事发现，损伤部位 5cm 范围内的室间隔压力最高。
  - 因此，应在每个筋膜室中的不同部位进行多次测压，包括损伤部位的远、近端各 5cm 范围。
- 不管哪个筋膜室最有可能受到影响，以及在哪个筋膜室进行测压，均应对所有筋膜室进行减压。
- 在可能的情况下，建议在减压骨筋膜室综合征的同时对骨折进行外固定或内固定。
  - 这些固定方式允许在不使用石膏和限制性绷带的情况下保持骨折稳定。这些石膏和限制性绷带可能不利于对术后神经血管状态和筋膜室压力的观察。
- 皮肤切口的长度应与所减压的筋膜室肌肉的长度相同。
  - Cohen 及其同事发现，尽管进行了筋膜全长切开，不合适的切口会阻止肌肉膨胀扩张，导致筋膜室压力增加。
- 切开后 2 ~ 3 天返回手术室，可以更好地评估坏死程度和肌肉活力。
- 在某些特殊的情况下（包括严重的软组织损伤、小腿内侧污染、远端单血管灌注，以及需要皮瓣覆盖时），可首选单切口减压。
- 进行筋膜切开术时，应使剪刀远离主要的神经血管结构。
- 如有可能，尽量保留穿支血管以保持皮瓣的灌注。
- 在筋膜切口周围做小的松解切口可以有利于减张并有助于愈合。

所需器械

- Stryker 筋膜室测压系统
- 髋关节下方体位垫
- 基础骨科器械
- 电刀
- 生理盐水
- 缝合用物：缝线，弹性绷带，或负压封闭系统
- 大型的 C 形臂，在存在骨折并拟行固定时使用

常见问题（需要联系上级医师）

- 骨筋膜室综合征不仅是一种骨科诊断；系统性后遗症（如肌肉坏死）可导致多器官衰竭，甚至致死。
  - 术者必须警惕患者出现的任何失代偿情况，并分辨出何时需要额外的支持治疗。
- 坏死组织未充分清除。
- 未能完全减压后筋膜室深部。
- 在伤口张力过大时进行缝合。
- 术后使用限制性的固定物或敷料。

术后康复

术后应将患者肢置于非加压的敷料中，维持足踝和足置于中立位。

注意维持患肢抬高。

注意需行一系列的神经血管和骨间膜室检查。

术后需对骨筋膜室综合征的全身症状进行监测，并根据临床表现给予支持性治疗。

通常情况下，患者会在初次手术后的 2～3 天返回手术室进行再次清创或延期缝合。这取决于切口的情况、患肢的整体状况以及患者术后恢复情况。

术后随访

患者应于筋膜切开减压术后 2 周内返院进行术后评估。

此后，患者应在术后 6 周、3 个月、6 个月和 1 年返院进行骨科情况的评估。

如果术后出现并发症，则复诊间隔应相应做出调整，以提供适当治疗。

推 荐 阅 读

1. Cohen MS, Garfin SR, Hargens AR, et al. Acute compartment syndrome. Effect of dermotomy on fascial decompression in the leg. J Bone Joint Surg Br. 1991; 73(2):287-290.

2. Cooper GC. A method of single-incision, four compartment fasciotomy of the leg. Eur J Vasc Surg. 1992; 6(6):659-661.

3. Heckman MM, Whitesides TE Jr, Grewe SR, Rooks MD. Compartment pressure in association with closed tibial fractures. The relationship between tissue pressure, compartment, and the distance from the site of the fracture. J Bone Joint Surg Am. 1994; 76(9):1285-1292.

4. Janzing HM, Broos PL. Dermotraction: an effective technique for the closure of fasciotomy wounds: a preliminary report of fifteen patients. J Orthop Trauma. 2001; 15(6):438-441.

5. Kakagia D, Karadimas EJ, Drosos G, et al. Wound closure of leg fasciotomy: comparison of vacuum assisted closure vs shoelace technique: a randomised study. Injury. 2014; 45(5):890-893.

6. McQueen MM, Court-Brown CM. Compartment monitoring in tibial fractures. The pressure threshold for decompression. J Bone Joint Surg Br. 1996; 78(1):99-104.

7. McQueen MM, Gaston P, Court-Brown CM. Acute compartment syndrome. Who is at risk? J Bone Joint Surg Br. 2000; 82(2):200-203.

8. Rorabeck CH, Clarke KM. The pathophysiology of the anterior tibial compartment syndrome: an experimental investigation. J Trauma. 1978; 18(5):299-304.

9. Zannis J, Angobaldo J, Marks M, et al. Comparison of fasciotomy wound closures using traditional dressing changes and the vaccum assisted closure device. Ann Plast Surg. 2009; 62(4):407-409.

第28章

胫骨平台骨折切开复位内固定术

原著 Michael C. Willey | Matthew Karam | J. Lawrence Marsh

常用 CPT 码
- CPT 码：27530-闭合性胫骨骨折，近端（平台）无操作
- CPT 码：27532-闭合性胫骨骨折，近端（平台）有或无操作，有骨牵引
- CPT 码：27535-胫骨骨折的开放治疗，近端（平台）；单髁，包括内固定（如果需要的话）
- CPT 码：27536-胫骨骨折开放治疗，近端（平台）；双髁，有或无内固定

常用 ICD9 码
- 823.0- 胫骨平台骨折
- 823.10- 开放性胫骨平台骨折
- 823.02- 胫骨平台骨折伴腓骨骨折
- 823.12- 开放性胫骨平台骨折伴腓骨骨折

常用 ICD10 码
S82.10 - 未指定的胫骨上端骨折

　　胫骨平台骨折的围术期处理和手术治疗经验对于骨科手术学员来说是必不可少的。胫骨近端的任何关节内骨折都被归类为胫骨平台骨折。这种广意分类方法将关节面损伤的严重程度、胫骨干骺端骨折、向胫骨干延伸的骨折及软组织损伤包含在内。处理这些损伤的骨科医师必须知道这些损伤的特点将会如何影响手术。

　　高能量胫骨平台骨折通常发生在年轻、活动多且骨量结实的人身上，而低能量损伤，如跌倒等，通常发生在有骨质疏松的患者身上。作用于下肢的力的大小和方向决定了损伤模式。Schatzker 在 1974 年描述了导致胫骨近端关节骨折的分类，以至于此后的外科医生沿用这些术语来描述这些损伤。学会描述这些骨折的术语对于外科医师之间的沟通是很重要的。描述这种骨折特征的常用术语有劈裂，凹陷，或劈裂 - 凹陷，以及描述骨折的位置的术语，包括内侧髁，外侧髁，或双髁。图 28-1 中显示了由 Schatzker 描述的骨折方式。

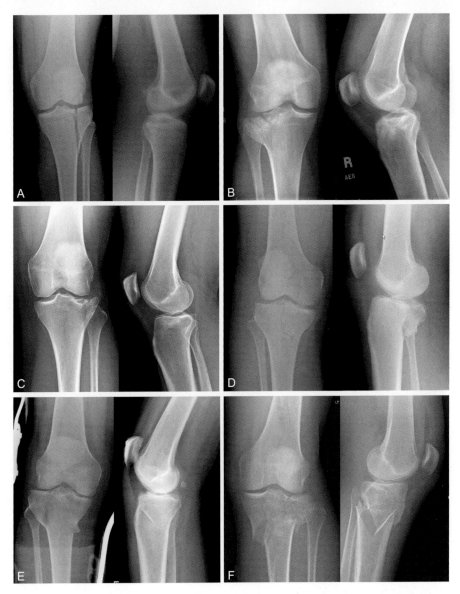

图 28-1　胫骨平台骨折的 Schatzker 分型。A. 外侧劈裂型骨折，无压缩；B. 外侧劈裂性骨折骨折伴压缩；C. 外侧压缩性骨折，但外侧皮质完整；D. 内侧平台孤立性骨折；E. 髁间骨折，髁间棘完整；F. 双髁骨折伴胫骨近端骨折，关节骨块与骨干分离

　　一些描述性的术语也用于描述常见的骨折类型，包括后内侧斜行骨折（图 28-2）、骨折脱位（图 28-3）和胫骨干分离的胫骨平台骨折（图 28-4）。骨合成 / 骨科创伤协会（AO/OTA）分型是将这些骨折的用字母 - 数字的方法进行分类，可以更好地区分损伤类型和严重程度。外侧髁的劈裂凹陷型是最常见的分型，原因是膝关节自身的 5°～ 7°的外翻对位特点，并且膝关节外侧最易受到撞击。在外侧受击的情况下，内侧副韧带充当膝关节外翻活动的铰链，导致外侧关节面的破坏。双髁型通常发生轴向的负荷损伤时。内翻负荷可导致内侧损伤。

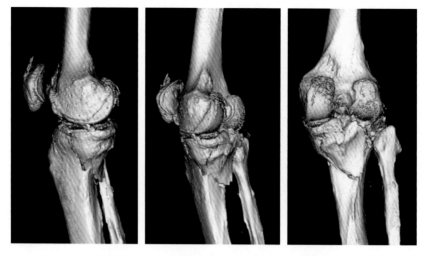

图 28-2　胫骨平台后内侧劈裂的 CT 三维重建

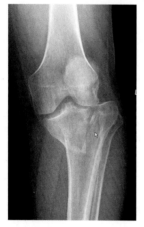

图 28-3　X 线片显示胫骨内侧
平台骨折伴脱位

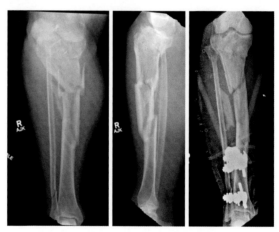

图 28-4　胫骨干分离型胫骨平台骨折

　　严重的软组织损伤多发生在双髁骨折、骨折移位及干骺端分离型骨折上。这些患者经常需要跨膝式外固定。以使得软组织在切开复位内固定之前能够愈合。开放性创伤和骨折水泡是使用跨膝式外固定＋二期内固定或直接最终外固定的适应证。骨筋膜室综合征常见于高能量损伤患者。Stark 和他的同事报道了在使用外固定架固定后的患者中，18% 的双髁胫骨平台骨折患者及 53% 的合并脱位的内侧平台骨折患者出现了骨筋膜室综合征。这凸显了在一些高能量损伤患者 (尤其是合并骨折脱位的患者) 监测骨筋膜室综合征的重要性。

　　自 20 世纪 80 年代以来，现代技术已经可以很好地完成胫骨平台骨折切开复位内固定。重大的技术进展发生在手术入路、复位技术和固定方法上。恢复下肢力线已被证明可以改善患者预后。与此相反，胫骨近端关节面允许存在不太严重的畸形。胫骨平台骨折切开复位内固定最常用的入路是前外侧和后内侧直接入路，以直达骨折处。这些入路也可选择性的用于双髁骨折。入路的选择取决于骨折的模式及局部软组织情况。本章接下来的部分重点介绍了入路、复位技术，骨缺损填充及内固定方法的要点，这些对于处理复杂外伤很重要。

手术技术

手术室准备

■ 将可透射 X 线的手术床放在术间中央，以便于术者、助手、技师、麻醉团队的操作。大型 C 形臂垂直于患者，放在患者的手术侧的对面。器械盘和器械护士、技师位于术侧，在术者的身后。

患者体位

■ 该术通常取仰卧位。将垫子置于患者髋关节下，以抵消患肢的旋转。用非无菌可透射 X 线的平台装置适当将患肢抬起，或者在消毒铺单完成后以无菌体位垫将患肢垫起。这样可以方便地使用前外侧入路或前外侧、后内侧联合入路。对于不太常见的孤立性后内侧斜行骨折，俯卧位可能更可取，但这是其实取决于术者的偏好。采用仰卧位进入后内侧膝关节需要屈髋屈膝，并将腿外旋（图 28-5）。

消毒铺巾

■ 笔者的偏好是使用含酒精消毒剂对闭合性骨折患者进行消毒。对于严重开放性骨折的患者，推荐仅使用氯己定进行消毒。消毒前捆绑非无菌止血带还是消毒后捆绑无菌止血带，这取决于术者喜好。止血带充气不充气均可。笔者倾向于使用自粘性手术单，但此举似乎并未降低感染率（图 28-6）。

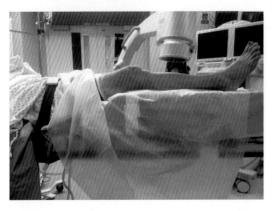
图 28-5　采用仰卧位治疗胫骨平台骨折的患者体位

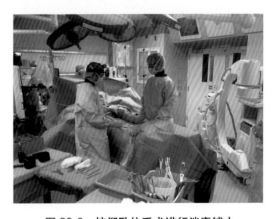
图 28-6　按仰卧位手术进行消毒铺巾

前外侧入路

■ 前外侧入路用于孤立的外侧髁骨折和双髁骨折。这是胫骨平台骨折切开复位内固定最常用的入路。在建立手术入路前，对双膝行正、侧位透视，以便稍后比较。在 Gerdy 结节表面上做一个纵向切口，一直延伸至前筋膜室肌肉上方（图 28-7）。尽量少的将皮肤下组织从前筋膜室筋膜表面上游离下来，做一全厚皮瓣。找到筋膜在胫骨上的止点，在此处切开筋膜，以形成一个筋膜袖，以便稍后充分覆盖钢板（图 28-8）。将外侧间室肌向上抬离前外侧胫骨，以复位劈裂骨折，并放置钢板（图 28-9）。注意胫骨后外侧缘，因为胫骨前动脉是从此处的后方穿过骨间膜的。通过这种显露方式可以显露前方的劈裂骨折。当关节囊和髂胫束止点完整的保留在骨折碎片上时，应尽量将他们留在原处并保护好，尽量避免将碎骨块从软组织上剥离。

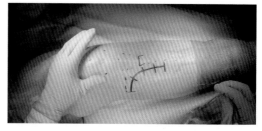

图 28-7　胫骨平台前外侧入路采用曲棍球棒切口。或者，也可以使用垂直切口，而不是如图中所示，切口近端指向后部

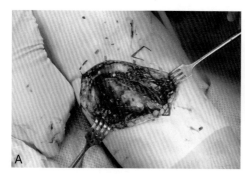
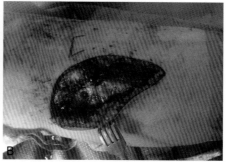

图 28-8　A. 前筋膜室筋膜上的切口，留下一个内侧软组织袖；B. 注意，手术结束时，前筋膜室筋膜应完全覆盖在钢板上

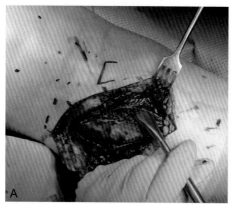
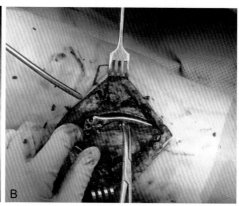

图 28-9　A. 将前筋膜室肌自外侧胫骨上提起；B. 沿胫骨外侧将钢板滑入

- 前外侧入路的近端显露范围可以根据术者所选的复位的方法而做出适当调整。若使用透视或关节镜下复位技术，则无须向近侧游离进入膝关节。自骨折线处处理压缩的碎骨片。用刮匙或 Cobb's 骨膜起将碎骨片适当抬起，用透视或关节镜判断骨折复位情况（图 28-10）。骨折片用克氏针临时固定，直至最终固定（图 28-11）。或者，在没有劈裂碎片的外侧髁压缩骨折中，用前交叉韧带（ACL）隧道钻孔导向器打开外侧皮质。通过这个开口放置抬起关节软骨的器械。复位、评估以及临时固定的方法类似，但并不需要支撑钢板，因为外侧皮质没有骨折线。关节镜下进行复位评估已在多个小样本研究中报道，与透视

评估的效果类似。

■ 两种技术可用于胫骨近端骨折的直视下关节复位。两种技术均可以通过移动半月板直接观察关节面。第一种技术是从半月板下方观察关节。在关节囊的近端做切口并进行分离。在外侧半月板下方切开关节将切口向后延伸。将缝合线穿过半月板的边缘，以便于向上牵拉。将半月板向交叉方向牵拉以进一步观察胫骨近端关节面。第二种技术是从半月板上方观察关节表面。在前外侧纵向切开关节，注意不要损伤半月板。然后，可以通过切开膝横韧带并将半月板前角和碎骨片一起向外侧牵拉，以此移动半月板。松解冠状韧带的前部同样有助于显露。复位和固定完成后，在关节囊内以不可吸收缝线缝合修复半月板。

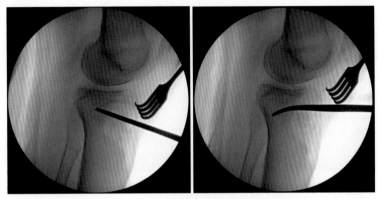

图 28-10　术中透视显示，抬起压缩性关节碎骨片的技术

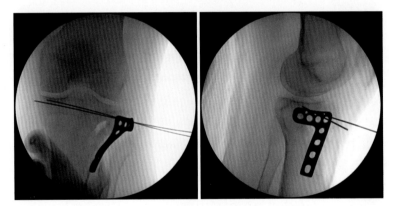

图 28-11　以克氏针通过预成形的胫骨外侧近端钢板把持复位后的关节碎骨片

后内侧入路

■ 用后内侧入路来复位和固定后内侧平台的骨折，包括后内侧劈裂的碎骨块和特定的双髁骨折。内侧型骨折的骨折线可起源于内侧关节面、髁间区或外侧关节面。在发生移位的内侧平台骨折中，股骨外侧髁可能与外侧平台脱位，导致"骨折-脱位"，这种情况具有高度的筋膜室综合征风险。胫骨后内侧的骨折通常是劈裂而不是粉碎性的，因此可以可靠地将皮质复位。对于本入路，可以根据术者的喜好选择仰卧位或俯卧位。如果需要处理双髁的话，仰卧位也可以同时进行前外侧入路手术。俯卧位的优点是可以在伸直位和

旋转中立位进行复位和固定，以避免仰卧位显露时所需要的内翻应力。

- 在胫骨后内侧缘做切口。切口必须足够靠后，以便放置前后走行的螺钉。仔细的剥离皮下组织，注意保护隐静脉和隐神经。深部间隔位于鹅足和腓肠肌内侧头之间。腘窝内的神经血管结构受到腓肠内侧的保护，因此牵拉腓肠肌的时候必须小心。腘肌起点位于胫骨的后部，必须抬起以显露骨折。如果骨折块移位明显，内侧劈裂骨折可能很难复位，可以使用跨关节牵引、大复位钳、骨膜起子等，通过后内侧骨折线将压缩性骨折抬起，以期复位（图 28-12）。虽然是复位关节外骨折，仔细评估关节复位效果仍然是很重要的，因为骨片可能会倾斜，导致肢体畸形或关节复位不良。

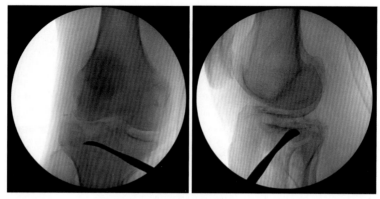

图 28-12　术中透视显示经后内侧入路复位压缩性关内节骨折

双髁型胫骨平台骨折

- 双髁型胫骨平台骨折的治疗很复杂。制订治疗方案时，必须综合考率骨折模式、患者的健康状况和软组织情况等。通常，双髁骨折必须先进行 2 ~ 3 周的外固定治疗，以使软组织愈合。如果可能的话，外固定针必须尽可能避开损伤区域，并尽量避开二期行内固定术的切口区域及二期放置内固定的部位。应恢复骨折处的长度，并恢复患肢的力线（图 28-13）。对于严重开放性损伤、骨折 - 脱位伤、骨筋膜室综合征和因严重软组织损伤以致需延期行切开复位内固定等的患者，应考虑早期行跨膝式外固定治疗。扩大的前方入路固定胫骨平台双髁骨折会导致更广泛的软组织剥离和不可接受的感染率。前外侧和后内侧双入路减少了软组织剥离，并可直接显示重要骨折碎片。

- 在治疗双髁骨折时，必须在使用双钢板和使用单侧锁定钢板之间做出决定。具体选择哪一种，取决于内侧骨折的类型。当内侧有移位的冠状破裂导致的后内侧骨折时，使用内侧抗滑钢板可改善固定和复位。如果骨折块没有移位，可以用侧锁钢板或前后螺钉充分固定，则可选择侧位锁定钢板。

- 以双入路治疗胫骨平台双髁骨折时，患者应取仰卧位，将髋部及腿部垫高，以便透视。切口间应互相平行，以免形成狭窄的皮桥。通常先行后内侧入路。先复位和固定内侧以提供一个稳定的内侧柱，便于外侧折片的支撑（图 23-14）。后内侧和前外侧入路如前所述。内侧固定螺钉应由后向前放置，避免由外向内置钉。回顾性研究表明，这些复杂的损伤并发症的出现率很低，但通常很严重，这说明良好的软组织处理技术至关重要。

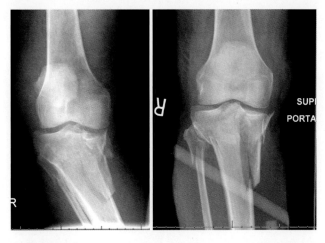

图 28-13 一例用临时性跨越式外固定治疗双侧胫骨平台骨折、并以筋膜切开治疗骨筋膜室综合征患者的术前、术后 X 线表现

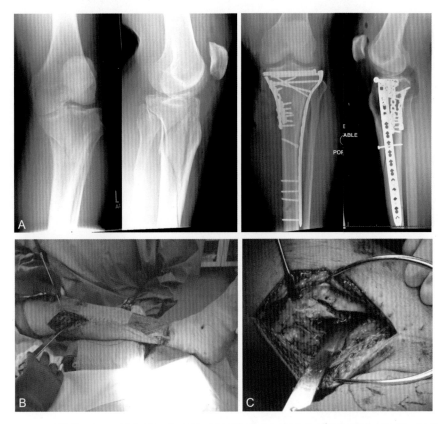

图 28-14 X 线片显示双侧胫骨平台（A）骨折的固定。采用前外侧和后内侧入路（B 和 C）

（图 B、C 已获授权，Cole PA, Lafferty PM, Levy BA, et al. Tibial plateau fractures. In: Browner BD, Jupiter JB, Krettek C, Anderson P, eds. Skeletal Trauma: Basic Science, Management, and Reconstruction. 5th ed. Philadelphia: Elsevier; 2015. Figure 62-35 and 62-36.）

■ 若拟用外侧锁定钢板固定双髁骨折，必须在 CT 上仔细评估后内侧骨折。如果打算用外侧锁定钢板固定，关节处的骨块必须是非移位的或已充分复位并且稳定。这样近端骨折块可以与远端骨块良好的对位对线（图 28-15）。该入路与前述的前外侧入路相同。由于可以沿着胫骨外侧向下滑动以放置钢板，而远端螺钉固定又可通过经皮导向器来放置，故本入路仅需要较少的远端解剖。干骺端粉碎性骨折的区域可以用"无接触"技术处理，并用锁定板绕过该区域。固定钢板近端和远端时，始终要注意肢体长度和力线。当将远端螺钉置入较长的钢板时，必须注意保护腓浅神经和胫前动脉。

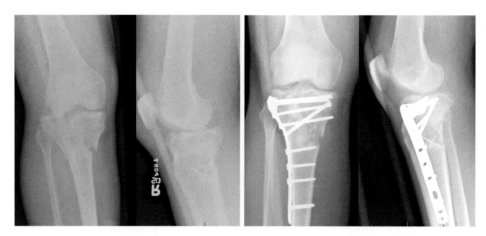

图 28-15　外侧锁定钢板治疗胫骨平台双侧骨折的术前、术后 X 线表现

固定物的选择

■ 钢板和螺钉是固定胫骨平台骨折最常用的植入物。预成型的关节周围钢板用于前外侧和后内侧入路。许多公司的功能类似的植入物有着不同的设计。钢板的功能取决于骨折类型和它在胫骨上的位置。在胫骨前外侧，钢板起支撑作用，代替受损的外侧皮质。钢板近端有多个 3.5 mm 的孔，可以放置平行走行的近端螺钉。这种"木筏螺钉"技术可以在复位的的碎骨片下方提供支撑，以防止塌陷。后内侧钢板通常作为一种抗滑装置，来抵抗胫骨后部的剪切力。预成型钢板也可以用于微创、保留软组织的技术中。外部导向器可以对远端螺钉进行精确定位。如前文所述，外侧锁定钢板可以用于一些特定类型的双髁骨折，因为它能够抵抗轴向力、弯曲应力和旋转应力。这种钢板必须足够坚固，以承受骨折部位的内翻应力。锁定钢板和螺钉是胫骨平台骨折常用的治疗方法，文献中有锁定钢板可以维持复位和降低并发症率的报道。

■ 当复位胫骨近端压缩性骨折的碎骨片时，通常会在碎片下面产生空隙。在这部分患者中，术后沉降和复位丢失是颇值得关注的问题。各种材料被用来填补这些空隙并防止位移(图 28-16)。传统的方法是自体髂骨取骨来填充软骨下缺损。近来，外科医师则更青睐同种异体骨、骨替代物和相变水泥。Russel 和同事的一项随机研究发现，磷酸钙（Ca-P）水泥导致的沉降比自体骨更少。

■ 对于经一段时间的外固定治疗后软组织损伤依然严重到无法行钢板内固定的患者，可选择采用坚强外固定来治疗胫骨平台双髁骨折。对于大多数外固定装置来说，均可用张力钢丝和经皮螺钉固定碎骨块（图 28-17）。与仅用侧方锁定钢板固定胫骨平台双髁骨折类似，外固定治疗也必须纠正肢体长度和对线。

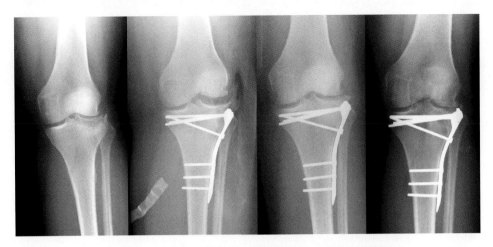

图 28-16 术后 X 线显示关节碎片沉降，导致对位丢失

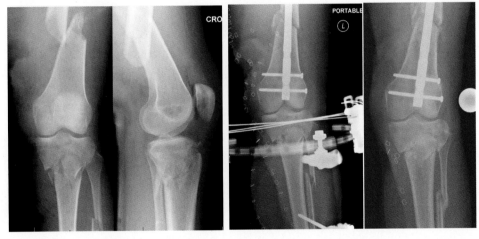

图 28-17 影像学可见，严重的开放性浮膝损伤，胫骨平台双髁骨折伴股骨干骨折。患者同时还伴有血管损伤。采用外固定架进行胫骨平台骨折固定

手术步骤小结

①术前制订手术计划对于确定体位、选择合适的入路、评估复位技术和固定方式选择而言至关重要。

②对于单独的后内侧入路可采用仰卧位，垫高臀部并将腿抬高。也可选用俯卧位。

③使用适当的入路。

④执行术前所制订的复位计划以执行并评估关节复位情况。

⑤用克氏针临时固定。

⑥通过透视和临床查体评估肢体的对位、力线。

⑦放置加压螺钉、支撑钢板或防滑钢板。

⑧填充软骨下骨缺损。

技术要点

- 正确摆放体位，以便在毫无阻碍的情况下对适当的入路进行操作。
- 仔细规划切口，尽量减少软组织剥离，防止形成狭窄皮桥。
- 采用胫骨前外侧入路时，应在胫骨嵴上方保留前筋膜室筋膜袖，以便将其覆盖在钢板上方。
- 使用骨折线评估关节片复位情况，达到复位后，用克氏针临时固定。
- 使用透视精确地放置"木筏螺钉"，以支撑复位后的关节碎骨片。
- 当切开关节来观察关节复位情况时，注意不要损伤半月板，并在缝合关节囊过程中仔细充分修复。
- 当使用双入路固定双髁骨折时，使用最小数量的固定物精确地复位内侧髁，以允许复位外侧髁，并为从外向内置入内固定留出足够的空间。
- 在选择胫骨平台骨折的最终治疗方案时，必须考虑患者的整体健康情况和软组织损伤情况。

所需器械

- 透射 X 线的手术桌
- 垫起髋部、抬高患肢用的体位垫或其他设施
- 大型 C 形臂
- 无菌的或非无菌的止血带
- 大复位钳，Cobb 骨膜剥离器，刮匙，打器，长克氏针，股骨牵开器，前交叉韧带钻孔导向器
- 6.5mm 空心螺钉
- 3.5mm 或 4.5mm 预成型的胫骨近端钢板
- 骨缺损填充物

常见问题（需要联系上级医师）

- 术前行 CT 以确定评估内侧髁的冠状劈裂骨折。
- 使用良好的软组织处理技术，避免将软组织从骨上剥离。
- 在使用内侧入路时需小心的保护神经血管，包括胫骨后外侧的胫骨前动脉、隐静脉和神经。
- 拍摄良好的透视图像来评估复位并防止螺钉穿入关节。
- 良好的"木筏螺钉"固定，关节碎片抬起并复位后的空间填充。
- 确保前外侧支撑板位于后方，以防止前胫骨前方植入物突出。
- 使用外固定针来避免日后切开和放置植入物。
- 在进行最终固定前，一定要认真检查肢体力线。

术后康复

　　术后功能锻炼的目标是尽量减少包括复位丢失在内的诸多并发症，与此同时最大限度地提高膝关节活动度并早日恢复正常的功能。现代固定技术力求稳定的固定，以使膝关节在手术后即刻或几周内恢复运动。铰链式膝关节支具可用于为术后早期活动提供额外稳定

性。回顾性研究表明，在术后 2 周内固定膝关节的患者中，膝关节僵硬可能是功能锻炼过程中的一个问题。其他研究表明，如使用跨膝式外固定，即使经过长达 6 周的固定膝关节仍可以获得超过 130°的屈曲。

通常来说，负重应于手术固定后 6 ~ 12 周开始，具体取决于损伤的严重程度和固定的稳定性。穿戴铸造支具（cast braces）或应力卸载支具（unloader brace）负重并不常规使用，但已有研究表明这样可以降低继发移位的可能性。

术后随访

患者一般在术后 2 ~ 3 周返院随访，并拆线。

术后早期在佩戴铰链式膝关节支具下开始膝关节活动。

在多发伤或存在合并损伤的病例中，术后 2 ~ 3 周随访的具体时间可以灵活变通，根据住院时间长短来确定。

术后 6 周进行第一次膝关节和胫骨 X 线片。

在术后 12 周拟开始负重时，患者应再次复诊。此时，应行双下肢负重全长 X 线片以评估下肢力线。

术后 6 个月和 12 个月仍需随访，并行 X 线检查。

推 荐 阅 读

1. Ali AM, El-Shafie M, Willett KM. Failure of fixation of tibial plateau fractures. J Orthop Trauma. 2002; 16(5):323-329.

2. Barei DP, Nork SE, Mills WJ, Henley MB, Benirschke SK. Complications associated with internal fixation of high-energy bicondylar tibial plateau fractures utilizing a two-incision technique. J Orthop Trauma. 2004; 18(10):649-657.

3. Gausewitz S, Hohl M. The significance of early motion in the treatment of tibial plateau fractures. Clin Orthop Relat Res. 1986; 202:135-138.

4. Haidukewych G, Sems SA, Huebner D, Horwitz D, Levy B. Results of polyaxial locked-plate fixation of periarticular fractures of the knee. J Bone Joint Surg Am. 2007; 89(3):614-620.

5. Holzach P, Matter P, Minter J. Arthroscopically assisted treatment of lateral tibial plateau fractures in skiers; use of a cannulated reduction system. J Orthop Trauma. 1994; 8(4):273-281.

6. Marsh JL, Smith ST, Do TT. External fixation and limited internal fixation for complex fractures of the tibial plateau. J Bone Joint Surg Am. 1995; 77(5):661-673.

7. Russell TA, Leighton RK, Alpha-BSM Tibial Plateau Fracture Study Group. Comparison of autogenous bone graft and endothermic calcium phosphate cement for defect augmentation in tibial plateau fractures. A multicenter, prospective, randomized study. J Bone Joint Surg Am. 2008;　90(10):2057-2061.

8. Schatzker J. Compression in the surgical treatment of fractures of the tibia. Clin Orthop Relat Res.1974; 105:220-239.

9. Stark E, Stucken C, Trainer G, Tornetta P 3rd. Compartment syndrome in Schatzker type VI plateau fractures and medial condylar fracture-dislocations treated with temporary external fixation. J Orthop Trauma. 2009; 23(7):502-506.

10. Weigel DP, Marsh JL. High-energy fractures of the tibial plateau. Knee function after longer follow-up.J Bone Joint Surg Am. 2002; 84-A(9):1541-1551.

第 29 章

肩关节前方固定术

原著　Rachel M. Frank | Matthew T. Provencher

　　对于年轻的、从事运动的患者来说，肩关节前方不稳定仍然是一个严重问题。大多数肩关节前方不稳定的患者存在前下盂唇撕裂（Bankart 病变），需要对关节盂边缘的软组织进行修复。关节镜下缝合锚钉固定治疗已成为公认的治疗标准，对于大多数患者来说具有良好的临床效果和较低的复发率。关节镜下肩关节前方稳定术可以在沙滩椅（BC）位或侧卧位（LD）位上进行，这取决于外科医师的偏好、经验水平和所行的手术。由于肩关节前方不稳定的典型损伤区域位于关节盂前下象限，因此术者必须放置下方锚钉以进行充分的修复，而侧卧位恰好可以允许在肩胛盂上放置更多的下方缝合锚钉。多种关节镜技术可用于肩关节前方稳定术，包括使用多种不同缝合方式的标准缝合锚钉修复术和用缝合带的无结缝合锚钉修复。本章的目的是为彻底的、准确的、有效的关节镜下肩关节前方固定提供最新的技术要点。这一章介绍了侧卧位的固定技术，但这种技术也可以在沙滩椅位上成功实现。

手术技术

手术室准备

- 确保所有所需的设备都在房间内。
- 确保所有植入物和器械的均可用并且无菌。
- 确认显示器的摆放符合人体工程学。
- 确认显示器、泵和刨削刀系统功能正常。
- 显示器应放置在术者对面，位于术者头部高度。

患者体位

- 作者喜欢在侧卧位施行关节镜下肩关节固定。
- 在尝试转运之前,确保豆袋(沙袋)已放置在手术台上。在豆袋的下面和上面各铺一个底单。
- 将患者转运到手术台上。
- 团队协作,将患者侧卧在豆袋上,术侧肢体向上。
- 将腋窝卷置于患者躯干下面,位于腋窝远端 2 ~ 3 指宽处,抵住肋骨,这样可最大限度地减少对臂丛神经的压迫。
- 按需要放置豆袋,以确保最佳的显露并便于操作所有的入路。
- 将豆袋充气,用厚胶带固定；注意保护患者的皮肤。
- 确保骨性突起均被垫好,尤其是上臂的尺神经处和小腿的腓神经处。在两腿之间放一个枕头,减少压迫腿部。
- 将手术台旋转 45° ~ 90° ,以便于麻醉团队和手术团队接触患者并进行操作（图 29-1 和图 29-2）。

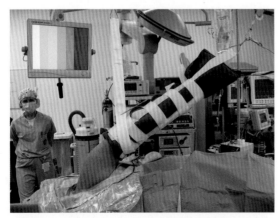

图 29-1　右肩的术中照片显示患者取侧卧位，手臂外展 30° ~ 40°

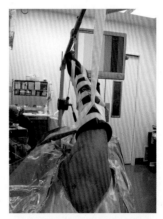

图 29-2　右肩的术中照片显示患者取侧卧位，手臂前屈 20°

消毒铺巾

■ 如诊断性肩关节镜章节所述，完成消毒铺巾。关于侧卧位摆放及具体的入路设计，请参阅诊断性肩关节镜章节（第 2 章）。

解剖标记和入路（图 29-3）

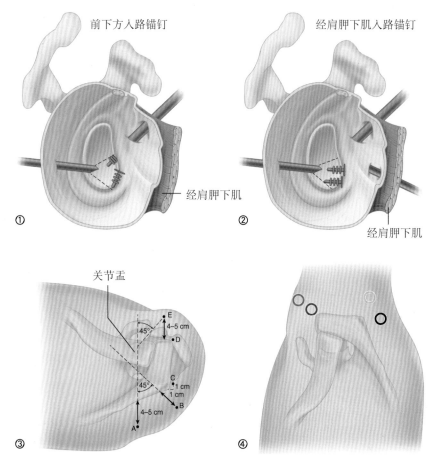

前下方入路锚钉　　　　　　　　经肩胛下肌入路锚钉

经肩胛下肌

经肩胛下肌

关节盂

① ② ③ ④

图 29-3 ①关节盂的矢状位图示，采用下方前入路进入下关节盂，导致下方锚钉成角
②矢状位图显示使用经肩胛下肌入路以优化关节盂下锚钉的角度
③右肩。盂肱关节入路如下：A，后入路；B，后外侧入路，与肩胛盂后缘成 45°；C，Wilmington 入路，其位置参照后外侧肩峰；D，前上外侧入路；E，前入路，也以 45° 进入关节盂。除了后入路外，均需用腰穿针来精确地确定每个入路的正确位置
④肩关节的体表定位。基于骨性突起的可重复定位的标记是建立入路的良好定位指引。黑色圆圈标记标准的后入路；红色圆圈标记前上入路；绿色圆圈肩胛中入路；黄色圆圈标记经皮后外侧入路。在这些入口的辅助下，整个盂唇可以得到有效的手术处理

[①和②，根据 Davidson PA, Tibone JE. Anterior-inferior (5 o'clock) portal for shoulder arthroscopy. Arthroscopy. 1995;11:519-525. 重新绘制；③，根据 Lo IK, Burkhart SS. Triple labral lesions: pathology and surgical repair technique—report of seven cases. Arthroscopy. 2005;21(2):186-193. 重新绘制]

- 用无法擦除的记号笔标出以下解剖标记：肩峰（"切迹"和后缘、外缘）、锁骨、喙突、肩锁（AC）关节。
- 常规完成诊断性肩关节镜检查后，使用 30°镜，以便进行固定（见第 2 章 诊断性肩关节镜检），注意留心所有的病理改变。
- 从后方观察前下关节囊盂唇撕脱损伤（Bankart 损伤）（图 29-4）。
  - 建立一个辅助性前方 5 点钟方向入路。这个入路在肩胛下肌的上卷曲边缘下方 5 ～ 12mm 处插入，以允许进入关节囊的下方（图 29-3）。
  - 创建一个后外侧 7 点钟方向的入路。此这个入路是紧邻小圆肌下缘经皮建立的。由于此处临近腋神经，所以在此入路处放置套筒前应使用扩张器（图 29-5 和图 29-6）。

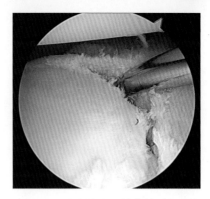

图 29-4　侧卧位左肩关节镜下视图显示（Bankart）关节囊缺损

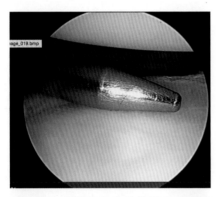

图 29-5　侧卧位左肩关节镜下观察到 7 点钟方向的入路有扩张器

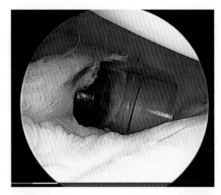

图 29-6　侧卧位左肩关节镜下图像显示，以套筒建立 7 点钟方向的入路

关节镜下 Bankart 损伤修复

- 肩胛侧处理开始时，使用关节镜剥离器、探针或刨削刀的钝面，沿肩胛颈向内侧移动前方关节囊盂唇组织（Bankart 病变）（图 29-7 和图 29-8）。

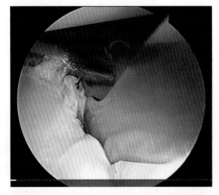

图 29-7　侧卧位左肩关节镜下图像显示，用关节镜下剥离器抬起前盂唇

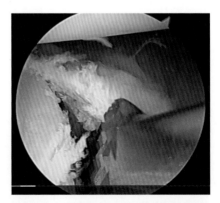

图 29-8　侧卧位左肩关节镜下图像显示，用锉刀准备前盂唇和关节盂表面

- 根据 Bankart 病变的大小，将唇瓣从 6 点钟处移动到 3 点钟处甚至更远。
- 将软组织关节囊复合体游离起来，直到可以看到肩胛下肌纤维。
- 盂唇组织的充分游离对于充分的修复至关重要。通过尝试将盂唇复位到前关节盂以确认游离是否充分。

■ 用带帽的关节镜磨钻和关节镜锉清理该区域，为组织愈合创造一个合适的骨床。
- 在关节盂内侧 1 ～ 2cm 处制备一个流血的松质骨床，以促进软组织愈合；也可以用锉来锉盂唇的内表面，以刺激软组织对骨的愈合。

■ 将注意力转向大约在 5 点半到 6 点钟（右肩）处的第一个锚钉的位置，通常在肩关节最靠下的位置；在某些情况下，后下方置锚钉也有利于固定。
- 作者的目标是在 3 点钟以下的位置放置至少 3 个锚点 (右肩) 以确保修复结构稳定。

■ 通过 7 点钟方向的入路插入直导钻，以相对于关节面 45°角的方向置于距关节边缘约 2mm 处（图 29-9）。
- 另外，这个锚可以从辅助的 5 点方向入路置入，或穿过肩胛下肌(经肩胛下肌)经皮放置。

■ 导向孔预制完成后，在直视下用锤轻轻打入所选的锚钉（图 29-10）。

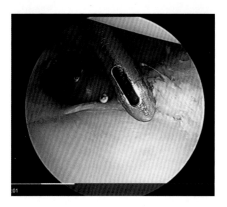 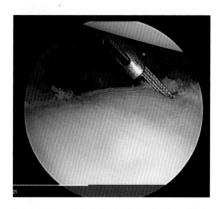

图 29-9　侧卧位左肩关节镜下图像显示，在约 6:30 到 7:00 点钟位置（左肩）的第一枚锚钉的导钻　　图 29-10　侧卧位左肩关节镜下图像显示，在钻孔中放置缝合锚钉

■ 锚钉打入后，将缝合线 (高强度不可吸收的 2 号缝线) 的两肢从缝合锚上分开。

■ 通过关节组织放置缝线回收装置，并将适当的缝线连接到锚钉上，而后在关节囊中穿梭缝合。多数情况下，可将约 1cm 的关节组织折叠到关节盂处，以消除关节囊的冗余（图 29-11）。
- 将缝线取出装置置于锚钉下方，以便将下方组织(前下盂肱韧带)复位至前方关节盂边缘，并将向下推结，将关节盂唇组织向头侧移动，在盂唇表面的形成一个"保险杠"（图 29-12）。
  - 通常通过在 6 点钟处置入的穿线器穿将缝线穿过关节盂唇组织，并在 5:30 处以打结的方式将缝

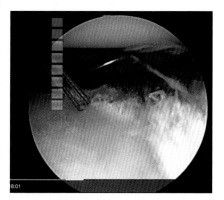

图 29-11　侧卧位左肩关节镜下图像显示，位于关节盂和盂唇组织间的关节镜穿线器

线固定在锚钉上时将其从下向上移动。

- 使用所选的关节镜下打结技术进行打结。作者喜欢不滑动的结，比如更换中轴支的反向半分结（reverse posts with alternative half hitches，RHAP）。
  - 其他打结技术也可以接受。
  - 注意使线结远离关节面以避免对关节盂软骨造成机械刺激、磨损。

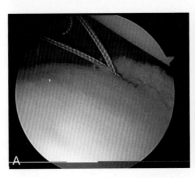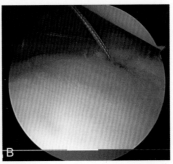

图 29-12　A. 侧卧位左肩关节镜下图像显示，用 PDS 缝线从缝合器中穿过前的缝合锚处缝线。B. 侧卧位左肩关节镜下图像显示，用 PDS 缝线从缝合器中穿过后的缝合锚处缝线（缝线一的肢位于盂唇深部）

- 重复上述步骤放置后续锚点，目标是在 3 点钟以下位置放置至少 3 个锚点（图 29-13）。
  - 从下到上的顺序放置锚点。锚点间距离 5 ～ 7mm，以进行安全的修复（图 29-14）。

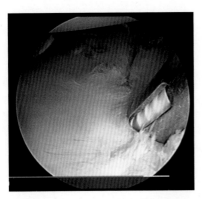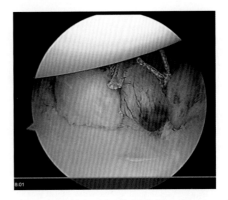

图 29-13　侧卧位左肩关节镜下的图像显示第四个（也是最后一个）缝合锚，位于约 10 点钟位置（左肩）

图 29-14　侧卧位左肩关节镜下的图像显示，使用四个缝合锚（所有结均在关节镜下系紧）固定后的关节镜下盂唇固定术后最终所见

- 在某些情况下，当手臂处于外旋状态时，可以将下方关节囊的关节囊组织缝合 2 ～ 3 条关节囊皱褶，以减少关节囊的冗余。
- 近年来出现了用缝合带（如 LabralTape,Arthrex, Inc, Naples, FL）进行非打结的固定，这一方法消除了对打结的需要，因此消除了线结材料对软骨表面造成机械破坏的可能性。这种技术使用了缝线 - 带材料，锚钉（如，PushLock，Arthrex Inc，Naples，FL）以及 polydioxanone 缝线（PDS，Ethicon Inc，Somerville，NJ）来穿线。

关闭伤口

- 入路处的切口以 3-0 尼龙线进行褥式缝合或 8 字缝合。
- 敷料包括纱布、腹部 (ABD) 棉垫、胶带和吊带。

手术步骤小结

① 麻醉下查体。

② 标出解剖标志。

③ 建立入路。

④ 诊断性肩关节镜检。

⑤ 清理肩袖间隔。

⑥ 抬起盂唇；用剥离器、锉刀和刨刀制备表面，直至能看到肩胛下肌纤维。

⑦ 制备关节盂表面内侧 1 ～ 2cm 处，以制造一个出血的骨面以改善愈合。

⑧ 穿线器（如套索）。

⑨ 为锚钉钻导向孔（先做最下面的锚钉孔；而后依次从下向上操作）。

⑩ 给锚钉攻丝。

⑪ 用穿线器过关节囊盂唇复合体周围的软组织（在关节盂 - 盂唇的交界处）。

⑫ 将 PDS 穿过穿线器。

⑬ 用 PDS 缝线穿过缝线的两肢。

⑭ 用 RPAH 结进行打结（或选择关节镜打结）。

⑮ 用关节镜剪剪断缝线各肢。

⑯ 重复上述步骤放置剩下的锚；目标是在 3 点钟以下放置至少 3 个锚钉。

⑰ 轻轻检查肩部，以确保稳定。

⑱ 第一个锚钉通常使用 7 点钟方向入路放置；随后的锚钉通常用前上辅助性入路放置。

技术要点

- 使用扩张器建立 7 点钟方向入路，以免神经血管损伤。
- 在 3 点钟以下（右肩）放置至少 3 个锚钉。
- 依次按从下向上的顺序放置锚钉。
- 在有关节囊冗余的情况下进行一个或几个折叠缝合。

所需器械

- 30° 关节镜
- 重物、滑轮、吊索、豆袋等牵引系统
- 关节镜设备塔，关节镜液体系统，液体泵，管路
- 套管
- 腰穿针
- 关节镜刨削刀，磨钻，透射 X 线的设备
- 关节镜抓钳
- 关节镜剥离器，探针，Wissinger 棒，转换棒，推结器，穿线器，PDS 缝线，缝合锚

常见问题（需要联系上级医师）

- 识别所有伴随的病变并进行相应的治疗（仅限于症状性疾病）。
- 检测前关节盂骨缺损，并准备在必要时植骨（髂嵴、Latarjet,手术或同种异体骨植骨）。
- 小心的管理、操作缝线，确保从下向上依次打结。
- 由于存在术后盂肱关节软骨溶解的问题，使用关节囊热挛缩要谨慎。

术后康复

■ 术后第 0 ～ 4 周：

在可耐受的情况下行被动的活动范围（ROM）训练，目标为 140°前屈（FF）和 40°外旋（ER）；至少 4 周内不得外展或 90°-90°的外旋；

术后 0 ～ 2 周使用吊带以保持舒适；

可行握力训练但不得进行阻抗性活动。

■ 第 4 ～ 8 周：

可耐受的情况下增加被动和主动地 ROM 训练直至不受限；

开始进行手臂在体侧的轻度等长收缩训练，必要时可以在可耐受的情况下以弹力带增加难度。

■ 第 8 ～ 12 周：

在可耐受的情况下增加活动范围和力量的训练。

术后随访

■ 术后第 7 ～ 10 天：术后第一次复诊，拆除缝线并检查 ROM。
■ 术后第 4 ～ 6 周：术后第二次随访，检查步态、ROM 和力量。
■ 术后第 8 ～ 10 周：术后最后一次随访。

推 荐 阅 读

1. Dickens JF, Owens BD, Cameron KL, et al. Return to play and recurrent instability after in-season anterior shoulder instability: a prospective multicenter study . Am J Sports Med . 2014; 42(12): 2842-2850. doi: 10.1177/0363546514553181.

2. Forsythe B, Frank RM, Ahmed M, et al. Identification and treatment of existing copathology in anterior shoulder instability repair. Arthroscopy. 2015; 31(1): 154-166. doi: 10.1016/j.arthro.2014.06.014.

3. Frank RM, Mall NA, Gupta D, et al. Inferior suture anchor placement during arthroscopic Bankart repair: influence of portal placement and curved drill guide. Am J Sports Med. 2014; 42(5): 1182-1189. doi: 10.1177/0363546514523722.

4. Frank RM, Saccomanno MF, McDonald LS, Moric M, Romeo AA, Provencher MT. Outcomes of arthroscopic anterior shoulder instability in the beach chair versus lateral decubitus position: a systematic review and meta-regression analysis. Arthroscopy. 2014; 30(10): 1349-1365. doi: 10.1016/j.arthro.2014.05.008.

5. Kang RW, Frank RM, Nho SJ, et al. Complications associated with anterior shoulder instability repair. Arthroscopy. 2009; 25(8): 909-920. doi: 10.1016/j.arthro.2009.03.009.

6.Levy DM, Gvozdyev BV, Schulz BM, Boselli KJ, Ahmad CS. Arthroscopic anterior shoulder stabilization with percutaneous assistance and posteroinferior capsular plication. Am J Orthop. 2014;43(8): 364-369.

7. Mazzocca AD, Brown FM, Carreira DS, Hayden J, Romeo AA. Arthroscopic anterior shoulder stabilization of collision and contact athletes. Am J Sports Med. 2005; 33(1):52-60.

8. Mologne TS, Provencher MT, Menzel KA, Vachon TA, Dewing CB. Arthroscopic stabilization in patients with an inverted pear glenoid: results in patients with bone loss of the anterior glenoid . Am J Sports Med. 2007; 35(8): 1276-1283. doi: 10.1177/0363546507300262.

9. Nho SJ, Frank RM, Van Thiel GS, et al. A biomechanical analysis of anterior Bankart repair using suture anchors. Am J Sports Med . 2010; 38(7): 1405 - 1412. doi: 10.1177/0363546509359069.

10. Slabaugh MA, Nho SJ, Grumet RC, et al. Does the literature confirm superior clinical results in radiographically healed rotator cuffs after rotator cuff repair? Arthroscopy. 2010; 26(3): 393-403. doi:10.1016/j.arthro.2009.07.023.

第**30**章

肩袖损伤的关节镜修复

原著 Gregory L. Cvetanovich | Anthony A. Romeo

最少病例数要求
- 对肩袖损伤未做最少病例数要求
- 住院医师必须完成至少 20 例肩关节镜检病例,其中包括关节镜下肩袖修复

常用 CPT 码
- CPT 码:29827- 关节镜,肩部,外科手术;肩袖损伤修复
- CPT 码:29826[-51 用于多种手术]- 关节镜、肩部、外科手术;肩峰下间隙减压,肩峰部分成形术,伴或不伴喙突肩峰松解
- CPT 码:23430[-59 用于不同的手术]- 肱二头肌腱长头肌腱固定术
- CPT 码:29822- 关节镜,肩部,外科手术;清创术,局限的
- CPT 码:29824- 关节镜,肩部,外科手术;锁骨远端切除术包括远端关节面(Mumford 法)
- CPT 码:23412- 肌腱袖(如肩袖)断裂的修复;开放手术;慢性
- CPT 码:23420- 万全肩袖撕脱的重建,慢性(包括肩峰成形术)

常用 ICD9 码
- 840.4- 肩袖扭伤或撕裂
- 84.5- 肩胛下肌扭伤或撕裂
- 840.6- 冈上肌扭伤或撕裂
- 726.12- 肱二头肌的肌腱滑囊炎
- 726.10- 肩部滑囊和肌腱异常,未明确(包括肩峰下撞击)
- 715.11- 主要累及肩关节部位的骨关节病(包括肩锁关节病)

常用 ICD10 码
- S43.42- 肩袖关节囊扭伤
- S43.80- 肩带及其他未指定部位扭伤
- M75.20- 肱二头肌肌腱炎,未指定侧肩
- M75.100- 未指定的肩袖撕裂或破裂,未指定侧肩关节,未限定为外伤
- M75.50- 肩部滑囊炎,未指定左肩或右肩
- M19.019- 原发性骨关节炎,未指定左肩或右肩

　　肩袖病变包括一系列的病变,包括肌腱炎和肩峰下撞击,肩袖部分撕裂和全层撕裂,以及肩袖关节病等。有症状的肩袖撕裂患者通常表现为肩关节前外侧痛,可向三角肌止点

放射。虽然一些患者确实可回忆起诱发的外伤，但本病的起病常为隐匿性的。静息时常为钝痛，但在夜间睡觉时，或者进行举过头顶的活动时疼痛常可加重。一些患者，尤其是那些全层撕裂的患者，也可能表现为在进行举过头顶的活动时感到力弱和疲劳感。

　　肩部查体可发现冈上肌或冈下肌萎缩，通常提示慢性撕裂。撞击相关症状，如 Neer 试验和 Hawkins-Kennedy 试验可能为阴性。然后应对每个肩袖肌肉进行测试，以评估其肌力下降程度和特殊的阳性体征。前伸对抗试验、Jobe 试验和落臂试验用以测试冈上肌。使用侧方的外旋对抗试验及外旋减弱征检查冈下肌。小圆肌以 90°外旋、90°外展位的外旋对抗实验和吹号征（hornblower's sign）进行检查。肩胛下肌以内旋减弱征、抬离试验、压腹试验、熊抱试验进行检查。典型的影像学检查包括，以 X 线片鉴别退行性变、评估肱骨近端移位和肩峰形态；以磁共振成像 (MRI) 明确撕裂的肌肉、撕裂的大小、回缩的程度肌性肩袖组织的脂肪浸润。撕裂可以根据其大小、受累肌腱、肩袖脂肪萎缩的程度(Goutallier 分型)、部分撕裂（关节、滑囊或皮下组织内）还是全层撕裂、撕裂的形状等，进行分类。

　　非手术治疗，包括物理治疗、非甾体抗炎药（NSAIDs）、肩峰下皮质类固醇注射，是多数有症状的肩袖撕裂的一线治疗。决定是否需要行肩袖损伤时需要考虑的因素包括患者症状的严重程度、对非手术治疗的反应，撕裂的特征（部分撕裂或全层撕裂、撕裂的大小、回缩的程度、肌肉萎缩的程度),患者的年龄和活动情况，急性还是慢性撕裂，术前活动范围，是否存在肩袖关节病等。虽然在历史上开放或小切口或开放式肩袖修复对于肩袖损伤的治疗已经相当成功，但关节镜技术已经革命性的改变了肩袖修复技术。常用方案包括单排和双排技术。

　　本章包含了作者首选的关节镜下肩袖修复方法，包括双排技术。

手术技术

手术室准备

- 可以使用全身麻醉或者区域阻滞加镇静：
  - 最佳的麻醉方法应与麻醉医师一起确定，同时需要考虑到患者的合并症。全身麻醉可与术前的肌间沟阻滞配合使用，以改善术后的疼痛控制。
- 患者体位：沙滩椅位或侧卧位
  - 沙滩椅位的优势包括：便于转换成开放式手术、便于术后变换手臂位置、解剖定位熟悉。
  - 侧卧位的好处包括：便于手臂牵引、可以更好地观察肩盂肱关节的疾病。该体位的缺点是牵引相关的神经并发症。

患者体位

- 作者更倾向于在关节镜下肩袖修复术中使用沙滩椅位（图 30-1）。
- 患者取仰卧位，床头抬高 50°～60°。膝关节下方以楔形体位垫或枕头垫高。
- 将术侧肩胛骨的内侧缘置于手术台边缘，以便在肩部后方放置入路。
- 将头部置于头部固定器内，用泡沫固定架固定。
- 将卷好的手术巾放在肩胛骨内侧。

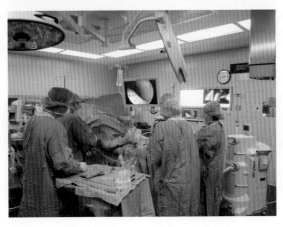

图 30-1　关节镜下肩袖修复的术间设置。患者处于沙滩椅位，将手臂放在气动手臂架上。适当旋转手术床以便于术者充分接触肩部各处。将关节镜显示屏置于便于观看的位置

- 将患者垫好并固定安全。
- 床上装好气动式带关节的手臂架。
- 将床适当旋转，以便操作术侧肢体。适当调整显示屏位置，以便在术中获得最佳视野。

消毒铺巾

- 麻醉诱导完成后，应在消毒铺巾前进行查体，包括活动范围和稳定性评估。
- 消毒和铺巾根据术者喜好而有所不同。
- 一般情况下，需将手术侧肢体悬吊，并放置透明的塑料 U 形单，进行肩部和手臂的消毒。
- 将一张底单铺在患者的腿部。
- 将自粘性蓝色 U 形单从上往下铺，另一张 U 形单从下往上铺。
- 将悬吊的手臂取下，包裹防水袜套，而后将 Coban 敷料(3M, Minneapolis)包裹至肘部以上。
- 以 Ioban（3M）贴膜覆盖皮肤，而后铺肢体洞巾。
- 包裹前臂并置于手臂托中的无菌部分，用 Coban 敷料包裹。
- 在消毒和铺巾时，必须注意需留出足够的空间以放置关节镜入路，并需满足转为开放或微创开放的肱二头肌腱固定术时所需的消毒范围。

入路建立和诊断性肩关节镜

- 用皮肤记号笔标记肩关节镜所需的解剖标记：锁骨的前后缘、肩峰的边缘、肩胛冈、肩锁关节和喙突。经典的入路为标准的后入路、标准前入路、侧方观察入路和前外侧入路（图 30-2）。
- 标记入路部位和任何可能术中行切口的部位，并以 0.25% 布比卡因与肾上腺素混合液进行浸润麻醉。
- 后入路位于肩峰后外侧角向内、向下各 2cm。可以将拇指放在假想的入路位置，将中指放在喙突上，将示指放在锁骨与肩胛冈之间的软点，而后进行剥离试验（shuck test）以确认后入路的位置（图 30-3）。

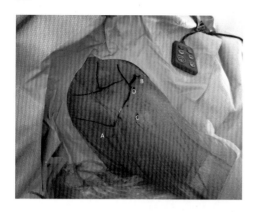

图 30-2　用于关节镜肩袖修复的皮肤标记，包括锁骨、肩峰、肩锁关节和喙突。作者首选的关节镜入路如下：A. 标准的后入路；B. 标准前入路；C. 外侧观察入路；D. 前外侧入路

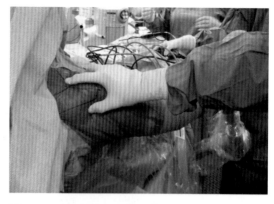

图 30-3　使用 Shuck 法来确定后入路的位置。示指置于锁骨后方和肩胛冈间的软点中，中指置于喙突上，则拇指即位于后入路位置

- 将一根 18 号的腰穿针自入路处刺入盂肱关节，指向喙突。
- 向盂肱关节内注入 30ml 生理盐水。
- 在后入路位置用 11 号刀片做一垂直的皮肤切口。
- 将钝头 Troca 指向喙突，穿入盂肱关节。
- 将关节镜插入后入路，通常不用套管。
- 而后用腰穿针在冈上肌和肩胛下肌间的肩袖间隙内用外 - 内技术刺入皮肤并建立前入路。入路位于喙突外侧（图 30-2）。
- 用腰穿针确定前入路的位置，在入路点做一个垂直的皮肤切口，置入一个 5mm 的光滑套管。
- 从入路插入探针，进行完整的诊断性关节镜检查，包括关节内清理及从上盂唇处松解肱二头肌腱长头（以便稍后在肱二头肌沟处进行小切口胸大肌下肌腱固定术）。

肩峰下减压和肩峰成形术

- 经后入路置入 Troca，再次定位进入肩峰下间隙。
- 用手臂固定器对手臂轻微牵引和弯曲可以改善视野。
- 由内侧向外侧挥动镜头以确定关节镜进入肩峰下，打开肩峰下间隙。
- 将关节镜从后入路置入肩峰下间隙的前外侧。
- 以外 - 内技术建立外侧入路，并刺入 18 号腰穿针。采用水平切口。该切口应位于 AC 关节的后缘，于肩峰外侧缘的下方约 2 指宽处，以便肩峰下间隙和肩袖可以通畅的进入。
- 将刨刀通过外侧入路置入，在关节镜下，在肩袖上方、前外侧三角肌下的间隙内切开肩峰下关节囊。该操作可以使肩袖完全显露。注意不要让刨刀指向肩袖，以免损伤。关节囊切开的位置必须在外侧沟内且足够靠外，以显露肩袖损伤双排固定重建术的外侧排的位置。
- 将射频装置通过外侧入路置入，找到肩峰前外侧边缘并游离喙肩峰韧带。
- 如有必要，可从后入路观察，在前入路、外侧入路处以磨钻行锁骨远端切除或肩峰成形术（图 30-4）。

■ 而后将关节镜转入外侧入路，用刨刀和磨钻完成关节囊切开术和肩峰成形术，以肩峰后方斜坡作为切割的指引。

■ 从外侧入路观察，以 18 号腰穿针用外 - 内技术进行定位（图 30-2），在肩峰前外侧缘处建立前外侧入路。采用水平切口，以腰穿刺针定位，使得入点切口的中心位于肩袖撕裂处。注意不要将此入路过于靠近外侧入路，以免拥挤。将带螺纹的 6mm 套管拧入此入路。

肩袖修复的准备工作

■ 检查肩袖撕裂处以确定其形态和活动度（图 30-4）。在大结节上的肩袖止点处用软组织抓钳抓持肩袖的边缘来评估肩袖的活动度。

■ 如果活动度不足，可采用肩袖松解技术，如在上盂唇上方松解关节囊，去除肩袖上、后方的粘连，松解喙肱韧带，肩袖间隙松解、后方间隙滑移等。

■ 接下来，清理大结节处的肩袖止点，直到可见流血的骨性表面，注意避免完全磨断骨皮质。

■ 用刨刀轻柔的清除肩袖撕裂处游离缘的失活组织。

■ 使用缝合锚钉修复前，用 2 号 FiberWire（Arthrex, Naples, FL）缝线适当对合撕裂处，将 U 形或 L 形撕裂转化为新月形撕裂

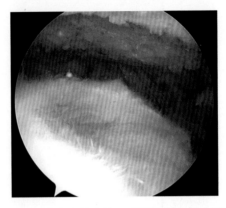

图 30-4　在充分的肩峰下减压和肩峰成形术后，进行肩袖撕裂的撕裂模式和活动度的检查。在肌腱印迹处进行清理直至骨床出血，以促进肩袖肌腱愈合

锚钉放置和肩袖修复：单排

■ 根据术者的喜好和撕裂情况，可使用单排或双排固定进行肩袖修复。

■ 使用单排修复时，将缝合锚钉放置在肩袖大结节侧止点的关节边缘外侧 1cm。

■ 从撕裂的后缘处开始放置锚钉，锚点之间距离约 1cm，直到缝到撕裂处的前部（通常位于冈上肌的前边缘）。

■ 通过前外侧、外侧入路放置锚钉，有时可以在肩峰外侧额外做一切口辅助放置。

■ 在置入锚钉后，牵拉缝线以确保其与骨充分锚定。

■ 将缝线从空的入路（通常为前外侧入路）穿出，直到术者准备好缝合肩袖。

■ 将缝线过工作通道拉回关节腔，并由后向前依次缝合肩袖。

■ 根据术者的喜好，可通过多种器械进行缝合。

■ 缝合方式包括单纯缝合和 Mason-Allen 缝合。

■ 缝线穿过肩袖后，从后向前打结。可选的打结方式多种多样，可根据术者喜好做出选择。

■ 打结完成后检查整个修补重建。

锚钉放置和肩袖修复：双排经骨重建（作者的首选技术）

■ 作者推荐的双排经骨缝合技术提供了低花费的经骨修复，并且最大限度地增加了肩袖与

肩袖止点的接触，从而可以改善骨愈合并减少拔除的可能性（图 30-5）。

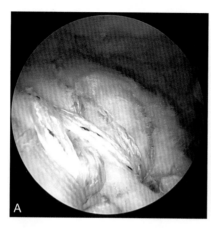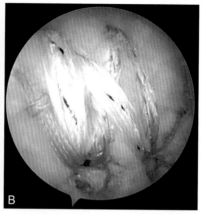

图 30-5　A. 修复完成后，检查修复结构以确定肩袖与印迹能够最大限度的接触，并尽可能避免"猫耳朵"；B. 本病例采用作者首选的双排经骨等效修复技术，使用前后 Cinch 缝合，以尽量消除猫耳朵，详见正文

- 文献已描述了多种双排修复技术，具体的技术细节取决于术者的偏好。
- 沿关节面邻近肩袖止点处，在尽可能靠内的位置放置内排锚钉。通常，根据撕裂的大小使用 2～3 个双线锚钉。根据所需的锚钉轨迹，可通过前外侧入路或经肩峰外侧的皮肤切口，从后向前放置锚钉。侧入路是用来观察的。
- 用锤将打孔器打至激光线标记的深度（图 30-6）。取出打孔器，插入锚钉，小心地将锚钉完全固定到骨上（图 30-7）。

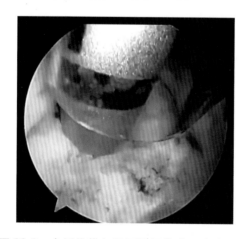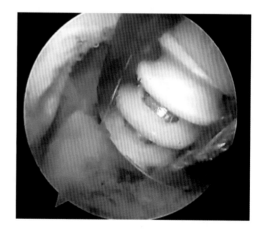

图 30-6　内侧排锚钉尽可能沿关节面靠内侧放置，邻近肩袖印记。根据撕裂的大小通常使用 2～3 个双线锚钉。将打孔器锤到激光刻线处

图 30-7　移除打孔器，插入中间排锚钉，并小心的将锚钉固定在骨中

- 作者更喜欢使用 4.75 Arthrex SwiveLock C（Arthrex, Naples, FL）缝合锚装载 2mm FiberTape（Arthrex, Naples, FL）和 2 号 FiberWire。然后将 2 号 FiberWire 从锚上取下，可在稍后用于折叠缝合。将缝合线通过前外侧入路取出。
- 对于后内侧排的锚，以 #1 polydioxanone（PDS）（Ethicon Inc, Somerville, NJ）穿梭缝线用从后入路置入的 Spectrum（ConMed Linvatec, Largo, FL）设备缝合肌腱。在撕裂处

边缘的内侧约 1cm 处进行缝合，但仍需保持在肌腱联合处的外侧（图 30-8）。用 PDS 将 FiberTape 穿过肌腱并穿出后入路孔。另一种方法是，可以使用穿孔器（penetrator）将缝合线穿过肩袖（图 30-9）。

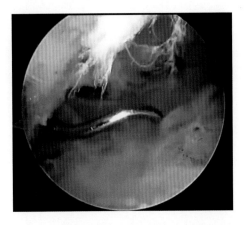

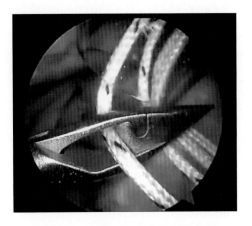

图 30-8　A. 通过从后入路放置的 Spectrum 设备将 1 号 PDS 穿梭缝线穿过肌腱，距撕裂边缘约 1cm，但需维持在肌腱交界处的外侧。用 PDS 将 FiberTape 穿过肌腱，并将其从后入路穿出

图 30-9　用穿孔器将缝线穿过肩袖

- 如果在肩袖修复中后方遇到"猫耳朵"，可以使用之前从锚钉上取下的 2 号 FiberWire 进行折叠缝合来避免"猫耳朵"。通过后入路置入 Spectrum，以 1 号 PDS 穿过后方肩袖的猫耳并自前外侧入路穿出。将游离的 FiberWire 对折，将线的两个游离端从后入路孔中拉出，并将环状端保留在前外侧入路孔中。然后，从肩袖顶部将两个 FiberWire 的线尾从前外侧入路引出。两个线尾穿过 FiberWire 线环，拉紧线尾，将线环向下压向肌腱。这一操作是拉紧，并将两个游离的 FiberWire 转移到后入路孔。

- 以同样的方式放置前内侧排缝合锚，经皮放置或者通过前外侧入路放置均可。将 FiberTape 从前外侧入路取出，除非需要前方折叠缝合以避免前"猫耳朵"，否则可将 FiberWire 去掉。

- 对于前内侧锚，将 Spectrum 通过前入路置入，将 1 号 PDS 缝线从后方缝线的前方约 1cm 处穿过肩袖。将 PDS 从前外侧入路引出。接下来，将 FiberTape 通过 PDS 线穿过肩袖，并自前方入路引出。

- 如果需要的话，可以使用游离的 2 号 FiberWire 进行前折叠加压缝合，避免前方"猫耳朵"，其方式类似于后方的折叠加压缝合。

- 如有必要，可放置第三排内侧锚钉，但通常两排锚钉就足够了。

- 接下来，在肩袖印迹外缘放置后外侧排锚钉（图 30-10）。作者更喜欢使用不带线的 4.75 Arthrex Swive-Lock Anchor。

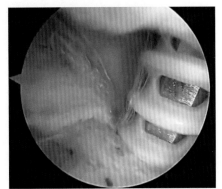

图 30-10　而后将外侧放置在肩袖印迹的外侧缘。插入锚钉，齐骨切断缝线

- 将 FiberTape 缝线的一肢穿过每个内侧锚钉，并转移到前外侧入路。后方的折叠缝合线也从前外侧入路引出。
- 从前外侧入路插入打孔器，将其用锤打入至激光刻线处。将 SwiveLock Anchor 穿好引出的 FiberTap 线尾和折叠缝线。拉紧缝线，使肩袖复位均匀并充分固定后外侧锚钉。
- 将 FiberTape 和 FiberWire 缝线齐骨切断。
- 以类似的方式放置前外侧锚钉。首先，将内侧锚和前方折叠缝合处多余的 FiberTape 从前外侧入路取出。
- 将打孔器用锤打入至激光刻线处。将 SwiveLock Anchor 穿入 2 根剩下的 FiberTape 和前方折叠缝合线。拉紧这些线，以将肩袖复位至肩袖印迹处并完全固定 SwiveLock Ancho。
- 将 FiberTape 和 FiberWire 缝线齐骨切断。
- 外排锚的数量通常与内排锚的数量相同。通常每排两个锚钉足以固定。
- 检查修补重建的完整性。
- 另一种内侧排缝线打结的办法见图 30-11。

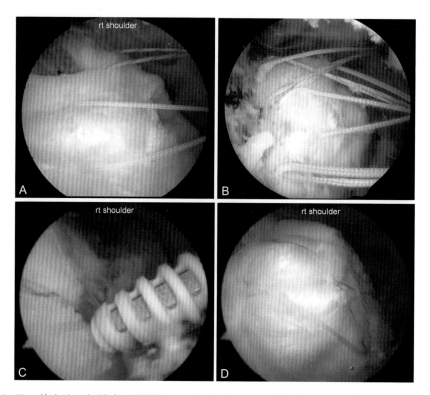

图 30-11　A. 另一种方法：打结内侧排锚钉。放置完成 2 个内侧排锚钉后穿过缝线。注意在更加靠前的位置穿出 4 条额外的缝线。B. 将内侧行的 8 条缝合线打结，形成 4 个褥式结。C. 内侧锚钉的四条缝线在打完结后被合并穿入 2 个外侧锚钉中。D. 最终结构：经骨等效双排肩袖修复术。沿内侧排锚钉打 4 个褥式结（在 2 个中间排锚钉处）并将缝线合并入 2 个外侧排锚钉

关闭伤口

- 入路点用 3-0 Prolene（Ethicon Inc, Somerville, NJ）缝线间断关闭入路处的小切口，使用无菌敷料包扎。

■ 将手臂用带外展枕的吊带悬吊患肢。

手术步骤小结

① 建立后方、前方入路并进行诊断性肩关节镜检。

② 进入肩峰下间隙，通过内 - 外技术建立外侧入路。

③ 完成肩峰下减压术和肩峰成形术（如有指征）。

④ 分析肩袖撕裂的特征（模式、回缩）。

⑤ 游离肩袖并清理肌腱的退行性边缘。

⑥ 清理肩袖在大结节上的印迹直至骨床流血。

⑦ 根据需要，建立前外侧入路和额外的穿刺切口，用于放置锚钉。

⑧ 将内侧锚钉尽可能靠内侧放置，钉间距离约 1cm（放置 2 ～ 3 个锚钉）。

⑨ 放置锚钉，并从后向前将缝线穿过肩袖进行缝合。

⑩ 将关节镜转移至外侧入路，通过从前、后入路放置的 Spectrum 将 1 号 PDS 穿过肩袖并从前外侧入路穿出。

⑪ 将 Fibertape 穿过肩袖，并从后、前入路撤出。

⑫ 用 2 号 Fiberwire 行后方和前方的扣带缝合以消除"猫耳朵"（可选）。

⑬ 从后向前放置外侧排锚钉（通常为 2 ～ 3 个锚钉）并拉紧 Fibertape 以完成第二排锚钉的修复。

技术要点

● 在尽可能低的位置建立侧入路，尽量使其与肩袖平行，并便于操作肩峰下间隙，通常位于肩峰外侧缘下方 2 指宽处。

● 双排修复中的内侧排锚钉应沿关节边缘尽量靠内侧放置。

● 以同样的可重复的方式进行缝线管理和肩袖修复。

● 使用 Shuck 技术有助于正确放置后入路。

● Cinch 缝合有助于避免后方和前方"猫耳朵"。

● 如有必要可以做额外的穿刺切口，以便经皮放置锚钉确保钉轨正确。

● 由内侧向外侧横挥 Troca，钝性扩张肩峰下间隙。

所需器械

● 标准的关节镜套装，带气动关节式手臂托的沙滩椅

● 4.75SwiveLock 缝合锚

● 关节镜，通常是 30°，4mm

● 关节镜刨刀，磨钻，射频器械

● 11 号刀片

● 18 号腰穿针

● 5mm 光滑套筒

● 6mm 螺纹套筒

常见问题（需要联系上级医师）

- 必须使用刨刀和射频，通过肩峰下滑囊切除术充分显露大结节处的肩袖和肩袖足迹，尤其是对于双排固定技术。
- 前外侧入路和外侧入路之间必须保持足够的距离，以避免操作拥挤。
- 小心管理液体，谨慎的选择排水口并适当限制入水量有助于显露和减少肿胀。
- 必须充分游离肩袖，以便在没有张力的情况下进行修复。
- 如果骨头薄弱，可以考虑使用 5.5mm 而不是 4.75mm 锚钉，以提高锚的抗拔除能力。
- 考虑边缘融合，将 U 形或 L 形撕裂转化为新月形撕裂。
- 在准备肩袖足迹时不要穿透大结节皮质。
- 不要不慎拔出锚钉。

术后康复

关节镜肩袖修复后，患者可出院回家但需门诊随诊。患者应于术后 6 周内一直使用带外展枕的吊带悬吊患肢。鼓励患者进行主动地活动范围训练，包括肘、腕和手。

术后第 6 周时，患者可以通过门诊物理治疗开始肩部的主动辅助和被动活动范围训练。

术后 12 周时，患者可以通过门诊物理治疗开始主动活动和轻度力量训练。

从术后 16 周开始，可在可耐受的情况下进行力量训练。

术后随访

术后 7 ~ 10 天在门诊检查切口并拆除缝线，术后 6 周开始门诊物理治疗。

下一次随诊是在术后 12 周，以评估活动范围并开始肩袖力量训练。

而后在术后 6 个月时随访患者，此时患者应该大致恢复正常活动。

推 荐 阅 读

1. Abrams GD, Gupta AK, Hussey KE, et al. Arthroscopic repair of full-thickness rotator cuff tears with and without acromioplasty: randomized prospective trial with 2-year follow-up. Am J Sports Med. 2014; 42: 1296-1303.

2. Burks RT, Crim J, Brown N, Fink B, Greis PE. A prospective randomized clinical trial comparing arthroscopic single- and double-row rotator cuff repair: magnetic resonance imaging and early clinical evaluation. Am J Sports Med. 2009; 37: 674-682.

3. Cuff DJ, Pupello DR. Prospective randomized study of arthroscopic rotator cuff repair using an early versus delayed postoperative physical therapy protocol. J Shoulder Elbow Surg. 2012; 21: 1450-1455.

4. Franceschi F, Ruzzini L, Longo UG, et al. Equivalent clinical results of arthroscopic single-row and double-row suture anchor repair for rotator cuff tears: a randomized controlled trial. Am J Sports Med. 2007; 35: 1254-1260.

5. Galatz LM, Ball CM, Teefey SA, Middleton WD, Yamaguchi K. The outcome and repair integrity of completely arthroscopically repaired large and massive rotator cuff tears. J Bone Joint Surg Am. 2004; 86-A: 219-224.

6. Gladstone JN, Bishop JY, Lo IK, Flatow EL. Fatty infiltration and atrophy of the rotator cuff do not improve after rotator cuff repair and correlate with poor functional outcome. Am J Sports Med. 2007; 35: 719-728.

7. Hadzic A, Williams BA, Karaca PE, et al. For outpatient rotator cuff surgery, nerve block anesthesia provides superior same-day recovery over general anesthesia. Anesthesiology. 2005; 102: 1001-1007.

8. Lapner PL, Sabri E, Rakhra K, et al. A multicenter randomized controlled trial comparing single-row with double-row fixation in arthroscopic rotator cuff repair. J Bone Joint Surg Am. 2012; 94: 1249-1257.

9. MacDonald P, McRae S, Leiter J, Mascarenhas R, Lapner P. Arthroscopic rotator cuff repair with and without acromioplasty in the treatment of full-thickness rotator cuff tears: a multicenter, randomized controlled trial. J Bone Joint Surg Am. 2011; 93: 1953-1960.

10. van der Zwaal P, Thomassen BJ, Nieuwenhuijse MJ, Lindenburg R, Swen JW, van Arkel ER. Clinical outcome in all-arthroscopic versus mini-open rotator cuff repair in small to medium-sized tears: a randomized controlled trial in 100 patients with 1-year follow-up. Arthroscopy. 2013; 29: 266-273.

第 31 章

髋 关 节 镜

原著　Marc J. Philippon | Justin T. Newman

最少病例数要求

- 非手术治疗一段时间后仍有疼痛
- 疼痛来自关节内或关节外的疾病，基于查体并经 MRI 证实
- 足够的关节空间
- 病变适用于关节镜治疗

常用 CPT 码

- CPT 码：29916- 盂唇修复
- CPT 码：29915- 髋臼成形术（如治疗钳夹损伤）
- CPT 码：29914- 股骨成形术（如治疗凸轮损伤）
- CPT 码：29863- 滑膜切除术 / 粘连松解术；或 29862- 关节腔清理 / 关节软骨清理（软骨成形术）、关节磨损成形术或盂唇切除术

常用 ICD9 码

- 719.45- 关节疼痛
- 843.8- 盂唇撕裂
- 726.91- 骨赘 / 骨刺

常用 ICD10 码

- M24.151-M24.159- 其他关节软骨病变，髋关节（髋关节撞击综合征）
- M24.451-M24.459- 复发性关节脱位，髋关节（髋关节撞击综合征）
- M24.551-M24.559- 关节挛缩，髋关节（髋关节撞击综合征）
- M24.851-M24.859- 其他特定的髋关节紊乱，未分类（髋撞击综合征）
- M25.151-M25.159- 髋关节瘘（髋关节撞击综合征）
- M25.551-M25.559- 髋关节疼痛（髋关节撞击综合征）
- M25.651-M25.659- 关节僵硬，髋关节，无法归入其他分类（髋关节撞击综合征）
- M25.9- 关节紊乱（髋关节撞击综合征）
- M25.5- 未指定的关节疼痛
- S73.19- 其他髋关节扭伤
- M25.70- 骨赘，未指定关节
- M76.20- 髂嵴骨刺，未指定髋

首次描述髋关节镜手术可以回溯到 20 世纪 30 年代。然而，直到 1977 年，关节镜下治疗小儿先天性髋关节脱位的描述性研究出现，这项技术才得以流行起来。髋关节镜发展缓慢的原因有两个，一是由于髋关节周围的解剖限制难以安全建立通路，二是由于外科医师对髋关节解剖异常的认识起步较晚。随着对髋关节病理、影像学诊断的进一步理解和关节镜器械更新，髋关节镜在髋关节疾病诊治中的适用范围迅速扩大。就过去的 10 年间的进步来看，关节镜在治疗髋关节疾病诊治中的应用出现了激增。

髋关节疼痛的鉴别诊断很多历史上曾一度出现过诊断困难的窘境。必须考虑直疝、斜疝和肌疝；腹膜后或腹腔内疾病；妇科相关疼痛；中枢或外周神经系统疾病；还有腰椎，骶骨和骨盆疾病等。若症状局限于髋关节，则必须明确是关节内病变还是和关节外病变。病史对诊断和预后至关重要。疾病的演进、诱因，导致症状恶化的动作尤为重要。

体格检查从步态和姿势开始。疼痛步态或 Trendelenburg 步态可以定位疾病。姿势异常包括骨盆倾斜，腿长不一致，脊柱侧弯和脊柱前凸等。髋关节查体要求仔细触诊所有相关结构。内收肌或腰大肌肌腱、髋部屈肌或腹直肌、大转子处关节囊或腘绳肌起点等处的压痛可能是关节内原发或继发病变的重要标志。检查髋关节的主动和被动活动范围，评估有无任何不对称。髋关节激发试验有助于识别髋关节疾病。前方撞击试验指的是髋关节被动屈曲、内收和内旋时可以诱发疼痛。该体征阳性提示关节内病变，如髋臼边缘、盂唇或股骨头颈交界处等。后方撞击试验则是指髋关节处于后伸和外旋的位置诱发疼痛。该试验诱发的疼痛是由股骨头颈交界处撞击髋臼后壁和盂唇引起的。FABER（屈曲外展外旋）距离测试包括髋关节被动屈曲、外展和外旋。该检查用于和健侧髋关节比较，以有助于诊断髋关节撞击。在髋关节不稳的情况下，行拨号试验（Dial Test）时可见髋活动度增强。

高质量的 X 线片是首选的检查。髋臼凹陷或髋臼前凸是髋臼过度覆盖的表现。髋臼后倾则是通过坐骨棘向骨盆过度延伸及交叉征来确定的。后壁征阳性指的是，X 线片显示髋臼后壁位于股骨头中心外侧。通过测定髋臼倾斜度，可以更好地发现髋关节发育不良和髋关节不稳。这是通过测量 Tonnis 角、sharp 角和 LCE 角完成的。最后，前后位（AP）X 线片也被用来评估关节间隙狭窄，并以此预测髋关节镜术后的预后。穿桌侧位（cross-table lateral view）片用以评估是否存在凸轮型撞击、股骨头圆度和股骨头颈偏距（offset）。对于凸轮撞击，通常 α 角是正的，而且大于 50°。这一角度可以用干预测软骨盂唇损伤，并用来识别那些未来可能有髋关节症状的患者。磁共振成像（MRI）可以给 X 线影响提供有力的补充，并已成为髋关节周围软组织评估的重要手段。

手术技术

手术室准备

- 器械托盘应与患者肩部平齐（图 31-1）。
- 将显示器置于平视视野内，并为助手提供副显示器。
- 注意术中透视、手术灯、手术托盘的位置。
- 将手术台设置到令术者舒适的高度（图 31-2）。

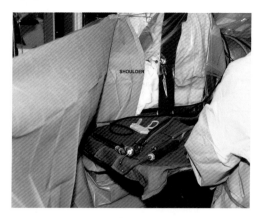

图 31-1 将设备托盘放置在患者肩部的水平，便于取用器械

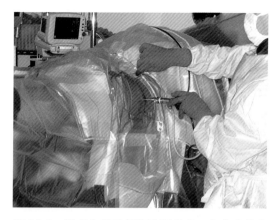

图 31-2 手术台的高低取决于术者，高度应使术者舒适

患者体位

- 采用改良的仰卧位。
- 髋关节屈曲 15°以使关节囊松弛。
- 将患侧足内旋，将股骨颈转至与地面平行（图 31-3）。
- 向侧方倾斜约 15°。
- 将非手术侧髋外展。
- 将术侧髋关节放置于中立位，用会阴柱对股骨产生横向作用力。
- 使用大的会阴柱以避免过度压迫会阴（图 31-4）。
- 将脚固定在有衬垫的牵引靴里；注意避免牵拉损伤神经（图 31-5）。

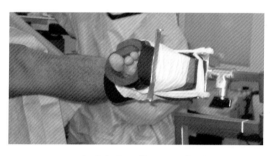

图 31-3 患肢内旋，使股骨颈与地板平行

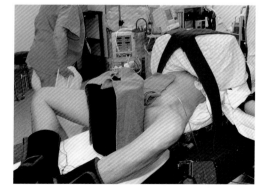

图 31-4 使用大的会阴柱来避免过度压迫会阴

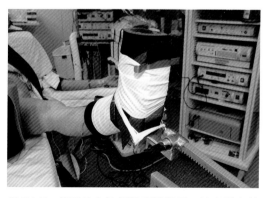

图 31-5 将足放在垫好的牵引靴里。注意避免神经牵拉伤

消毒铺巾

- 按照标准消毒。
- 消毒完成后，铺四块手术巾。
- 将手术区和周围用防水手术膜或防水手术巾覆盖，以防止手术部位的液体流出以及污染部位液体流入。
- 消毒铺巾应使非无菌助手可以操纵下肢，同时允许术者评估下肢的位置。
- 无菌手术帘或类似的铺单可以很好地满足需求。

牵引

- 完全的肌松是必需的，全身麻醉或联硬外麻醉均可。
- 需要仔细铺垫好上肢受压的位置（以防压伤）。
- 可以使用术中透视以确保关节牵开，即透视上形成所谓的真空征（图 31-6）。
- 牵引时间和牵引重量都很关键。术者可以根据操作的需要决定。行关节内操作的时候予以牵引而进行关节外操作、改变体位的时候则完全可以撤掉牵引。

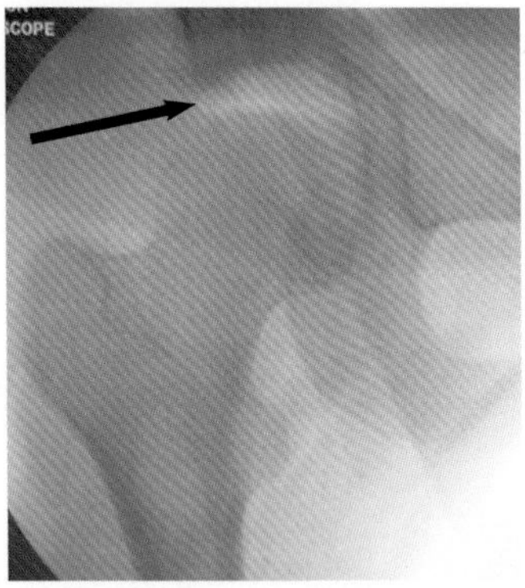

图 31-6　在透视上出现真空征（大箭头）的情况下，说明牵引足够

放置入路

- 准确的入路位置至关重要（图 31-7 和图 31-8）。
- 放置的入路决定了观察效果。
- 必须方便放置锚钉。
- 避免损伤神经血管和韧带。
- 确定解剖标志。
- 触诊大转子的顶端。
- 必要时使用透视引导。
- 先放置前外侧入路，该入路位于距离大转子顶端前上方 1cm 处 (图 31-9)。
- 先放置腰穿针。
- 当确认腰穿针位于关节内后，取出针芯，用生理盐水使关节扩张至最大（一般为 20 ~ 40ml)。随着注射器被移除，压力状态的盐水应该可以迅速自针孔流出，以此可以进一步确信腰穿针位于关节内。
- 通过针头插入导丝（镍钛诺，一种非磁性镍钛合金），然后将腰穿针取出。
- 在导丝位置做一小切口，置入套管系统；注意，保护软骨是很重要的，注意使套管的尖角远离股骨头以避免划伤软骨。
- 套管系统在进入关节囊时会遇到阻力，此时须注意小心控制套管，以保护软骨。
- 以同样的方法建立其他的入路。
- 必要时可以增加额外的入路。
- 接下来建立第二个入路：前方入路，该入路位于缝匠肌和阔筋膜张肌之间，可以直接在第一个入路观察到器械的进入（图 31-10）。

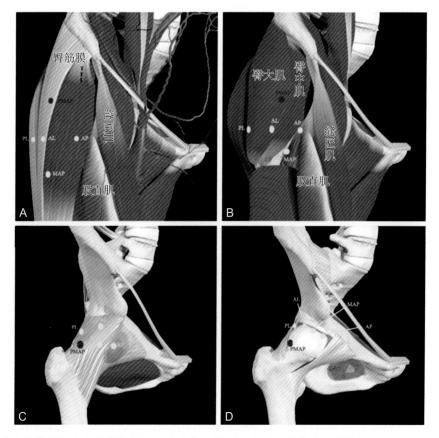

图 31-7　中央和外周间室入路的位置，因为它们从浅到深穿过髋关节周围的软组织。A，AL 入路位于后 TFL 肌纤维和前臀筋膜纤维的交界处。AP 入路和 MAP 穿过了 TFL。B，AP 入路和 MAP 在臀小肌和股直肌之间通过深部肌间平面。AL 入路通过髋外展肌穿向前方，并会在遇到髋关节囊时应遇到少量阻力。C 和 D，入路进入关节囊，到达髋关节及股骨头颈交界处。AL，前外侧入路；AP，前入路；MAP，中前入路；TFL，阔筋膜张肌

（经许可转载 © Primal Pictures Ltd, London.）

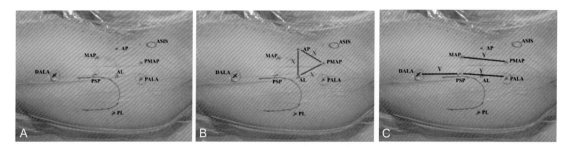

图 31-8　A，左髋（右侧为近端，左侧为远端），标出 8 个皮肤切口，以及 11 个可能使用的入口部位。标出大转子轮廓。B，AL 入路、AP 入路，和 PMAP 形成一个等边三角形，每个边均标记为 X。同样，AL 入路、AP 入路和 MAP 形成第二个等边三角形，每个边均标记为 X。C，三个转子周围的入路（DALA、PSP 和 PALA）与 AL 入路成一直线。PSP 和 PALA 入口分别位于 MAP 和 PMAP 的后面。这些入路之间的距离大致相等，标记为 Y。DALA，入路位于 PSP 的远端，距 PSP 的距离同样为 Y。AL，前外侧入路；AP，前入路；DALA，远端前外侧辅助入路；MAP，中前入路；PALA，近端前外侧辅助入路；PMAP，近端中前入路；PSP，转子间隙入路

[已获授权，Robertson WJ, Kelly BT. The safe zone for hip arthroscopy: a cadaveric assessment of central, peripheral, and lateral compartment portal placement. Arthroscopy. 2008;24(9):1019-1026.]

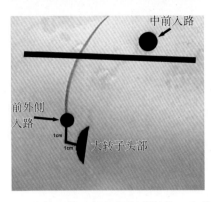

图 31-9　大转子的头部是解剖学标志。先放置前外侧入路，位于大转子头部向上向前各 1cm

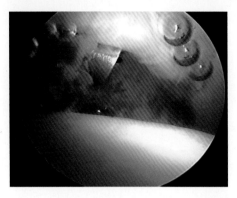

图 31-10　第二个放置中前入路。位于缝匠肌和阔筋膜张肌间的间隙浅部，在前入路的直视下放置

- 通过转换棒和套筒 - 完成入路间的转换和器械的交换。
- 关节囊切开可有助于关节内操作。
- 在入路建立后，置入关节镜切割刀并切开关节囊，该切口需连接 2 个入路点，并至少距盂唇 1cm，以便在手术结束时缝合（图 31-11）。

盂唇的修复

- 盂唇修补需在牵引下完成。
- 注意穿刺后、挫伤或撕裂的盂唇。
- 测量盂唇宽度，以选择治疗方案（图 31-12）。
- 评估软骨盂唇交界处的异常变化如波浪征。
- 如有需要，可将盂唇适当游离（图 31-13）。

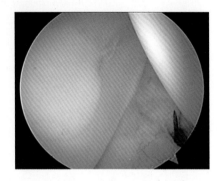

图 31-11　建立入路后，置入关节镜切割刀切开关节囊，切口需连接 2 个入路，在盂唇外侧保留至少 1cm 的关节囊，以便在手术结束时缝合

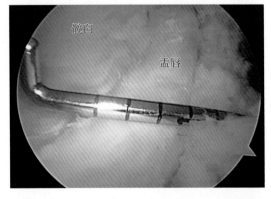

图 31-12　测量盂唇以确定是否有足够的组织可用。盂唇的宽度决定了需进行盂唇修复还是盂唇重建

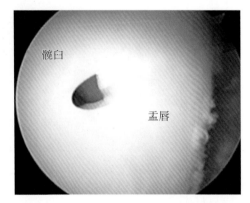

图 31-13　将盂唇在撕裂位置附近剥离，以备修复

- 准备基底部以备修复，切除形成钳夹的部位。
- 用电动刨削刀清除盂唇上的任何不稳定的组织。可用关节镜骨刀来修整边缘。

- 用 5.5mm 的圆形磨挫头来去除多余的骨赘（图 31-14）。
- 在此步骤中，需注意术前的 CE 角和术前测量的髋臼表面，以免切除太多的臼缘，造成人为的发育不良的髋臼。
- 为锚钉的放置制备一个流血的骨床，以此来促进愈合。
- 用生物可吸收缝线锚钉将盂唇重新连接到髋臼边缘（图 31-15）。放置锚钉时必须注意邻近的关节软骨，以确保其完好。放置锚钉时应考虑铆钉的位置和髋臼边缘角度（图 31-16）。
- 缝线可以在盂唇绕行或穿过盂唇。缝合的方法取决于盂唇的位置和盂唇的组织量。
- 将线结是嵌入锚钉的孔中，注意使缝线朝向关节囊侧（图 31-17）。
- 所使用的锚钉数取决于盂唇撕裂的大小。

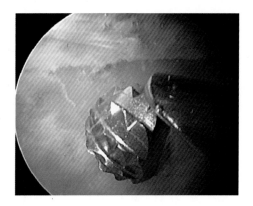

图 31-14　用 5.5mm 的圆磨钻完全去除钳夹撞击形成的骨赘

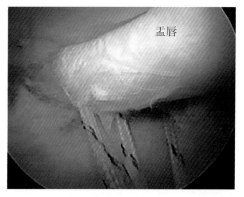

图 31-15　用生物可吸收的缝合锚将盂唇重新连接到髋臼边缘。锚钉的大小和缝线的类型取决于需要重建的解剖位置

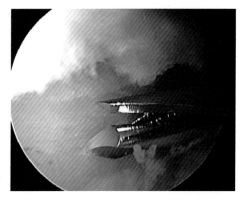

图 31-16　放置锚钉时应考虑置钉的解剖位置。锚钉应靠近软骨表面，注意参考髋臼边缘的角度

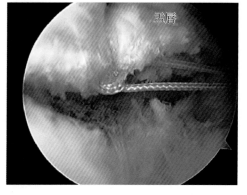

图 31-17　打结完成后将线结是嵌入锚钉的孔中，注意使缝线朝向关节囊侧，远离软骨表面

髋臼股骨撞击

- 凸轮病变的切除范围取决于动态检查中看到的撞击部位及其他组织的相关损伤情况（图 31-18）。

■ 切除范围受髂外侧血管位置的限制。
■ 切除量应以动态检查结果和减压效果为准。
■ 避免过度切除。
■ 在盂唇修复时已经切除了钳夹部位（见前述）。
■ 进行动态检查，评估切除的充分性。
■ 缝合关闭关节囊（图 31-19）。

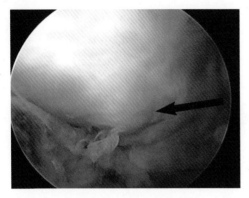

图 31-18　在处理凸轮撞击病变之前，应进行动态检查以确定股骨颈撞击的部位

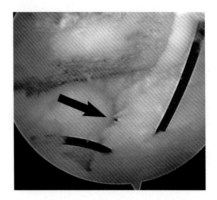

图 31-19　术闭缝合关节囊

手术步骤小结

① 将足放在牵引靴中并提供适当的保护。
② 施加牵引。
③ 出现真空征时说明牵引已足够。
④ 如有必要，使用透视验证关节间隙和入路的位置。
⑤ 精确的建立入路对于优化视野和放置锚钉至关重要。
⑥ 纠正凸轮撞击和钳夹。
⑦ 确定盂唇疾病并给予治疗。
⑧ 治疗软骨疾病。
⑨ 松开牵引并进行动态检查；处理所有的持续撞击区域。
⑩ 关闭关节囊。

所需器械

● 骨折台及附件，以便对患肢进行控制并维持适当的牵引、旋转和操作
● 包裹良好的会阴柱
● 标准的关节镜，70°镜头
● 透视设备
● 适当的体位维持设备，以便在有牵引和无牵引的情况下进行稳定的包裹和摆放体位
● 髋关节使用的长的关节镜器械
● 长套筒

技术要点

- 混合型撞击最为常见；评估股骨颈和髋臼是否存在撞击迹象。
- 关节镜检前评估关节间隙。
- 观察到受损的盂唇时，应评估损伤病因。
- 测量盂唇宽度有助于置定治疗决策。
- 盂唇边缘修整可以减少髋臼软骨损伤的大小。
- 在盂唇修复治疗结束时，应松脱牵引，并从周围间室观察修复后的盂唇；应进行髋关节动态检查，以评估修复的稳定性；确保盂唇在股骨头周围可以充分的密封，并评估是否存在额外的撞击。
- 康复至关重要。

常见问题（需要联系上级医师）

- 无法获得真空征。
- 无法建立第一个入路。
- 盂唇和关节面的观察受限。
- 所需液体增加、泵工作异常、无法扩张关节和腹部肿胀是液体外渗的征象。
- 在盂唇修复时，当放置髋臼边缘的锚钉时，锚钉穿过透髋臼表面。
- 分离盂唇时必须小心，以免割伤或削弱病变组织。
- 股骨颈血管损伤。

术后康复

　　立即开始康复训练。第一阶段的目标包括保护修复组织和软组织，减少疼痛和炎症，在规定的范围内保持运动，恢复肌肉量。10天内使用支具以提供保护，以提供本体感受反馈并限制运动。冷冻疗法和非甾体抗炎药物对控制炎症和疼痛至关重要。预防肌肉萎缩是通过早期的力量练习来实现的。这种力量练习限制了关节的压力，同时通过臀部和下肢的肌肉提供了适当的负荷。术后第1天就可以使用防水敷料在齐胸深的水中进行水中行走。当患者有轻微的疼痛、患髋活动范围大于健侧髋的75%、并拥有了适当的肌肉启动方式时，即可进入第二阶段。在开始下一个阶段之前，患者应该已经进展到可以完全负重。

　　第二阶段的康复包括增加活动范围（ROM）的训练/拉伸，步态训练和力量训练。被动活动范围（PROM）和伸展运动应根据需要继续进行，以达到正常的ROM。由于患者已脱拐，步态训练既需要在泳池上进行也需要在地面上进行。在这一阶段，使用椭圆机或爬楼梯来进行心血管训练。这一阶段应避免撞击髋关节的运动，比如跑步机。当患者关节活动范围已经正常，无疼痛，髋部力量足够，即可进展至第三阶段。

　　第三个阶段是恢复肌肉的力量和耐力、心血管的耐力和恢复神经肌肉控制。进阶的力量和神经肌肉控制练习包括弓步蹲、跳跃和爆发力训练、侧侧敏捷跳训练、带绳索的前后跑、开始跑步训练和最初的敏捷性训练。心血管训练包括逐渐开始骑自行车、椭圆机、爬楼梯和游泳。接下来是体育专项训练。当患者通过髋关节运动测试后，就可以恢复体育运动。

术后随访

术后第 1 天，患者接受物理治疗。手术敷料更换为防水敷料。回顾患者的药物治疗、物理治疗和手术图像。对患者进行评估，以确定其下肢（包括会阴）是否存在感觉异常。对于行凸轮撞击切除、钳夹型撞击切除的患者，应于术后第 2 天或第 3 天行 X 线片检查，包括低位投照的前后位骨盆片、蛙腿位片和穿桌侧位。评估患者的活动情况，检查切口。

术后 3 周，通过电话或嘱患者来院进行随访，以确保他们遵从了功能锻炼方案并继续服用药物；而后逐步指导他们脱拐。此时应拆线。

术后 6～10 周，患者返院随访。评估患者的活动范围，肌肉活动情况，步态和力量。仔细查体，以发现可能出现的粘连或瘢痕形成。此时切口应愈合良好。根据功能锻炼的进展情况，更新（update）患者的复健情况。重点是后动力链，核心加强计划，并逐步按照前述的各阶段的训练内容推进复健。

推 荐 阅 读

1. Ayeni OR, Adamich J, Farrokhyar F, et al. Surgical management of labral tears during femoroacetabular impingement surgery: a systematic review. Knee Surg Sports Traumatol Arthrosc. 2014; 22: 756-762.

2. Alradwan H, Philippon MJ, Farrokhyar F, et al. Return to preinjury activity levels after surgical management of femoroacetabular impingement in athletes. Arthroscopy. 2012; 28: 1567-1576.

3. Clohisy JC, Carlisle JC, Beaulé PE, et al. A systematic approach to the plain radiographic evaluation of the young adult hip. J Bone Joint Surg Am. 2008; 90(suppl 4): 47-66.

4. Ganz R , Parvizi J, Beck M, et al. Femoroacetabular impingement: a cause for osteoarthritis of the hip. Clin Orthop Relat Res. 2003;417:112-120.

5. Johnston TL, Schenker ML, Briggs KK, Philippon MJ. Relationship between offset angle alpha and hip chondral injury in femoroacetabular impingement. Arthroscopy. 2008; 24: 669-675.

6. McCarthy JC, Noble PC, Schuck MR, et al. The Otto E. Aufranc Award: the role of labral lesions to development of early degenerative hip disease. Clin Orthop Relat Res. 2001; 393: 25-37.

7. Philippon MJ, Maxwell RB, Johnston TL, Schenker M, Briggs KK. Clinical presentation of femoroace tabular impingement. Knee Surg Sports Traumatol Arthrosc. 2007; 15: 1041-1047.

8. Ross JR, Nepple JJ, Philippon MJ, Kelly BT, Larson CM, Bedi A. Effect of changes in pelvic tilt on range of motion to impingement and radiographic parameters of acetabular morphologic characteristics. Am J Sports Med. 2014; 42: 2402-2409.

9. Shearer DW, Kramer J, Bozic KJ, Feeley BT. Is hip arthroscopy cost-effective for femoroacetabular impingement? Clin Orthop Relat Res. 2012; 470: 1079-1089.

10. Skendzel JG, Philippon MJ, Briggs KK, Goljan P. The effect of joint space on midterm outcomes after arthroscopic hip surgery for femoroacetabular impingement. Am J Sports Med. 2014; 42: 1127-1133.

11. Wahoff M, Ryan M. Rehabilitation after hip femoroacetabular impingement arthroscopy. Clin Sports Med. 2011;30:463-482.

第 32 章

肘 关 节 镜

原著　Robert Nelson Mead | Felix H. Savoie, Ⅲ | Michael J. O'Brien

最少病例数要求

- 关节镜实操经验
- 带可转换套管系统的 30°关节镜
- 关节镜设备，包括抓钳、打孔器和电烧止血设备
- 用于侧卧位的手臂托

常用 CTP 码

- CPT 码：29830- 诊断性肘关节镜检
- CPT 码：29834- 肘关节镜下游离体切除
- CPT 码：29839- 关节镜下肘关节大面积清理
- CPT 码：24343- 侧副韧带修复（外侧）或：24345（内侧）

常用 ICD9 码

- 718.12- 关节内游离体，上臂
- 727.09- 肘部滑膜炎
- 726.32- 肘部外上髁炎
- 726.31- 肘部内上髁炎
- 715.12- 肘后内侧撞击（骨关节炎，局限性，原发性，前臂）
- 732.2- 青少年剥脱性骨软骨炎，上肢、肱骨小头、肱骨
- 841.0- 桡侧副韧带扭伤或断裂
- 841.1- 尺侧副韧带扭伤或断裂

常用 ICD10 码

- M24.0- 游离体，其他部位
- M65.80- 其他滑膜炎和腱鞘炎，未指定部位
- M77.10- 外上髁炎，未特指肘关节
- M77.00- 内上髁炎，未特指肘关节
- M19.029- 原发性骨关节炎，未特指肘关节
- M93.003- 未特指股骨上端骨骺滑脱（非创伤性），非特指髋关节
- S53.439- 未指定侧肘部桡侧副韧带扭伤
- S53.449- 未指定侧肘部尺侧副韧带扭伤

　　肘关节镜检查是所有关节镜检查中对技术要求最高的手术之一。周围神经血管结构复杂，关节内部空间复杂局促，要求术者对解剖有深入的了解。在 1937 年的初始研究中，Berman 实际上认为肘关节不适合进行关节镜修复，但随后他改变了这一观点。按照他的想法，肘关节镜手术的适应证自首次应用以来已经明显扩大。

　　最初，肘关节镜仅用于诊断和清除游离体。但随着时间的推移，肘关节镜适应证已经延伸至滑膜炎、急性骨折、剥离性骨软骨损伤、肘关节不稳定、外上髁炎等疾病。适应证的扩大，一定程度上是由于开发了新的入路，便于在关节镜下观察和操作。随着适应证的扩展，骨科医师必须提高技术水平以满足手术的需要。

手术技术

手术室准备

■ 外科医师站在患者手术侧，刷手护士和器械托盘靠近术者。
■ 将显示器和设备放置在手术台对面。

患者体位

■ 仰卧位：
  ● 将患者仰卧在手术台上，肩关节外展 90°：手和前臂行牵引，置于中立位。
■ 俯卧位（作者的首选位置）：
  ● 将患者翻身成俯卧位，放置胸部卷以便于通气。垫好头部和面部。托手板或手臂托置于手术台旁，与手术台平行放置。患侧肩关节外展 90°，将患肢从托手板边自由垂下。在上臂下插入一卷手术巾，使肘部保持屈曲 90°（图 32-1）。
■ 侧卧位：
  ● 用豆袋（沙袋）将患者固定于侧卧位，在腋窝下插入腋窝卷。肩关节弯曲 90° 并内旋，使肘部可以弯曲放在垫好的体位垫上。

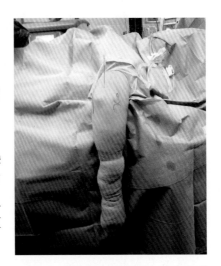

图 32-1　患者处于俯卧位。将患者手臂放置在托手板上，消毒铺巾。这个姿势使术者能够自由地移动肢体远端

消毒铺巾

■ 将非无菌的止血带缠绕于手臂高处。
■ 消毒。
■ 铺巾：
  ● 在手臂下方放置无菌底单。
  ● 将手和前臂远端置入无菌防水的袜套中。
  ● 在止血带远端用无菌的蓝手术巾将手臂和身体其他部分隔开。
  ● 在蓝色无菌巾远端放置无菌的 U 形单。

- 将 Coban 敷料（3M，Minneapolis）包裹在前臂，将无菌袜套绷紧，以防液体渗入。
■ 标记解剖标志和预计的入路。
  - 触诊并标记尺神经及其走行处（图 32-2）。
  - 标记应包括鹰嘴尖、内上髁和外上髁（图 32-3）。

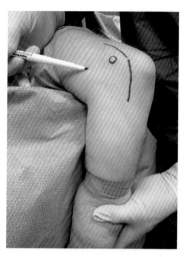
图 32-2　术者在术侧手臂上标出尺神经和内上髁。患者置于俯卧位，手臂指向地板

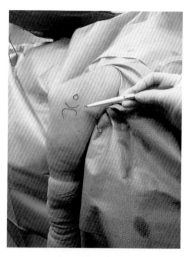
图 32-3　在术侧手臂上标出桡骨头和外上髁。同样，患者处于俯卧位，手臂指向地板，即图像的底部

■ 使用驱血带，并将止血带充气至 250mmHg。
■ 给关节注水。
  - 用 18 号针刺入鹰嘴窝中心点或由桡骨头、肱骨小头，和尺骨构成的三角区内。靠近软点的位置，并向关节内注入 20 ～ 30ml 的生理盐水。所谓软点，即由外上髁、鹰嘴、桡骨头构成的区域。
  - 检查关节囊肿胀的程度并轻微伸展肘关节。

关节镜手术步骤

■ 关节镜手术从进入关节腔开始。近端前内侧入路通过滑车附近的软点进入，向关节后方倾斜（图 32-4）。当钝头套管进入关节时，应能感觉到突破感。最常见的错误是穿到关节囊的前方、未能进入关节或进入关节太靠外侧的位置。
■ 从近段前内侧入路进入关节腔后的初始视角可以看到肱桡关节、桡骨环形韧带和前关节囊（图 32-5）。小心的后撤关节镜观察冠状突（图 32-6），冠状窝（图 32-7）和内侧沟（图 32-8）。外侧入路可以由腰穿针自外向内建立（图 32-9），也可以通过从内侧向外侧的转换棒建立（图 32-10）。

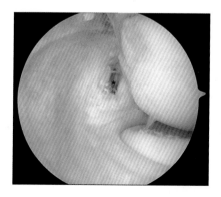
图 32-4　图像描绘了近端前内侧入路的初始视图。肱桡关节位于图像右侧桡侧腕短伸肌止点附近的外侧关节囊（*）撕裂，与外上髁炎类似，符合 Baker 3 级病变

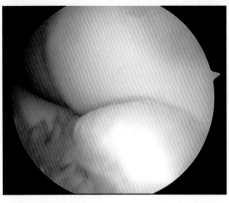

图 32-5　从近端前内侧入路观察冠状突。桡骨头和肱骨小头位于屏幕的最左边，代表关节的外侧部分

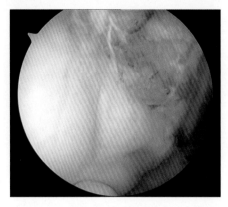

图 32-6　冠状窝位于屏幕中央。在屏幕最下方可以看到冠状突的尖端

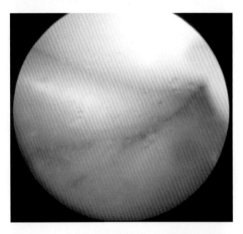

图 32-7　从近端前内侧入路观察内侧沟，位于屏幕的右方和下方

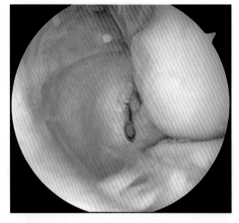

图 32-8　腰穿针的位置代表外侧入路的入点，采用外 - 内技术建立入路。该图来自右侧近端前内侧入路，肱桡关节位于图片右侧

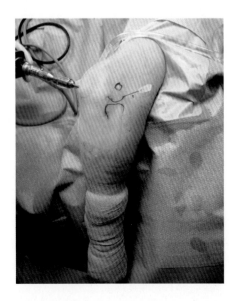

图 32-9　这张肘关节外部的照片显示前外侧入路的位置，位于外上髁近端 2cm、前方 1～2cm。患者处于俯卧位，手指向地板

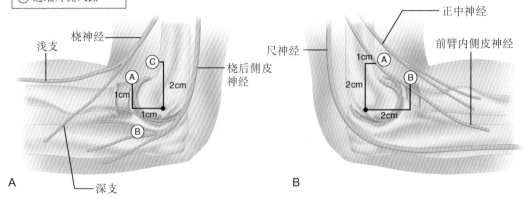

A
B

图 32-10　A. 肘关节的外侧视图和神经相对于入路的位置；B. 肘内侧视图和尺神经相对于路的位置。在肌间隔前和内上髁近端进行操作，这样尺神经就停留在入路后方

[根据 Raphael BS, Weiland AJ, Altchek DW, et al. Revision arthroscopic contracture release in the elbow resulting in an ulnar nerve transection. J Bone Joint Surg Am. 2011;93(Supp1):100-110. 重新绘制]

■ 然后将关节镜转换到外侧入路，观察关节内侧（图 32-11）。如果内侧入路进入关节太过靠外侧，这也提供了机会"修正"内侧入路。

■ 如果完成前间室的评估，即可进行前方的手术操作（如去除游离体，见图 32-11，或桡侧腕短伸肌清理，见图 32-12）。

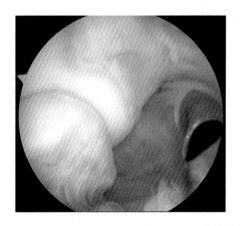

图 32-11　从近侧前外侧入路观察，关节的内侧位于图片右侧。在图片左侧可以看到冠状突

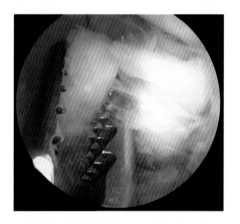

图 32-12　肘关节游离体是关节镜检的常见指征。该图描绘的是移除游离体

■ 将入水口转移至前方，使水流过肱桡关节，并建立后方中央入路（图 32-13）。建立这个入路时，可将套筒联同 Trocar 放在窝中心的骨头上，然后将套筒向骨的方向压。注意此时不要将 Trocar 取出，以避免将软组织带进窝内。此时应可看到从套筒中流出的液体。

■ 后方中央入路的初始视图为鹰嘴窝（图 32-14）；术者可以向上方观察肱三头肌（图 32-15），然后沿鹰嘴尖的轮廓（图 32-16）走向外侧沟。当关节镜向外侧沟推进时，适当旋转视野直到看向内侧；然后关节镜沿外侧沟向下，将视角向前旋转以观察后方肱桡关节（图 32-17）。关节镜可以通过不稳定的肱尺关节（图 32-18），即肘部的通过征。

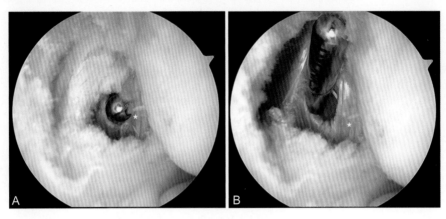

图 32-13 A. 在屏幕中央可见关节囊撕裂，以及显露完成的桡侧腕短伸肌（ECRB）及合并的 Nirschl 损伤（*）；B. 在肘关节镜近端前内侧入路下清理 ECRB 起点及 Nirschl 病变（*）

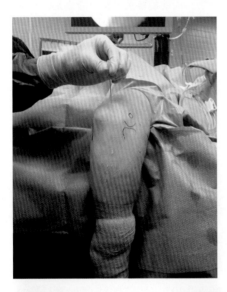

图 32-14 图片显示后侧中央入路的外部照片，入位于尺骨鹰嘴突近端 3cm 的后中线处。患者处于俯卧位，手指向地板。术者的手臂是从患者的足侧伸出来的

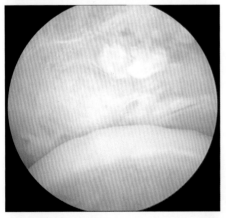

图 32-15 从后中央入路观察鹰嘴窝。鹰嘴位于图像底部中间

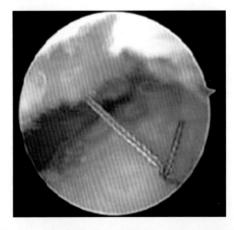

图 32-16 从后中央入路观察，术者正在观察鹰嘴尖端的缝合锚钉，缝合线穿过撕裂的三头肌肌腱和三头肌。鹰嘴尖位于屏幕的右下方，三头肌位于屏幕的左上方

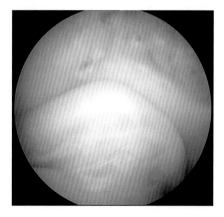

图 32-17　图片显示鹰嘴尖端，位于屏幕中央。该图从后正中入路观察

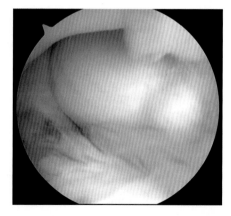

图 32-18　图片显示从后侧中央入路观察的肱桡关节后部。肱桡关节位于屏幕中上部。在沿外侧沟向下移动后，向前旋转关节镜可看到后肱桡关节（滑膜皱襞位于右侧）

- 关节镜返回鹰嘴窝，以相同的步骤检查内侧沟（图 32-19）。

图 32-19　通过征。如果肘关节不稳定，那么关节镜可以通过肱尺关节。关节镜位于肱尺关节中，肱骨位于屏幕顶端，尺骨位于屏幕底部，上方偏左为近端尺桡关节

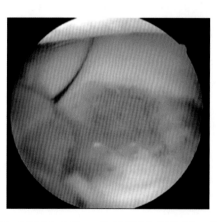

- 可行的手术操作虽多，但至少应包括游离体切除（图 32-20）、关节腔清理松解、外上髁 Nirschl 病变的松解、剥脱性骨软骨炎（OCD）肱骨小头微骨折术等（图 32-21）。

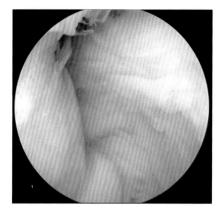

图 32-20　从后方中央入路观察内侧沟。内侧沟位于屏幕右侧

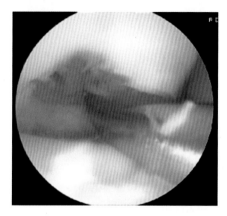

图 32-21　图中显示，肱骨小头剥脱性骨软骨炎的微骨折。在病灶周围已建立坚实的垂直骨侧壁，骨锥正进入屏幕中间，行微骨折术

手术步骤小结

①在前间室内建立近端前内侧入路。该入路位于内侧肌间隔近端 2cm、内上髁近端 2cm。
  - 需评估结构：外侧沟、桡骨头、冠状突、滑车和前关节囊。

②建立近侧前外侧入路。该入路位于外上髁近端 2cm，前方 1～2cm；以该入路摘除游离体。

③通过后中央入路检查后方间室。该入路位于在尺骨鹰嘴近端 3cm 后方中线处。

④评估外侧沟。

⑤评估内侧沟。

⑥建立后外侧入路作为工作入路。该入路位于尺骨鹰嘴突近端 3cm、肱三头肌外侧；从该入路移除游离体。

⑦在桡骨头、外上髁和尺骨鹰嘴形成的空间内建立软点入路；移除游离体并评估骨软骨剥脱损伤。

⑧用 Steri-Strips (3M, Minneapolis, MN) 或尼龙缝线关闭入路位点。
  - 加压包扎包裹肘关节。

技术要点

- 在建立入路前，一定要标出解剖标志。
  - 这有助于协助术者定位并保持对关键的神经血管结构位置的认知。
- 将患者置于俯卧位可以使神经血管结构离开关节表面。
- 为避免对皮神经造成损伤，应用刀片划开皮肤，而不是刺穿皮肤来建立入路。
- 在手术过程中，可使用牵开器将重要结构挡在外面。

所需器械

- 30° 关节镜（同时也需准备 70° 镜）
- 3.5mm 和 4.5mm 刨刀 / 磨钻
- 不带侧孔的金属转换套管：大号（5.5mm）、小号（4.5mm）
- 转换棒

常见问题（需要联系上级医师）

- 触诊尺神经并标出其走行路径，而不是标出你认为它应该走行的位置。
  - 尺神经的走行路径可能根据患者不同而向内或向外发生变化；在存在关节炎或老年患者中，尺神经倾向于在俯卧位或侧卧位向前方"落下"。
- 不要在前间室的刨刀上使用负压吸引，因为可能会将物体吸入刨刀。
- 在进行关节前外侧操作时，避免穿透下方关节囊前外侧，以防止对桡神经和后骨间神经造成损伤。
- 清理内侧沟时可能损伤尺神经。
  - 如果你必须在内侧沟进行操作，那么切开探查并将尺神经从关节囊上牵开会更安全。
- 需要知道类风湿关节炎患者的关节囊和肱肌较为薄弱，因此损伤正中神经和骨间后神经等结构的风险更大；切勿穿透肱肌。

术后康复

术后恢复很大程度上取决于手术的原因和所进行的手术。一般来说，除非进行修复或重建，否则患者在手术后可立即开始活动范围训练，即家庭运动段炼计划。包括主动和主动辅助的活动范围训练。患者可以在恢复室里进行连续主动活动装置（CPM）训练。

接受韧带修复的患者通常在手术后立即用支具固定，以减少修复处的张力。患者第一次术后随访时即可使用铰链式支具。患者可进行肩部、腰部、腕部和手部的锻炼。随着疼痛和肿胀的减轻，患者可逐步增加活动范围。一旦修复愈合成熟，即可行更加积极的物理治疗。如果患者能够在支具内达到正常的活动范围，即可在支具辅助下内进行力量练习。如果患者可以在支具辅助下进行力量练习而不感到任何疼痛，即可脱离支具进行练习。

术后随访

患者应于术后 1 周复诊拆线。

然后在术后 6 周、3 个月和 6 个月返院复诊，以监测其功能锻炼进展情况。

根据患者具体情况制订其治疗计划或家庭锻炼计划。

推 荐 阅 读

1. Abboud JA, Ricchetti ET, Tjoumakaris F, et al. Elbow arthroscopy: basic setup and portal placement. J Am Acad Orthop Surg. 2006; 14:312-318.

2. Andrews JR, Baumgarten TE. Arthroscopic anatomy of the elbow. Orthop Clin North Am. 1995; 26: 671-677.

3. Field LD, Altchek DW, Warren RF, et al. Arthroscopic anatomy of the lateral elbow: a comparison of three portals. Arthroscopy. 1994; 10: 602-607.

4. Miller CD, Jobe CM, Wright MH, et al. Neuroanatomy in elbow arthroscopy. J Shoulder Elbow Surg. 1995; 4: 168-174.

5. Kelly EW, Morrey BF, O'Driscoll SW. Complications of elbow arthroscopy. J Bone Joint Surg Am. 2001; 83-A(1):25-34.

6. Savoie FH. Guidelines to becoming an expert elbow arthroscopist. Arthroscopy. 2007; 23: 1237-1240.

7. Stothers K, Day B, Regan WR, et al. Arthroscopy of the elbow: anatomy, portal sites, and a description of the proximal lateral portal. Arthroscopy. 1995; 11: 449-457.

第33章

前路颈椎间盘切除及融合术

原著 Jeffrey A. Rihn

常用 CPT 码
- CPT 码：22551- 前路椎间融合，椎间盘切除和减压，第一个减压间隙，C2 以下
- CPT 码：22552- 前路椎间融合，椎间盘切除和减压，每增加一个间隙，C2 以下
- CPT 码：22845- 前路固定；C2-3椎体节段
- CPT 码：22846- 前路固定；C4-7 椎体节段
- CPT 码：20936- 自体移植（肋骨 / 椎板 / 棘突，同一切口）
- CPT 码：20937- 自体移植（骨粒，单独切口）
- CPT 码：20938- 自体移植（结构植骨，单独切口）
- CPT 码：20930- 异体移植（骨粒）
- CPT 码：20931- 异体移植（结构性）

常用 ICD9 码
- 722.0- 无颈脊髓病的颈椎间盘脱位
- 721.0- 无颈脊髓病或神经根病的颈椎病，颈部区域
- 723.4- 臂神经根炎或神经炎
- 721.1- 脊髓型颈椎病
- 723.0- 椎管狭窄，颈部

常用 ICD10 码
- M47.12- 其他脊髓型颈椎病
- M54.12- 神经根病，颈部
- M54.13- 神经根病，颈胸区
- M48.02- 椎管狭窄，颈部

　　半个多世纪以来，颈椎前路手术一直是治疗神经根型颈椎病、颈脊髓病、颈椎感染和外伤的常用方法。前路颈椎间盘切除加融合术是治疗颈椎间盘突出症和颈椎病最常见的手术方法。手术治疗的指征包括进行性加重的神经功能受损、非手术治疗无效、脊髓型颈椎病和顽固性疼痛。

　　前路入路的优点是可以直接到达前方病变部位（即椎间盘），并且由于无须太多肌肉解剖故而创伤小。这种入路最初是由史密斯（Smith）和罗宾逊（Robinson）在 20 世纪 50 年代中期提出，并随后做出了完善。手术最初以自体髂骨作为椎间植骨。但是随后，同种

异体骨和其他骨移植替代物应用于临床并且取得了巨大的成功。早期手术并不使用植入物，但随后的报道表明螺钉和钢板固定可以提高单节段和多节段颈椎前路椎间盘切除、融合术（ACDF）的融合率。虽然植入物的使用增加了融合率，但也增加了植入物相关并发症的风险，如螺钉和钢板断裂和拔出。该手术已被证明是治疗颈椎间盘突出症、颈椎病所致的神经根病变和颈脊髓病的有效方法（图 33-1）。

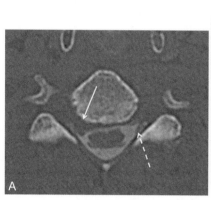
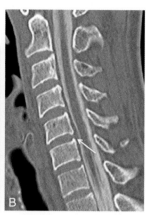

图 33-1　A. C5-C6 水平的 CT 脊髓造影轴位图像示右侧椎间盘突出（白色实线箭头），突出压迫 C6 出口根。注意左侧的通畅的椎间孔（白色虚线的箭头）。B. CT 脊髓造影的矢状位重建图像显示 C5-C6 椎间盘突出（实心白色箭头）

手术技术

手术室准备

- 使用平的杰克逊（Jackson）手术台或标准手术台（图 33-2）。
- 术间应有 C 形臂或可以术中透视。
- 内固定系统的选用取决于外科医师的偏好。
- 需要准备多种大小的同种异体骨（如果使用同种异体骨植骨的话）。
- 需要准备高速磨钻、颈椎前路牵开器、高倍放大镜（首选）或显微镜。

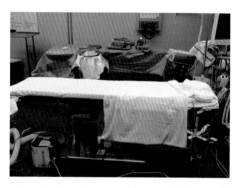

图 33-2　供患者仰卧的标准手术台。确保抽单足够长，以保证手臂可被固定在旁边

患者体位

- 患者取仰卧位。
- 肩胛骨后方垫一个小手术中卷或充满的静脉输液袋。
- 头部处于中立位，不旋转。
- 消毒并覆盖从颈部到胸骨的皮肤。
- 将颈部后伸至所需位置，以便进入颈前部。

- 手臂应垫好（图 33-3）。
- 用约束带将肩部和手臂置于体侧，将肩部向下拉以便透视（图 33-4）。
- 连接神经电生理监测导线（如果使用的话）。

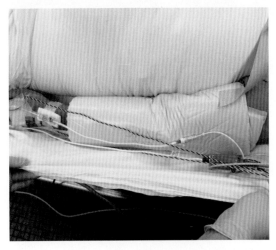 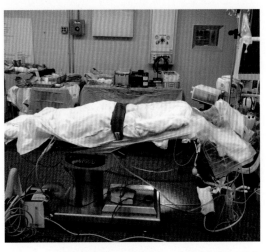

图 33-3　将手臂垫好。在牵拉手臂前用这种凝胶垫缠绕在手臂上包裹骨性突起，尤其是肘部、尺神经周围

图 33-4　照片显示患者的体位，患者仰卧在手术台上，手臂贴在侧面，颈部略微后伸。将一个静脉输液袋或一条卷起的手术巾放在肩胛骨下面的上背部来实现颈椎的后伸

消毒铺巾

- 消毒范围从下颌到胸骨，再到颈部外侧，并完成铺单（图 33-5）。
- 如用自体骨植骨，则需对髂骨取骨区消毒铺巾。

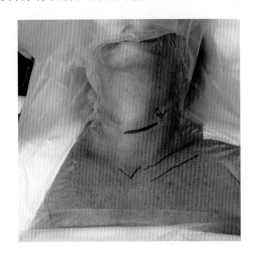

图 33-5　颈椎前路手术消毒区域的照片。用记号笔标记锁骨和胸骨切迹和左侧横切口，在此病例中，该切口用做 $C_{5\sim6}$ 的入路

分离

- 标记下颌中线和胸骨切迹的中点。
- 可以使用解剖标记和透视来定位切口部位（图 33-6）。

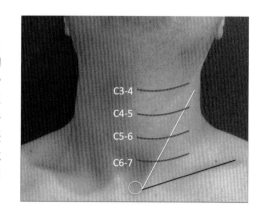

图 33-6　颈前部照片显示不同颈椎节段的切口位置。白线示胸锁乳突肌的位置，黑线示锁骨的位置，白圈表示胸骨切迹的位置。一般来说，C6-C7 入路的切口位于锁骨上方 2 横指，C5-C6 入路的切口位于锁骨上 3 横指，以此类推。作为额外的解剖学指导：1，环状软骨通常位于 C6 椎体的正前方；2，从 C6 椎体延伸的出颈动脉结节经常可被触到，尤其是在瘦患者身上；3，甲状软骨通常位于 C4-C5 椎间隙的正前方；4，舌骨通常位于 C3 椎体的正前方

- 在适当的水平上做左侧横切口。
- 电切皮下组织至颈阔肌水平。
- 提起颈阔肌，并将颈阔肌沿皮肤切口方向切开。
- 触摸找到胸锁乳突肌（SCM）的前缘。
- 用剪刀继续分离，外侧分离至 SCM，内侧分离至带状肌。

深层解剖

- 其余的解剖应在 SCM 和颈动脉鞘内侧进行，以示指直接向下钝性分离至颈椎前部（图 33-7）。

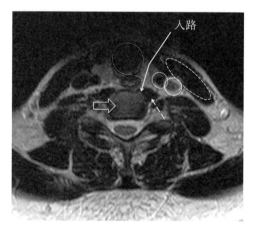

图 33-7　C6 ～ C7 水平的 T2 加权 MRI 轴位图像示颈椎前路的左侧入路(实白线 / 箭头)。入路位于胸锁乳突肌(白色虚线圈)及包绕颈内静脉（白色点线圈）和颈动脉（白色实线圈）的颈动脉鞘的内侧，气管（红色实线圈）和食管（红色虚线圈）外侧。需要将颈长肌（白色虚线箭头）在椎体（白色空心箭头）前部切开

- 使用剪刀或电刀，然后使用编织解剖海绵（译者注：Kittner dissecting sponge，即俗称的花生米布带卷），将椎前筋膜从椎体上剥离。
- 将注射针刺入病变椎间盘，并用术中 X 线片或术中透视确认针位于正确的椎间隙。
- 在病变节段将软组织和颈长肌从颈椎前方剥离。
- 在完成颈长肌的解剖后，放置软组织牵开器（图 33-8）。

间盘切除、融合、放置植入物

- 用手术刀切开前方纤维环。
- 用弯刮匙、直刮匙、垂体咬骨钳将椎间盘和软骨清除直到显露出出血的终板骨。清除时从前到后，再到两侧的钩椎关节。

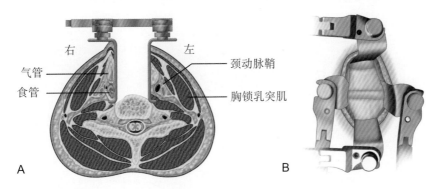

图 33-8　图示牵开器的位置，牵开器的两个牵开页片位于从椎体和椎间隙的前方剥离的双侧颈长肌的下方。将气管和食管向内侧牵拉，将胸锁乳突肌和颈动脉鞘向外侧牵拉。这样即可进入椎体和椎间盘的前部。可以将编织布带（30in）拴在牵开器两边，松开的一端（未缠绕的一段）从无菌区垂下，可将重物系在非无菌的一端并从手术台上垂下，以帮助术者在手术过程中稳定牵开器。通常情况下，可将 2 磅的重物挂在内侧牵开器的编制布带上，将 1 磅的重物挂在外侧牵开器的编织布带上

- 将 Caspar 针（Aesculap，Center Valley，PA）置入椎体，并用 Caspar 牵开器（Aesculap，Center Valley，PA）牵开椎间隙，以便更好地进入后方椎间隙。
- 用高速磨钻去除椎体前后骨赘及钩椎关节骨赘。
- 用神经拉钩或刮匙切开后纵韧带（PLL），然后将 PLL 用 1mm 或 2mm Kerrison 咬钳切除。
- 而后使用 1mm 和 2mm 的 Kerrison 咬钳进行椎间孔扩大成形术，并去除任何残留的椎间盘组织、PLL 和骨赘。
- 用锉刀或高速磨钻将椎体终板磨至出血。
- 选择合适大小的植骨块（自体髂骨或异体骨），用植骨打器和锤将骨块植入椎间隙。
- 植骨完成后，移除 Caspar 针。
- 将钢板放在椎体上，用钻头钻好螺钉洞。
- 将螺钉穿过钢板置入椎体，与椎间隙成一定角度（图 33-9）。
- 大多数板都有防止螺钉拔出的设计。
- 用术中 X 线片或术中透视确定植骨和内固定物的位置（图 33-10）。

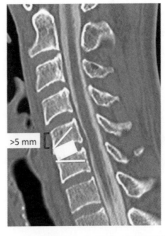

图 33-9　颈椎 CT 矢状位重建图像显示，在 C5-C6 水平，植骨（实心白块）和螺钉（白线）的理想位置。近端椎体的螺钉应距离相邻的椎间隙至少 5mm，以减少相邻水平椎间盘骨化的风险

关闭伤口

- 止血，冲洗伤口。
- 将一个小号引流管（如，Jackson-Pratt, Cardinal Health, Dublin, OH）放置在钢板和颈椎椎体前方，通过切口穿出或者通过切口下面一个单独的刺创穿出。
- 用 2-0 可吸收编织线缝合颈阔肌。
- 用 3-0 可吸收编织线缝合皮下层。
- 用 4-0 可吸收单丝缝线缝皮。

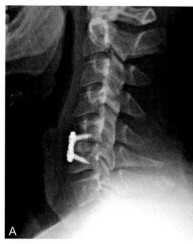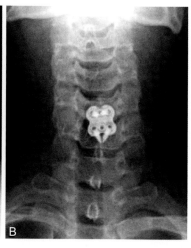

图 33-10　颈椎前路 C5-C6 椎间盘切除融合术患者的：术后侧位 X 线片（A）；术后前后位 X 线片（B）。
术中使用同种异体骨进行结构植骨，前方放置钢板和螺钉

手术步骤小结

① 解剖至颈椎前方。

② 用侧位 X 线片上的标记确认节段。

③ 用手术刀切开前方纤维环。

④ 取出椎间盘和软骨性组织。

⑤ 用 Kerrison 咬钳去除骨赘并行椎间孔扩大术。

⑥ 磨锉终板直至出血。

⑦ 置入骨植入物。

⑧ 放置钢板和螺钉，并在 X 线照片或透视上确认植入物的位置。

技术要点

● 在显露和手术期间使用牵开器以保护食管免受损伤。

● 对于病变的椎间隙，可能需要使用高速磨钻去除前方骨赘以进入椎间隙。

● 将一个神经拉钩在椎体后部穿入椎间孔，以确认减压适当。

● Floseal（Baxter，Cherry Hill，NJ）是一种很好的止血剂，可用于控制硬膜外静脉出血。

● 钢板应与相邻节段相距至少 5mm，以尽量降低相邻椎间盘骨化的风险。

● 钻孔时使用 14mm 的钻孔导向器，以防止钻穿椎体进入椎管。

● 椎体前方骨出血可用电刀或骨蜡止血。

● 过度用力或过长时间牵拉会增加神经损伤和术后吞咽困难的风险；因此，软组织牵开器应每隔 15 ～ 20 分钟放松一小段时间。

所需器械

● 标准的手术台

● 放大镜或显微镜

● 颈椎前方牵开系统

● 颈椎前方固定系统

● 高速磨钻

● Kerrison 咬钳和垂体咬钳，刮匙，神经拉钩，手术刀，标准手术解剖分离器械

● 神经电生理监测系统（如有必要的话）

常见问题（需要联系上级医师）

- 神经根损伤或脊髓损伤。
- 血管损伤，包括颈动脉或颈内静脉。
- 喉返神经损伤，最常见的是牵拉伤。
- 食管损伤。
- 交感神经链损伤，可能是由过多的向侧方切开所致。
- 椎动脉损伤。
- 脑脊液漏。

术后康复

　　大多数外科医师会嘱患者使用颈托（软质或硬质）；然而，术后颈托的使用，尤其是对于单节段手术的患者而言，其效果是有争议的。

　　术后早期将患者床头抬高 45° 或者更高，以减少手术部位的肿胀。

　　除术前 1 小时内给予抗生素外，术后 24 小时内也应给予抗生素治疗。

　　建议使用双下肢序贯加压装置并尽早恢复下床行走，以尽量降低术后深静脉血栓形成的风险。引流管通常保留到术后第 1 天，或保留到每 8 小时流量小于 30ml。

　　患者通常在手术后活动良好，可以在术后第 1 天回家。

　　尽管很少见，术后早期血肿形成可以导致气道损害或神经功能异常。对护理人员的宣教及密切观察，对于早期发现问题从而防止灾难性后果而言非常重要。

　　术后最常见的问题与手术部位疼痛和肿胀有关，包括咽痛、发音困难和吞咽困难等，所有这些不适通常会在几天至几周内逐渐好转。静脉或口服类固醇激素有助于在术后早期控制这些症状。

术后随访

　　应分别于术后 2 周，3 个月，6 个月，1 年进行临床和影像学随诊，术后 1 年后也应每年随诊。

　　如使用颈托，通常在术后 2～6 周停止使用，具体取决于外科医师的偏好。

　　术后 2 周的随诊中应行前后位和侧位的 X 线照片。随访时行前屈后伸位 X 线片可以帮助确定骨融合是否牢固。在前屈后伸位 X 线片上测量融合节段的棘突间距，以明确融合的节段是否仍存在活动度。

　　患者可以在术后几天内恢复日常生活。术后 2～3 周后可进行无对抗的有氧运动（如固定自行车、椭圆机）和颈部肌肉等长收缩训练。冲击性运动（如慢跑）和上下肢的规律力量锻炼可在术后 6～8 周后开始。需参与高强度接触运动（如足球或摔跤）的患者，在重返运动场前应先进行 CT 扫描，评估植骨融合情况。

推 荐 阅 读

1. Bohlman HH, Emery SE, Goodfellow DB, Jones PK. Robinson anterior cervical discectomy and arthrodesis for cervical radiculopathy. Long-term follow-up of one hundred and twenty-two patients. J Bone Joint Surg Am. 1993; 75(9): 1298-1307.

2. Brodke DS, Zdeblick TA. Modified Smith-Robinson procedure for anterior cervical discectomy and fusion. Spine (Phila Pa 1976). 1992; 17(10 suppl): S427-S430.

3. Carreon LY, Glassman SD, Campbell MJ, Anderson PA. Neck Disability Index, short form-36 physical component summary, and pain scales for neck and arm pain: the minimum clinically important difference and substantial clinical benefitafter cervical spine fusion. Spine J. 2010; 10(6): 469-474.

4. Emery SE, Bohlman HH, Bolesta MJ, Jones PK. Anterior cervical decompression and arthrodesis for the treatment of cervical spondylotic myelopathy. Two to seventeen-year follow-up. J Bone Joint Surg Am. 1998; 80(7): 941-951.

5. Hilibrand AS, Carlson GD, Palumbo MA, Jones PK, Bohlman HH. Radiculopathy and myelopathy at segments adjacent to the site of a previous anterior cervical arthrodesis. J Bone Joint Surg Am. 1999; 81(4): 519-528.

6. Kepler CK, Rihn JA, Bennett JD, et al. Dysphagia and soft-tissue swelling after anterior cervical surgery: a radiographic analysis. Spine J. 2012; 12(8): 639-644.

7. Riew KD, Buchowski JM, Sasso R, Zdeblick T, Metcalf NH, Anderson PA. Cervical disc arthroplasty compared with arthrodesis for the treatment of myelopathy. J Bone Joint Surg Am. 2008; 90(11): 2354-2364.

8. Rihn JA, Kane J, Albert TJ, Vaccaro AR, Hilibrand AS. What is the incidence and severity of dysphagia after anterior cervical surgery? Clin Orthop Relat Res. 2011; 469(3): 658-665.

9. Sasso RC, Smucker JD, Hacker RJ, Heller JG. Clinical outcomes of BRYAN cervical disc arthroplasty: a prospective, randomized, controlled, multicenter trial with 24-month follow-up. J Spinal Disord Tech. 2007; 20(7): 481-491.

10. Smith GW, Robinson RA. Anterolateral cervical disc removal and interbody fusion for cervical disc syndrome. Bull John Hopkins Hosp 1955; 96: 223-224.

第 34 章

肱骨近端骨折切开复位内固定和闭合复位经皮穿针固定

原著　William N. Levine | Jonathan P. Watling

最少病例数要求

ACME 最低病例数要求：5 个病例

常用 CPT 码

- CPT 码：23605- 肱骨近端（外科颈或解剖颈）骨折的闭合治疗；手法治疗，有或无骨牵引
- CPT 码：23615- 肱骨近端（外科颈或解剖颈）骨折的开放性治疗，包括内固定术（如果执行的话），肱骨结节修复（如果执行的话）
- CPT 码：23616- 肱骨近端（外科颈或解剖颈）骨折的开放性治疗，包括内固定术（如果执行的话），肱骨结节修复术（如果执行的话）；肱骨近端假体置换术

常用 ICD9 码

- 812.00- 肱骨上端非特定部位的闭合性骨折
- 812.02- 肱骨解剖颈闭合性骨折
- 812.03- 肱骨大结节闭合性骨折
- 812.09- 肱骨上端其他位置闭合性骨折
- 812.11- 肱骨外科颈开放性骨折
- 812.12- 肱骨解剖颈开放性骨折
- 812.13- 肱骨大结节开放性骨折
- 812.19- 肱骨上端其他位置开放性骨折

常用 ICD10 码

- S42.20- 肱骨上端非特异性骨折
- S42.21- 肱骨外科颈骨折
- S42.22-2- 部分肱骨外科颈骨折
- S42.23-3 部分肱骨外科颈骨折
- S42.24-4 部分肱骨外科颈骨折
- S42.25- 肱骨大结节骨折
- S42.26- 肱骨小结节骨折
- S42.29- 肱骨上端其他骨折

肱骨近端骨折占所有骨折的 5%，是老年人中第三常见的脆性骨折。虽然该骨折大多数是非移位的并可以通过非手术方式成功治疗，仍有多至 20% 的病例需要手术固定。肱骨近端骨折呈双峰分布，多数发生在老年骨质疏松症患者中，患者的男女比例高达 1 : 3。肱骨近端骨折的主要机制是跌倒在伸出的手臂上。患者通常会出现疼痛，肿胀和肩关节活动范围受限。本病患者应行彻底的创伤评估。腋神经损伤相当普遍，可在多达 45% 的病例中观察到。

历史上，单就功能方面的预后而言，肱骨近端骨折的手术治疗很成功，但术后并发症发生率却很高。早期的固定方法使用非锁定钢板和螺钉固定，该方法会导致内固定失败、固定效果丢失、骨不连或畸形愈合。随着植入物设计的进步，特别是肱骨近端锁定钢板的发展，已经明显改善了预后并降低了并发症率，这使得近来开放复位内固定的使用率显著上升。

肱骨近端骨折手术固定的绝对指征包括，有或无神经血管损伤的开放性骨折，不稳定的移位型关节内或关节周围骨折，这些骨折可妨碍早期活动并会因此导致明显的功能障碍。在考虑进行手术干预时，下列因素必须考虑，包括：患者的生理年龄，骨质情况，骨折模式，肱骨头血供，当前的功能状态，合并症，患者的期望及术者的经验。目前，尚无真正的肱骨近端骨折手术治疗金标准。手术固定的目标是，通过解剖复位、稳定固定从而达到早期活动的目的。理想情况下，手术治疗应尽量减少创伤后关节炎和肩关节撞击，并恢复术前力量和活动范围。

手术技术

手术室准备

- 手术台或沙滩椅应放置于术间中央，手术灯的下方，以提供最佳的视野。
- 手术台应在房间内适当倾斜，以便于麻醉团队和外科医生对患者进行手术操作，并便于放置、使用大型 C 形臂透视。
- C 形臂应从患者的头侧伸入，并平行于手术台，以确保能够获得近端肱骨的垂直位透视图（图 34-1）。

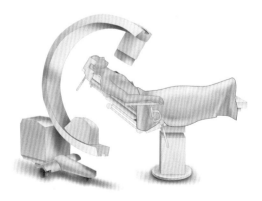

图 34-1　C 形臂在肱骨近端骨折切开复位内固定术中的摆放位置

患者体位

- 患者可以取沙滩椅位或仰卧位。作者更喜欢使用沙滩椅位。
- 在手术台上患者必须尽可能靠近手术台的侧面，以最大程度上便于操作肩关节。
- 必须小心放置患者的头部以保护颈椎，同时最大程度上减少对术区的干扰。
- 手臂必须自由放置，以便使手臂可以不受阻碍地向前抬高和外展，并进行内、外旋，从而提供最佳的视野并复位骨折（图 34-2）。

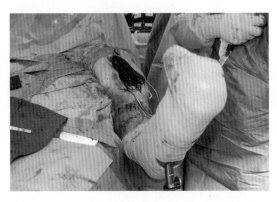

图 34-2　手臂处于外旋位，以便在临时固定前进行良好的显露并确保解剖复位
（图片由 Columbia University Center for Shoulder, Elbow and Sports Medicine, New York. 提供）

消毒铺巾

- 患者的手臂用纱布绷带或袜套悬吊，以备消毒。
- 手术区域应适当剃毛（备皮）。
- 从内侧向外侧铺置塑料铺巾，位于乳头线的上方，穿过腋窝下方。
- 然后使用氯己定（洗必泰）擦洗肩关节，用无菌的蓝手术巾擦干。
- 使用所选的消毒剂（聚维酮碘或者是葡萄糖酸氯己定＋异丙醇）消毒皮肤，前内侧延伸至胸骨，向远端延伸至塑料铺巾，向上延伸至下颌下缘的上方，向后方一直延伸至手术台表面。
- 将半块无菌巾放置在腋下，覆盖患者身体的下部。
- 然后铺两块防水 U 形单。第一块位于腋下，由后向前延伸至胸部。第二块由下颌缘开始向下铺，向下延伸至胸前部和背部，形成术区。
- 最后一层铺巾包括头侧和尾侧的 U 形单。用含碘的手术贴膜加固术区边缘。
- 将袜套包裹在伤侧肢体的手和前臂上，然后用 Coban 敷料（3M, Minneapolis）包裹。如果使用蜘蛛形手臂固定器，则将蜘蛛形手臂固定器装好并用 Coban 敷料包裹固定。
- 将手臂放在蜘蛛形手臂定位器中。

闭合复位经皮穿针

- 闭合复位经皮穿针（CRPP）是一种微创的实现稳定固定的方法，可将软组织破坏降至最低，并有利于保留骨折愈合所需的生物环境。

■ CRPP 适用于骨质良好的患者和相对简单骨折模式（二部分型，有大骨折片的三部分型或外翻嵌插的四部分型）的骨折，以最大程度上获得成功的结局（图 34-3）。

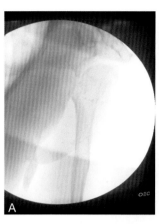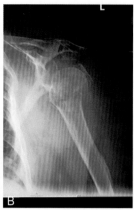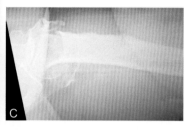

图 34-3　肱骨近端三部分骨折的术前影像学检查。A. 前后位 X 线片；B. 出口位 X 线片；C. 腋窝位 X 线片

（图片由 Columbia University Center for Shoulder, Elbow and Sports Medicine, New York. 提供）

■ 该方法的优点是软组织解剖分离少，血供破坏轻，手术时间短和住院时间短。
■ 该方法的缺点是固定不稳定，穿针容易移动，早期活动受限以及固定刚度较差。
■ 本病典型的畸形是由胸大肌牵拉引起的肱骨干内收、前移、内旋。
■ 复位的操作是牵引，内收及内、外旋，以使大、小结节对位。铺巾前即应尝试复位。
■ 进行闭合复位，而后放置末端带螺纹的 0.11in 克氏针或 2.5mm 斯氏针以实现固定。首先，将骨干复位至肱骨头并放置侧方固定针；然后，放置结节固定针或空心螺钉（图 34-4 和图 34-5）。

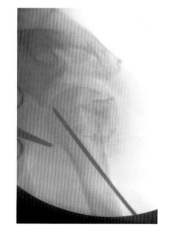

图 34-4　将一个 2.8mm 的尾端带螺纹的固定针放置在肱骨干前部并指向肱骨关节面，以暂时固定。至关重要的一点是，固定针不应干扰肱骨近端锁定钢板的放置

（图片由 Columbia University Center for Shoulder, Elbow and Sports Medicine, New York 提供）

■ 放置固定针时，必须考虑周围解剖。外侧置针可能损伤腋神经，而略偏前外侧则可能会损伤头静脉或二头肌的长头。
■ CRPP 相关的主要并发症是穿针移位，其表现为固定或复位的丢失，也可能导致肺部或血管受损。行 CRPP 的患者应仔细监测影像学检查，以了解有无穿针移位的迹象。如果怀疑穿针移位，则应将该针移除。骨坏死和感染虽然不常见，但也见于报道。

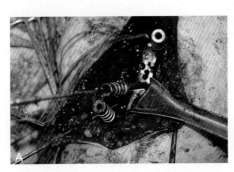
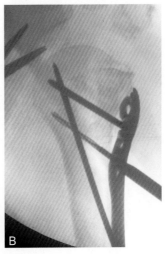

图 34-5　A. 术中照片显示，在肱骨近端锁定钢板的内侧孔中的钻孔导向器中放置 2.7mm 钻头，这一操作保证了钢板的高度正确；B. 术中透视证实了钢板位置合适

（图片由 Columbia University Center for Shoulder, Elbow and Sports Medicine, New York. 提供）

■ 如果骨折类型选择得当，本术式显示出较高的愈合率，并具有较高的 ASES 评分（美国肩肘外科医师协会肩关节功能评分量表，American Shoulder and Elbow Surgeons Standardized Shoulder Assessment Form）和较低的 VAS 评分（视觉模拟量表，Visual Analog Scale）。

肱骨近端锁定板

■ 肱骨近端锁定板可提供最佳及最可靠的固定方式，尤其是在骨质疏松症和不稳定的高度粉碎性的骨折患者中。

■ 该方法的优点在于稳定性好，尤其是优质的角度稳定性和抗疲劳性，可以更快地恢复活动范围和力量，并可在直视下进行复位。

■ 该方法的缺点是需要更广泛的软组织解剖，损害血供，手术时间长，住院时间长。

■ 可以使用经三角肌胸大肌入路进行显露和移动骨折处。

■ 使用 2.8mm 末端带螺纹的克氏针进行临时固定，这对于维持复位很重要。这样可以使肱骨处于内旋状态，从而便于操作前外侧肱骨、放置钢板（图 34-6）。

■ 将螺钉从钢板的颈部放置到内侧肱骨距，以建立稳定的固定。

■ 确保钢板的远端沿肱骨干对位良好，而后将锁定钉放置在肱骨头，并将锁定针把持于肱骨远端软骨下骨，以实现最大程度的固定。

■ 注意，肱骨近端锁定钢板通常放置于肱二头肌沟后方 2～4mm，大结节尖端下方 5～8mm（图 34-7）。

■ 最后，将皮质螺钉放置在钢板的远端以完成固定。

■ 以锁定钢板进行切开复位内固定（ORIF）最常见的并发症是螺钉穿入关节内及肱骨头骨坏死。

■ 在疼痛、肩袖功能、活动范围方面，ORIF 已显示出更好的术后短期结局。就功能、疼痛评分而言，ORIF 和 CRPP 的长期预后是相似的。但 ORIF 的并发症率和再手术率则高于较之 CRPP 和髓内（IM）钉（图 34-8）。

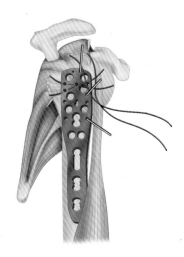

图 34-6　用 0.055in 的克氏针进行初步的钢板固定和复位。注意，通过穿过小钢板孔和肩袖肌腱组织的 5 号缝线可进行固定并复位骨质结节

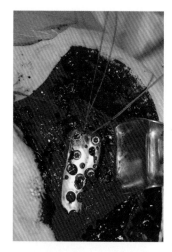

图 34-7　术中照片显示从锁定板近端的缝合孔中穿入结节 / 肩袖的缝线

（图片由 Columbia University Center for Shoulder, Elbow and Sports Medicine, New York. 提供）

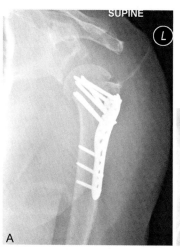

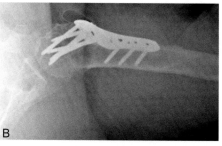

图 34-8　A，术中的前后位 X 线片；B，腋窝位 X 线片显示骨折的解剖复位、内固定位置理想

（图片由 Columbia University Center for Shoulder, Elbow and Sports Medicine, New York. 提供）

手术步骤小结

①在手术台上适当摆放体位；作者更喜欢沙滩椅位。

②在消毒铺巾前之前确保能够获得肩关节理想的正侧位透视图像。

闭合复位经皮穿针固定

①在消毒和铺巾前，在透视引导下进行复位。

②首先放置外侧穿针，以将肱骨干复位至肱骨头；然后放置结节处的穿针 / 空心螺钉以完成固定；可以使用辅助切口和皮钩来复位大结节。

以锁定钢板进行切开复位内固定

①以三角肌胸大肌入路手术。

②仔细解剖分离，识别和移动骨折平面和碎骨片，并尽量减少软组织破坏。

③将克氏针从前方进针逆行置入肱骨头，为肱骨内外旋提供临时固定。

④将肱骨内旋以最大限度地显露，在肱骨的前外侧面放置钢板。

⑤分别将 5 号缝线穿过冈下肌 / 冈上肌和肩胛下肌腱，固定并复位大小结节处的骨折块；缝合线可通过肱骨近端锁定板上的小孔固定。

⑥初始的螺钉应与肱骨内侧距接合，为钢板建立稳定的基础。

⑦确保钢板沿肱骨干正确对位，随后将锁定螺钉置入肱骨头，把持远端软骨下骨，但不得穿透关节面。

⑧最后，在钢板远端将皮质螺钉置入肱骨干，以完成固定。

⑨然后对肩部进行活动范围内的全方位运动并以透视仔细检视肩关节，以确保锁定螺钉未穿透肱骨头关节面。

技术要点

闭合复位经皮穿针内固定

合格的影像。

达到解剖复位。

- 首先放置外侧固定钉，以将肱骨干复位至肱骨头，然后复位并穿针固定结节。
- 不要让针头穿出皮肤，以免增加感染风险。
- 在皮下弯曲固定针，防止固定针移动。

肱骨近端锁定钢板

- 经三角肌入路时采用最少的软组织解剖分离。
- 使用肩袖处的缝线以控制结节碎片。
- 临时克氏针固定：应放在肱骨干前方，肱骨距水平下方。
  - 穿针应指向后上方。
  - 前方固定针的进针点应使临时固定针远离锁定钢板，内旋手臂以维持骨折复位。
- 全方位活动肩关节并以透视仔细检视节，以确保锁定螺钉未穿透肱骨头关节面。

所需器械

- 透射 X 线的手术桌 / 沙滩椅
- C 形臂
- 蜘蛛形手臂固定器
- 肱骨近端锁定钢板系统
- 肱骨髓内钉
- 2.8mm 末端螺纹固定针
- 高强度不可吸收编织复合缝线（2-0）
- 牵开器：Richardson、Browne、Link

常见问题（需要联系上级医师）

- 复位不充分：通常发生在未行临时固定的情况下，应将手臂置于内旋位使用肱骨近端锁定板固定。
- 钢板置入不适当：通常是钢板放置的太靠近端；通过将钻头钻入内侧固定孔并以术中透视确认来避免这一错误、
- 固定不充分：通常发生于骨质疏松性骨折和使用太短的钢板（三孔）固定肱骨距粉碎性骨折时。

术后康复

术后，患者在最初的 4 周内均需使用上肢吊带。无论使用何种方法固定，应保留肘、腕和手指的活动范围。

进行闭合复位经皮穿针固定（CRPP）的患者在活动范围方面应更为保守。这些患者从术后开始直到拔出固定针之前（通常在 4 周内）都不应进行任何肩部运动。

通常在 4 周后拆除末端螺纹钉；取钉可以在诊室或手术室中完成，具体取决于患者情况和术者的水平。取下固定钉后，只要有明确的骨愈合的放射影像学证据，就可以开始进行渐进式被动、主动辅助和主动的活动范围锻炼。力量锻炼通常要等到骨完全愈合且活动范围训练进展顺利时方可进行，这通常是在术后约 12 周。

使用锁定钢板、切开复位内固定的患者在术后可以更加积极地康复锻炼。术后第 1 周内即可开始钟摆运动，并在可耐受范围内逐步进展。术后第 1 个月内也可以开展主动辅助的活动范围锻炼。直到骨折愈合明显方可开始进行力量锻炼，通常也是在术后 12 周。

术后随访

患者在手术后 7 ～ 10 天复诊进行术后首次随访。此时，需要进行前后位（Grashey 位）和经腋位 X 线片检查，以确定固定效果良好以及固定针或植入物的位置良好。

对于接受 CRPP 的患者，必须仔细检查是否存在固定针移位的迹象。检查切口，并可以拆线。进行柔和的被动活动范围训练。然后，可以将患者转诊至物理治疗，以进行包括被动活动范围和主动辅助活动范围训练在内的肩关节康复训练。

随后的门诊随访应安排在术后 1 个月，3 个月，6 个月和术后 1 年，以监测骨折的愈合和康复的进展情况。

推 荐 阅 读

1. Court-Brown CM, Garg A, McQueen MM. The epidemiology of proximal humeral fractures. Acta Orthop Scand. 2001; 72:365-371.
2. Gaebler C, McQueen MM, Court-Brown CM. Minimally displaced proximal humeral fractures: epidemiology and outcome in 507 cases. Acta Orthop Scand. 2003; 74:580-585.
3. Gerber C, Werner CM, Vienne P. Internal fixation of complex fractures of the proximal humerus. J Bone Joint Surg Br. 2004; 86:848-855.
4. Owsley KC, Gorczyca JT. Fracture displacement and screw cutout after open reduction and locked plate fixation of proximal humeral fractures [corrected]. J Bone Joint Surg Am. 2008; 90:233-240.
5. Solberg BD, Moon CN, Franco DP, Paiement GD. Surgical treatment of three and four-part proximal humeral fractures. J Bone Joint Surg Am. 2009; 91:1689-1697.
6. Naranja RJ Jr, Iannotti JP. Displaced three- and four-part proximal humerus fractures: evaluation and management. J Am Acad Orthop Surg. 2000; 8:373-382.
7. Schlegel TF, Hawkins RJ. Displaced proximal humerus fractures: evaluation and treatment. J Am Acad Orthop Surg. 1994; 2:54-66.
8. Neer CS II. Displaced proximal humeral fractures: I. Classification and evaluation. J Bone Joint Surg Am. 1970; 52:1077-1089.
9. Resch H, Povacz P, Frohlich R, Wambacher M. Percutaneous fixation of three- and four-part fractures of the proximal humerus. J Bone Joint Surg Br. 1997; 79:295-300.
10. Strohm PC, Kostler W, Sudkamp NP. Locking plate fixation of proximal humerus fractures. Techniques Shoulder Elbow Surg. 2005; 6:8-13.

第 35 章

掌骨骨折闭合复位经皮穿针内固定术

原著 Joseph Marchese | Jennifer Moriatis Wolf

最少病例数要求
- 未作要求

常用 CPT 码
- CPT 码：26600- 掌骨骨折闭合治疗，单根；无手法复位，每根骨头
- CPT 码：26605- 掌骨骨折闭合治疗，单根；手法复位，每根骨头
- CPT 码：26608- 掌骨骨折经皮固定，每根骨

常用 ICD9 码
- 815.00- 闭合性掌骨骨折，位置不明
- 815.02- 其他掌骨闭合性基底部骨折
- 815.03- 闭合性掌骨干骨折
- 815.04- 闭合性掌骨颈部骨折
- 815.09- 闭合性掌骨多处骨折
- 815.10- 开放性掌骨骨折，位置不明
- 815.12- 其他掌骨开放性基底部骨折
- 815.13- 掌骨干开放性骨折
- 815.14- 掌骨颈部开放性骨折
- 815.19- 掌骨多处开放性骨折

常用 ICD10 码
- S62.30- 其他和未指定掌骨骨折
- S62.31- 其他掌骨基底部移位骨折
- S62.32- 其他掌骨干移位性骨折
- S62.33- 其他掌骨颈部移位性骨折
- S62.34- 非特定侧掌骨基底部不移位骨折
- S62.35- 其他掌骨干非移位性骨折
- S62.36- 其他掌骨颈部非移位性骨折
- S62.39- 其他掌骨骨折

　　掌骨骨折是常见的外伤，占所有手部骨折的 18% ～ 44%。掌骨是长管状骨，其内、外表面被背侧骨间肌、掌侧骨间肌和蚓状肌包裹。掌深横韧带沿掌骨颈部横向走行，在低能

量损伤时可以有效限制骨折畸形移位。手指伸肌装置覆盖在掌指关节上，副韧带起源于掌骨头部位的结节。掌骨骨折可以打乱这种复杂的排列，导致手功能异常。掌骨骨折最常见于掌骨颈部，其次为掌骨干和基底部。最常见的受伤机制是通过 MCP 向掌骨传递的轴向载荷，由此产生的骨折模式取决于剪切应力、扭转应力的程度，以及致伤能量。通常情况下，由于蚓状肌和骨间肌的牵拉，掌骨颈部或掌骨干处的骨折向背侧成角移位。治疗方法取决于骨折部位及骨和软组织损伤情况。

许多掌骨骨折可以顺利的自然愈合，不需要手术治疗。通常情况下，单一掌骨的低能量横行或斜行骨折可自愈而不遗留任何功能障碍。而螺旋形骨折、粉碎性骨折和多个掌骨骨折，倾向于短缩和旋转，导致肌腱不平衡、伸直迟滞、手指重叠及手指运动丧失。对于掌骨颈部骨折，当有任何程度的旋转畸形，或者示指的掌骨成角畸形大于 10°，中指成角畸形大于 20°，环指成角畸形大于 30°，小指成角畸形大于 40°～50° 时，建议对其进行手术治疗。在掌骨干骨折中，当示指或中指的成角畸形大于 10°，或无名指和小指的成角大于 30°～40° 时，即需要手术治疗。同时，任何旋转畸形都必须手术纠正。旋转异常的临床评估是通过嘱患者屈曲手指，来观察手指是否存在交叉和畸形。手术复位固定的其他指征包括开放性骨折，不稳定骨折，短缩移位大于 5mm 的骨折，累及关节的骨折、合并肌腱、神经、血管损伤的骨折。

闭合复位和经皮穿针固定是治疗低能量掌骨干骨折和掌骨颈部骨折的常用方法（图 35-1 和图 35-2）。另外，该治疗策略也非常适合于固定单纯的粉碎性骨折及伴有中重度软组织损伤的骨折。使用这种技术，用电钻将克氏针置入，以达到临时或最终固定。骨折固定的稳定性取决于克氏针的直径和克氏针的结构。常用的克氏针结构是在骨折部位以交叉方式顺行或逆行放置。本章介绍后者。

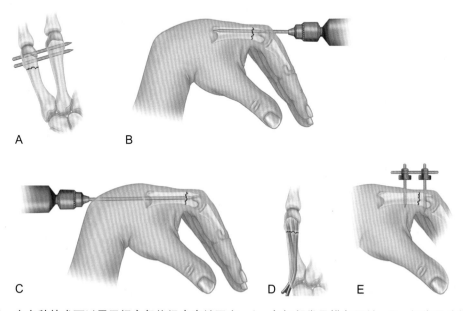

图 35-1　有多种技术可以用于闭合复位经皮穿针固定。A，向相邻掌骨横向置针；B，经掌骨头纵向偏心置针；C，经近端掌骨纵向置针；D，经掌骨基底部多枚穿针固定；E，经皮放置外固定

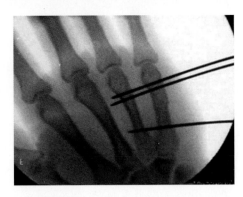

图 35-2　移位的掌骨干中段骨折通过向相邻掌骨横向置针进行复位和固定

手术技术

手术室准备

- 手术台的位置应为托手板、术中透视、术者、助手、器械台、巡回护士和麻醉团队留出充足的空间。
- 手术灯置于托手板的的头侧和足侧，以避免术者和助手挡光。术中可根据具体情况将灯光调整至最合适的位置。
- 患者就位，并完成消毒和铺巾后，术者通常坐在托手板旁，面对手臂内侧或腋侧。一助坐在术者的正对面，台上护士坐在手术台的末端。器械台置于令台上护士方便的地方。

患者体位

- 将患者以仰卧位置于手术台上，并将患肢置于托手板上（图 35-3）。将托手板垫好，以防止压疮或尺神经损伤。需要注意的是，包裹需使用透射 X 线的材料，以便对手部进行透视。对侧肘和腕关节也应垫好，避免压迫。
- 很多麻醉方式均可以用于掌骨骨折的手术治疗，包括单用局麻或联合静脉镇静、Bier 阻滞、区域阻滞 / 臂丛阻滞或全身麻醉。

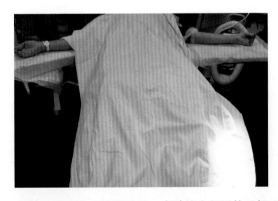

图 35-3　患者在手术台上取仰卧位，患肢放在邻近的手部手术台上

消毒铺巾

- 将患者置于合适的体位后，在患侧手臂上缚好充气式止血带（一般为18in的），位置越高越接近腋窝越好。为了防止对止血带下面的皮肤造成伤害，需要在止血带充气之前将止血带边缘用几层棉衬裹好。

- 在止血带的远端放置一个防水巾 [如 1010™ (St. Paul, MN) 手术巾]，以防止消毒液流到止血带下面。

- 可以用多种消毒液来消毒患肢。这些消毒液通常是酒精、氯己定、含碘溶液的组合。整个上肢均应消毒，从指尖到止血带远端边缘，以确保充分清除皮肤上的细菌。建议连续消毒7～10分钟（图35-4）。

- 将无菌的 3/4 手术中铺在托手板上。

- 用巾钳将无菌巾包裹在止血带的远端边缘，注意不要钳夹皮肤。从指尖到止血带的范围戴上无菌袜套（图35-5）。

- 用带弹力袖口的无菌洞巾铺在患肢上（图35-6）。

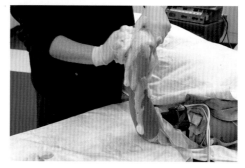

图 35-4　在充气止血带的远端放置一个防水手术单，并用消毒液清洗肢端

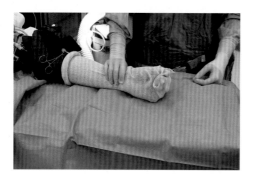

图 35-5　用巾钳将无菌巾固定在止血带的远端，从指尖到止血带的范围上包裹袜套

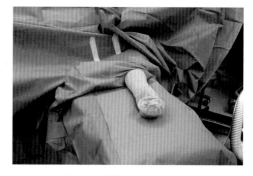

图 35-6　在手术肢体上铺肢体洞巾作为最后一层铺巾

复位操作

- 对患指施以牵引。
- 将 MCP 弯曲，将近端指骨和掌骨头向背侧推，以与掌骨颈和掌骨干重新完成对位。该手法通常称为 Jahss 手法（图35-7）。

操作流程

- 屈曲患指的 MCP，以便于更好地控制远端骨折块，并有利于稍后置针。
- 从 MCP 关节处用手插入一根 0.045 英寸的光滑克氏针（图35-8），进行时需与骨折面呈一定角度。将 MCP 关节弯曲到 90°，以允许逆行置钉进入副韧带的起点附近，并避免对关节面造成损伤。

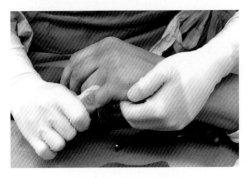

图 35-7　Jahss 手法

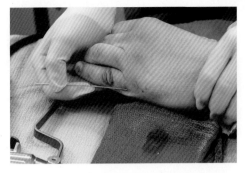

图 35-8　在掌指关节处用手逆行置入克氏针

■ 通过前后位透视调整针在冠状面的位置，通过斜位或侧位调整针在矢状面的位置（图 35-9）。

■ 使用动力钻将克氏针钻入掌骨的肩部，穿过骨到达骨折部位（图 35-10）。

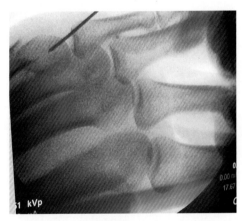

图 35-9　以透视确认克氏针位置正确

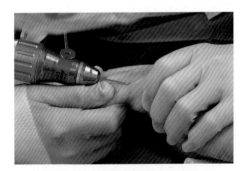

图 35-10　将克氏针通过骨折部位

■ 复位骨折，将克氏针穿过骨折部位，使其固定在掌骨干或掌骨基底部。

■ 穿入第二枚克氏针完成骨折固定，注意根据需要将手指适当去旋转，以免造成旋转畸形。去旋转通常需要将手指适当内旋。当两枚克氏针穿过骨折部位时，即可获得最佳的复位和固定。

■ 克氏针应该穿过近端到达骨折部位以获得最佳稳定性（图 35-11）。

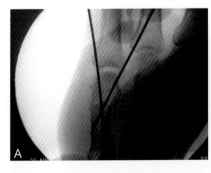
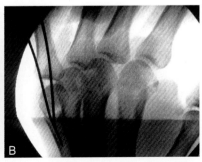

图 35-11　A. 后前位 X 线片证实掌骨颈骨折复位满意；B. 旋前侧位 X 线图，即将小指旋转进入视野以评估复位情况

■ 在克氏针放置满意后，用一个大针持将克氏针固定并弯折，并用钢丝钳剪短克氏针（图 35-12）。

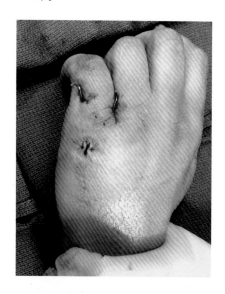

图 35-12 置针完成后用针持将克氏针弯折并切断

手术步骤小结

①通过牵引和 Jahss 手法以闭合方式获得复位。

②将掌指关节屈曲 90°，并将克氏针斜行穿过骨折平面（图 35-8）。

③在前后位、侧位、斜位透视确定植入物的位置（图 35-9）。

④将克氏针推进至掌骨肩部，到达骨折部位（图 35-10）。

⑤复位、将克氏针穿过骨折部位，至掌骨干或掌骨基底部。

⑥穿入第二枚克氏针以完全固定；根据需要可用适当的内旋来去旋转（图 35-11）。

⑦用针持弯曲克氏针末端并予切断（图 35-12）。

技术要点

● 大多数掌骨骨折可以采用非手术治疗恢复良好的功能。

● 外科手术通常会对伸肌、掌指关节囊和手内在肌造成损伤。

● 旋转对位不良是无法耐受的，必须纠正。

● 当克氏针穿过髓腔时，考虑使用锤而不是动力钻，以保持针位于髓内。

● 当需要早期活动（如合并伸肌腱损伤）时，推荐使用更稳定的内固定。

● 针道感染常见于皮肤活动范围较大的区域，如掌指关节处。

　● 在更换夹板或石膏的过程中，应覆盖针的末端并用过氧化物清洁固定针。

　● 对于蜂窝织炎或局部皮肤感染，需要口服抗生素。

● 如果在损伤后 10 天甚至 10 天以上才处理骨折，早期骨痂形成可能导致骨折无法闭合复位。

　● 需准备好在骨折处做 5mm 的纵向切口，并使用神经剥离器纠正骨折块嵌插并复位（图 35-13）。

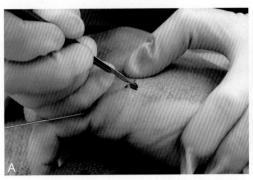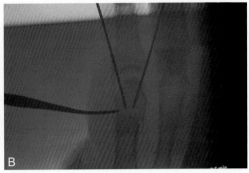

图 35-13　A. 当无法闭合复位时，可做一小切口置入神经剥离器以纠正骨折块嵌插并复位。B. 后前位片示，在克氏针通过骨折部位时使用神经剥离器以增加骨折部位的稳定性

所需器械

- 微型透视设备
- 0.035in 或 0.045in 的克氏针
- 动力克氏针钻（有线或无线 / 电池）
- 钢丝钳
- 大针持或大牛头犬钳

常见问题（需要联系上级医师）

- 当置针位置不佳导致掌骨头粉碎时。
- 当闭合复位失败时；此时可做一小切口置入神经剥离器以期达到可接受的复位。

术后康复

术后通常用大的尺侧加强石膏固定 7 ～ 10 天，以利于术后肿胀消退（图 35-14）。

清理消毒穿针部位后以尺侧石膏固定。

康复计划是个体化的，取决于固定的稳定性、软组织包被情况、合并损伤的治疗情况和患者的依从性。为了促进肌腱滑动和防止关节囊挛缩，应于术后即刻鼓励那些依从性好的患者进行指间关节的主动运动和主动辅助运动。

术后 4 周取出克氏针。

应在每次随访时对骨痂生长情况进行放射学评估，注意骨痂的形成可能延迟。当存在骨愈合的临床迹象时，可于术后 4 周开始主动和被动 MCP 运动，因为这样可以伸肌在骨折部位活动范围大化。

力量训练通常在 8 周后进行。

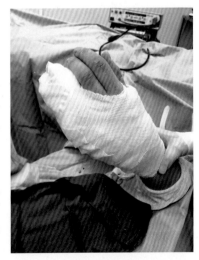

图 35-14　在第 4 和第 5 掌骨骨折手术后，使用一个内侧加固的尺骨石膏进行固定

术后随访

嘱患者术后 7 ～ 10 天复诊，撤下尺侧石膏，用过氧化物清洗穿针部位。而后嘱患者

使用一个短臂尺侧石膏，直到术后4周再次随访。克氏针通常在这次随访时移除，并将患肢置于掌骨骨折支具中，该支具并不固定 MCP 和腕掌关节。

推 荐 阅 读

1. Facca S, Ramdhian R, Pelissier A, Diaconu M, Liverneaux P. Fifth metacarpal neck fracture fixation: locking plate versus K-wire? Ortho Traumatol Surg Res. 2010; 96(5): 506-512.

2. Faraj AA, Davis TR. Percutaneous intramedullary fixation of metacarpal shaft fractures. J Hand Surg [Br]. 1999; 24(1): 76-79.

3. Jahss SA. Fractures of the metacarpals: a new method of reduction and immobilization. J Bone Joint Surg Am. 1938; 20A: 178-186.

4. Kelsch G, Ulrich C. Intramedullary k-wire fixation of metacarpal fractures. Arch Orthop Trauma Surg. 2004; 124: 523-526.

5. Wong TC, Ip FK, Yeung SH. Comparison between percutaneous transverse fixation and intramedullary K-wires in treating closed fractures of the metacarpal neck of the little finger. J Hand Surg [Br]. 2006; 31(1): 61-65.

第 36 章

桡骨远端骨折切开复位内固定

原著　Laith M. Al-Shihabi | Mark S. Cohen

最少病例数要求

● 符合手术标准的患者和骨折（如前所述）

● 愿意遵嘱术后限制活动并行康复锻炼的患者

● 有必要的设备和植入物

常用 CPT 码

● CPT 码：25607- 关节外桡骨远端骨折或骨骺分离的开放治疗，伴或不伴尺骨茎突骨折，用或不用内、外固定

● CPT 码：25608- 关节内桡骨远端骨折或骨骺分离的开放治疗，2 个碎骨片的内固定

● CPT 码：25609- 关节内桡骨远端骨折或骨骺分离的开放治疗，3 个或更多碎骨片的内固定

● CPT 码：25651- 尺骨茎突骨折的经皮固定

● CPT 码：25652- 尺骨茎突骨折的开放治疗

常用 ICD9 码

● 813.4- 桡骨或尺骨下端闭合性骨折

● 813.5- 桡骨或尺骨下端开放性骨折

常用 ICD10 码

● S52.50- 桡骨下端未指定的骨折

● S52.51- 桡骨茎突骨折

● S52.52- 桡骨下端隆凸骨折

● S52.53-Colles 骨折

● S52.54-Smith 骨折

● S52.55- 其他桡骨下端关节外骨折

● S52.56-Barton 骨折

● S52.57- 其他桡骨下端关节内骨折

● S52.59- 其他桡骨下端骨折

桡骨远端骨折是骨科医师最常见的闭合性骨折和第三常见的开放性骨折，约占每年儿童骨折的 25% 和成人骨折的 18%。在儿童中，发病率最高的是 8 ～ 11 岁的男孩和 11 ～ 14 岁的女孩。总体而言，老年女性是最常见的人群。

大多数骨折都有一个共同的损伤机制，即摔倒或撞到伸出的手。然而，骨折能量和患者骨密度的广泛变异导致了损伤复杂性。尽管很多桡骨远端骨折可以闭合复位和固定，尤其是对于老年人和对功能需求不高的患者，但是外科医师仍然应该根据临床和影像学特征识别出那些最好能够手术治疗的病例。在桡腕关节或桡尺骨关节处，关节内的骨折移位无法通过闭合手法复位矫正。即使可以获得良好的初始复位，那些具有明显的初始移位、短缩、成角畸形或严重的干骺端粉碎骨折也不太可能保持可接受的对位（图 36-1）。

根据 2011 年美国骨科医师学会临床实践指南（American Academy of Orthopaedic Clinical Practice Guidelines）的中度证据，对于桡骨短缩超过 3mm、背侧倾斜超过 10°或闭合复位后关节内移位 / 关节面塌陷大于 2mm 的骨折，建议采用切开复位内固定（open-reduction and internal fixation, ORIF）。

此外，一些骨折自身具备不稳定的特性，如剪切（Barton）损伤，也应该进行手术治疗。因为随着时间的推移，这些骨折更倾向于进一步的移位。如果不能从平片上完全了解骨折的性质，可以对桡骨远端骨折进行 CT 扫描（最好进行冠状面、矢状面和三维重建）。

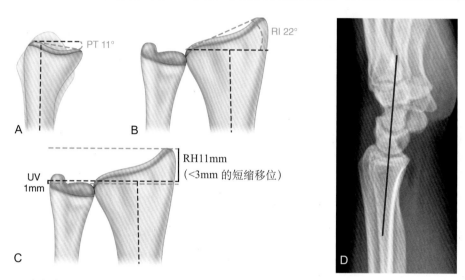

图 36-1　A. 掌倾角（PT）的正常值；B. 桡骨倾斜角（RI）；C. 桡骨高度（RH）和尺骨变异度（UV），以及括号内的闭合复位的可接受异常。此外，在侧位片 D 上，桡骨干中心附近、桡腕关节、月骨和头状骨应处于一条直线

为了治疗桡骨远端骨折，人们已经开发了许多外科技术和多种植入物，了解每种技术的优缺点是正确应用它们的必要条件。最简单的手术方法是经皮穿针固定，当单纯的石膏治疗不足以维持关节外骨折的复位时，这种方法仍是一种有价值的方法。该方法尤其适用于青少年儿童，因为这些患者骨骼质量很好，本方法可以避免永久性的植入留置，同时任何残余畸形可以在生长发育过程中自行纠正。

外固定依靠韧带趋化的原理，将移位的骨折片维持于可接受的对位，一度在不稳定骨折的手术治疗中很流行。这些不稳定骨折仅使用石膏固定会导致复位丢失。如果广泛的软组织损伤使得 ORIF 不具备可行性，外固定仍然是一个可行的选择。不过，外固定作为一种最固定方法、已被在很大程度上被替代。

对于腕关节处严重的粉碎性骨折和不可重建的骨折，临时桥接钢板可以达到与外固定架类似的复位效果，因此在这种情况下应避免使用外固定架。对于可重建的骨折，内固定钢板已成为另一种选择。与其他形式的治疗相比，ORIF 可以更好的恢复骨折的对位，并改善早期功能。

广义地说，现代钢板采用以下两种原理之一来维持骨折复位：固定角度掌侧锁定钢板，或骨折块特异的锁定钢板。掌侧锁定钢板是最常见的固定方式，其使用技术是本章的重点。它们能够有效治疗大多数骨折类型，耐受性良好，并可直接观察关节外骨折的复位情况。

骨折块特异的锁定钢板使用单独的钢板来支持远端桡骨的关节面，适用于特殊的骨折，如桡骨茎突的剪切骨折或掌侧及背侧的半月型关节面损伤，这些骨折常规掌侧钢板难以支撑。

　　无论何时，所选择的手术技术只是获得和维持骨折复位的一种手段；认真的术前评估骨折是必要的，以确定最佳手术方案。

手术技术

手术室准备

- 手术台、气动止血带和透视装置都是必不可少的。在开台前，确定器械和植入物均在术间里。
- 将显示术前 X 线片的观片灯或显示器放置于术中容易看到的位置。
- 消毒铺巾前调整手术台和座椅高度。
- 如果使用牵引台或砝码进行牵引，开台前需确认是否有手指夹、牵引绳、或其他牵引所用的设备。

患者体位

- 患者仰卧于手术床上，患肢位于托手板中央。
- 消毒前，在上臂放置气压式止血带。
- 在大腿或腹部放置单极电烧的负极板。
- 将手术灯对准手腕，这样就不需要术中调整了。

消毒铺巾

- 完成手臂皮肤的消毒。
- 用手术巾包裹手臂，并以半块或整块手术巾覆盖手术台。
- 将透视头用无菌巾覆盖。
- 如果使用术中牵引，在示指和较长的手指上涂上液体粘合剂，然后再用指套套住，并连接上牵引装置或重物，通过手腕和前臂对骨折处施加足够的牵引力，以恢复骨折处的长度（图 36-2）。

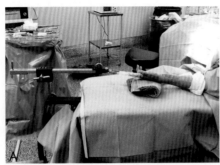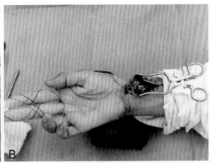

图 36-2　A. 可使用手术牵引装置（腕部骨折系统，Allen Medical，Acton，MA）通过延长骨折处的长度来协助骨折复位。持续牵引也使得前臂肌肉组织松弛，这可使复位更易进行。B. 以牵引显露骨折部位（图片由 Brian Bear，MD 和 Brian Foster，MD 提供）

■ 将仪器连接线（如用于电烧或电动工具的光线）越过患者的身体，并将其固定在手托的底部。

■ 驱血，充气止血带。

入路和显露

■ 在掌侧触诊桡侧腕屈肌（FCR），并从掌侧腕横纹处标记其走向。

■ 在 FCR 上直接标记一个 6 ～ 8cm 的切口，从掌侧远端腕横纹向近端延伸。虽然也可以用直切口，笔者的习惯是做一个以尺侧皮瓣来辅助显露远端（图 36-3 和图 36-4）。

■ 用 15 号刀片的刀尖将皮肤切至皮下静脉的深度。

■ 对小的皮肤静脉电凝止血。

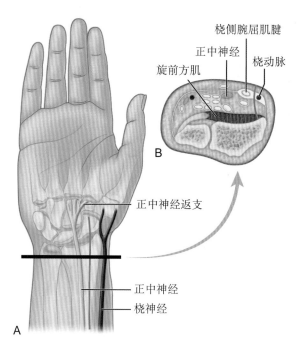

图 36-3　A.经桡侧腕屈肌(FCR)腱鞘入路。B.入路位于FCR肌腱和桡动脉之间。避免过度牵拉正中神经：1.桡动脉；2.桡侧腕屈肌腱；3.正中神经；4.正中神经返支；5.旋前方肌

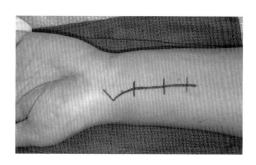

图 36-4　计划的手术切口。在近端，切口沿桡侧腕屈肌腱（FCR）走行。在靠近近端腕腕横纹时，做一条轻微向桡侧的弧线。接着在 FCR 肌腱的表面做一尺偏90°角切口。该皮瓣有助于远端显露(版权所有：Mark S.Cohen)

■ 提起远端皮瓣，用 4-0 尼龙线将其顶端缝扎在尺侧。

■ 用手术刀向下切开 FCR 腱鞘（图 36-5）。向尺侧牵开 FCR 并放置自动（Gelpi）牵开器。正中神经掌侧皮支位于 FCR 底部的尺侧，注意予以保护。注意，Gelpi 牵开器在桡侧应

放置的较为表浅，以免损伤桡动脉（图 36-6）。

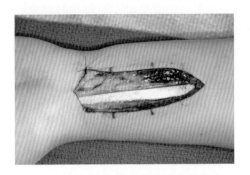 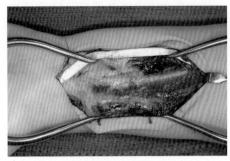

图 36-5　向下方解剖分离穿过皮肤和皮下脂肪，直至桡侧腕屈肌腱。切开腱鞘的顶部以显露和移动下方的肌腱（版权所有：Mark S.Cohen）

图 36-6　将桡侧腕屈肌腱（FCR）向尺骨方向牵开，保护正中神经掌侧皮支。这就显露了 FCR 腱鞘的底部，该腱鞘被切开以显示拇长屈肌的肌腹（版权所有：Mark S.Cohen）

- 使用 Ragnell 牵开器分别牵开近端和远端，继续用手术刀打开 FCR 肌腱鞘的菲薄底层，注意不要切断下面的肌肉。在远端，这个筋膜层与腕横韧带汇合，可以将其松解。然而，如果需要行完全的腕管松解，则应通过单独的掌侧切口进行。
- 在切口远端，识别桡动脉浅交通支，并对其进行保护或烧灼止血。
- 用纱布将拇长屈肌（FPL）的肌腹向尺侧推，显露桡骨干和旋前方肌。重新调整 Gelpi 牵开器的尺侧臂，使其能将 FPL 拉出术野（图 36-7）。
- 此时在尺骨干的近端放置一个蟹爪钳，以提供对近端的把持和控制。
- 用单极电烧将旋前方肌（PQ）纵向分开。注意不要向远端伸展，因为这样会损伤掌侧桡腕韧带并破坏手腕的稳定性。
- 分别向桡侧和尺侧将 PQ 从桡骨上游离出来；尺骨角是确定尺桡骨远端关节复位的关键，必须充分显露（图 36-8）。

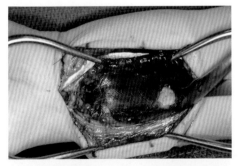 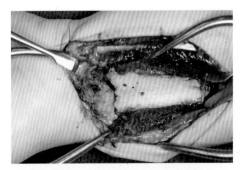

图 36-7　将拇长屈肌（FPL）和远端指屈肌腱向尺侧推开，显露旋前方肌（PQ）。在桡骨中心纵向切开旋前方肌，至红白交界处。将 PQ 的桡、尺侧肌瓣从骨上翻开，显露骨折部位及桡骨干。注意近端桡骨上的龙虾爪钳。这有助于在复位操作期间控制桡骨干（版权所有：Mark S.Cohen）

图 36-8　完全显露掌侧骨折线并清除任何可能阻碍复位的肌肉、骨膜或骨痂（版权所有：Mark S.Cohen）

■ 将肱桡肌腱从桡骨茎突上游离出来，以防止其作为一种变形力。这是通过在其通过桡骨茎突处将其解剖下来实现的，此时需注意保护背侧第一间室肌腱；肱桡肌腱在接近桡骨时很容易识别。用手术刀或小咬骨钳清洁骨折边缘和骨折部位可能阻碍复位何肌肉或骨痂。

复位和固定

■ 一旦清除了妨碍复位的碎骨屑和碎组织屑，即可开始复位。向桡骨干施以向下（背向背侧）的力的同时，将远端骨折块向掌侧和尺侧移动。大多数背侧移位的骨折可以在此共同作用下复位（图 36-9）。

■ 牵引台可以帮助恢复骨折处的长度（图 36-2B），但这通常没有必要。固定之前，手动复位对于纠正平移和成角至关重要。

■ 如果骨折仍然短缩或背侧移位，可将一个骨膜剥离子放到骨折部位，将远端骨折块向上撬起并置于近端骨干处。此时应注意不要折断任何的尖刺状骨折端，这些骨尖刺对复位很有帮助。

■ 如有必要，可从茎突处置入 0.062 英寸的克氏针并将之穿过骨折线，以保持复位。较小的克氏针也可用于维持更小的骨折块的复位，尤其是关节内骨折。

■ 前后位、侧位透视以确认复位。仔细评估桡腕关节和远端尺桡关节的总长度、对位的恢复情况、关节重建的质量。

■ 助手利用作用于桡骨干的向下的压力来维持复位，同时将术侧手放在卷好的棉垫上，以保持骨折部位的掌侧屈曲和骨块移动效果。

■ 将选定的桡骨远端钢板置于掌侧皮质处。一般来说，钢板应以桡骨远端为中心，但视骨折的具体情况也可以略向桡侧或尺侧移动。

■ 将一个非锁定的皮质螺钉放入钢板的椭圆形孔中，用透视微调钢板的位置。远端锁定钉应足够远，既可固定和保护关节内的碎骨块，同时又安全地位于关节外。实际使用的钉子要比测量的深度短 1～2mm，以免影响伸肌腱。

■ 将远端的固定角度锁定钉拧入远端骨折块上，而后拧入剩下的近端锁定钉（图 36-10 和图 36-11）。

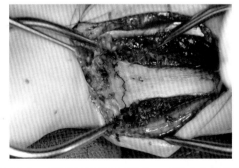

图 36-9　骨折达到了解剖复位。对于大多数背侧成角的骨折，可以通过将远端骨折块向掌侧移动并向桡骨干施以背侧力来进行复位。可能需要将桡骨向尺侧平移来实现复位。腕关节和远端骨折块下方的手术巾卷有助于维持复位和掌倾（版权所有 Mark S.Cohen）

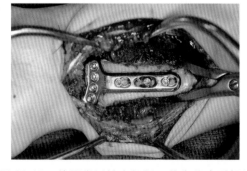

图 36-10　使用掌侧锁定钢板。首先将皮质螺钉放置在钢板的长方形孔中，这允许微调钢板的远近位置和旋转。接下来放置远端锁定螺钉，从尺侧向桡侧依次放置，然后放置其余骨皮质螺钉（版权所有 Mark S.Cohen）

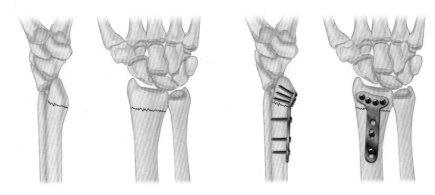

图 36-11　使用掌侧钢板行切开复位内固定治疗桡骨远端骨折的术前术后的正、侧位示意图

■ 使用透视确认复位良好，固定物在位。

缝合和包扎

■ 作者并不常规缝合关闭 PQ，因为不缝合似乎也不影响功能。

■ 用 4-0 可吸收缝线缝合真皮层，然后用 4-0 尼龙线水平褥式缝合皮肤。

■ 切口用油纱、干纱布包扎，石膏固定，使用短臂掌侧支具以确保舒适。所用敷料不应妨碍拇指或指掌指关节的运动。

手术步骤小结

① 桡骨远端骨折采用掌侧入路，切口位于桡侧腕屈肌（FCR）肌腱上方。

② 向下解剖分离，通过 FCR 肌腱的底部，将腕管内容物向尺侧牵开并将桡动脉向外侧牵开。

③ 切开并反折旋前方肌，然后清除阻碍复位的骨痂、骨膜和肌肉，显露骨折处。

④ 复位骨折；对于大多数背侧移位和成角的骨折，需要结合将远端骨折块牵引、掌侧偏和尺侧偏、以及背向施加的应力来复位。

⑤ 在长方形孔内放置单独的非锁定钉以将掌侧锁定钢板固定于近端。

⑥ 确定钢板位置和骨折复位均良好后，置入远端锁定钉；所有使用的螺钉应比测量的长度短 1 ～ 2mm。

⑦ 置入剩余的骨干螺钉。

⑧ 缝合皮肤切口，用掌侧支具和加压绷带包扎伤口。

技术要点

● 仔细评估术前 X 线片或 CT，以选择最佳的入路、复位技术和固定方法；虽然大多数骨折可以用掌侧锁定钢板固定，但可能该术式并不是最佳技术。

● 对于广泛的粉碎性骨折或存在骨缺损者，应拍摄健侧腕关节的 X 线片。

● 掌侧入路可直接显露关节外骨折线。但要完全评估关节面，则需要背侧开放入路或关节镜入路。

● 采用传统的掌侧入路，将桡侧腕屈肌和拇长屈肌腱向尺侧推，以保护正中神经及其分支。

- 骨折的显露必须延续到手掌、远端桡骨的尺侧角处。因为此处对于远端尺桡关节的复位十分重要。
- 正确复位骨折，并维持复位；反复复位会破坏骨折稳定性。
- 在矩形孔内放置螺钉之前，先向尺侧或桡侧平移钢板；在矩形钉孔放置完螺钉后，钢板相对于肱骨的远近位置和旋转可以适当修正，但相对于尺桡骨的位置则是固定的。
- 植入物固定到位后，通过将腕关节屈曲、伸展、旋前、旋后确认运动弧平滑；如果存在远端尺桡关节（DURJ）不稳定以及尺骨茎突骨折，则应对其固定。

所需器械

- 手部手术桌，如有必要可使用牵引
- 充气式止血带
- 透视设备
- 基础的手部手术器械
- 气动、电动或使用电池的动力钻或克氏针钻
- 桡骨远端骨折植入物以及放置植入物所用设备
- 关闭伤口所用的缝线和敷料

常见问题（需要联系上级医师）

- 切口位置不当：
  - 切口应从远端腕横纹向近端延伸，位于桡侧腕屈肌表面。
  - 常见的错误是切口太靠远端或近端，或将掌长肌腱误认为 FCR。
  - 在从腕舟骨远端到肱骨内上髁的直线上可以触到 FCR。
- 掌侧皮神经损伤：
  - 虽然它通常位于 FCR 腱的尺侧（在 FCR 和拇长屈肌间走行），但在罕见的情况下或翻修病例中，它可能更加偏向桡侧，并可由于不小心的解剖分离而损伤。
- 过度向桡侧分离或使用锋利的自动牵开器均可能损伤桡动脉。
- 将旋前方肌从桡骨远端反折到红白交界处，这可能会离断掌侧桡腕韧带并使手腕失稳。
- 骨折显露不完全随后导致畸形复位。
- 未能正确发现和纠正关节处的压缩，虽然在大体上可以恢复对位和成角畸形，但可能导致植入物穿入关节。
- 固定物穿入关节内或向背侧突出。平行于月骨关节面的前后位和平行于桡骨茎突的透视图像是评估关节穿透的最佳手段；斜位透视有助于发现螺钉穿透背侧。
- 无法为复杂的骨折制订备选计划。
  - 对于非典型的或高度粉碎的骨折，可能需要多种入路或技术相结合。

术后康复

　　大多数患者可在手术当天出院回家，并告知其在术后第一次门诊复查前保持术中的包扎在位。对于高能量损伤患者或术后肿胀明显者，需要住院一天，维持患肢抬高并定期检查神经功能。鼓励患者进行主动和被动的手指运动练习，以帮助减少肿胀和最大限度的提高精细运动。

　　在术后 7 ～ 10 天，通常可以去掉手术包扎和伤口缝线。除了正式的治疗和运动锻炼外，患者还需要佩戴可拆卸的短臂支具。

　　在 6 ～ 8 周时，去掉支具，开始训练肌肉的等长收缩，然后在 10 周时进行轻度的运动锻炼。

　　如果患者在 12 周时恢复良好，可以在耐受范围内慢慢恢复正常活动。

术后随访

　　7 ～ 10 天：拆除手术敷料和缝线。在职业治疗师的指导下使用定制的或预制的可拆卸支具并开始康复锻炼计划。

　　6 ～ 8 周：停用支具，开始等长收缩训练。而后进行非负重活动。运功锻炼可以在 2 周后开始。

　　12 周：过渡到家庭治疗，在可耐受的情况下慢慢恢复活动。

　　情况良好的患者可以根据需要选择随访间隔。如果患者情况复杂或恢复较慢，则应根据具体情况安排额外的随访。

推 荐 阅 读

1. Arora R, Lutz M, Deml C, Krappinger D, Haug L, Gabl M. A prospective randomized trial comparing nonoperative treatment with volar locking plate fixation for displaced and unstable distal radial fractures in patients sixty-five years of age and older. J Bone Joint Surg Am. 2011; 93(23): 2146-2153.

2. Court-Brown CM, Caesar B. Epidemiology of adult fractures: a review. Injury. 2006; 37(8): 691-697.

3. Court-Brown CM, Bugler KE, Clement ND, Duckworth AD, McQueen MM. The epidemiology of open fractures in adults. A 15-year review. Injury. 2012; 43(6): 891-897.

4. Egol KA, Walsh M, Romo-Cardoso S, Dorsky S, Paksima N. Distal radial fractures in the elderly: operative compared with nonoperative treatment. J Bone Joint Surg Am. 2010; 92(9): 1851-1857.

5. Hershman SH, Immerman I, Bechtel C, Lekic N, Paksima N, Egol KA. The effects of pronator quadratus repair on outcomes after volar plating of distal radius fractures. J Orthop Trauma. 2013; 27(3): 130-133.

6. Koval K, Haidukewych GJ, Service B. Zirgibel BJ. Controversies in the management of distal radius fractures. J Am Acad Orthop Surg. 2014; 22(9): 566-575.

7. Lafontaine M, Hardy D, Delince PH. Stability assessment of distal radius fractures. Injury. 1989; 20(4): 208-210.

8. Lichtman DM, Bindra RR, Boyer MI, et al. American academy of orthopaedic surgeons clinical practice guideline on: the treatment of distal radius fractures. J Bone Joint Surg Am. 2011; 93 (8): 775-778.

9. Nellans KW, Kowalski E, Chung KC. The epidemiology of distal radius fractures. Hand Clin. 2012; 28(2):113-125.

10. Ruch DS, Ginn TA, Yang CC, Smith BP, Rushing J, Hanel DP. Use of a distraction plate for distal radial fractures with metaphyseal and diaphyseal comminution. J Bone Joint Surg Am. 2005; 87(5): 945-954.

第37章

全肩关节置换术

原著 Peter N. Chalmers | Alexander W. Aleem | Leesa M. Galatz

最少病例数要求

N=0

常用 CPT 码

- CPT 码：23472- 全肩关节置换术或反向全肩关节置换术
- CPT 码：23470- 半关节置换术
- CPT 码：23332- 与 23472 联合用于全肩关节置换术翻修
- CPT 码：23331- 与 23470 联合用于半关节置换术翻修

常用 ICD9 码

- 715.91- 肩关节退行性变或骨关节炎
- 716.11- 创伤性肩关节病
- 714.00- 类风湿关节炎
- 733.41- 肱骨头缺血性坏死
- 812.00- 肱骨近端骨折
- 718.01- 肩关节软骨病变

常用 ICD10 码

- M19.01- 原发性骨关节炎，肩部
- M12.51- 创伤性关节病，肩部
- M05- 类风湿关节炎伴类风湿因子（阳性）
- M87.02- 特发性肱骨无菌性坏死
- S42.2- 肱骨上端骨折
- M24.11- 其他关节软骨疾病，肩部

  自从 20 世纪 50 年代 Neer 普及了肩关节置换术以来，肩关节置换术的实施频率越来越高、仅在 2008 年全美国就有超过 27 000 例全肩关节置换术（TSAs）和 20 000 例半肩关节置换术（TSAs）。TSA 适用于原发性骨关节炎、类风湿关节炎、创伤后关节炎和不稳定性关节病 (需要肩袖完好且功能正常)，这使它成为肩关节外科治疗的重要方法。TSA 已被证明具有良好的长期疗效，可持久的缓解疼痛、改善功能及活动范围。

  该手术的主要禁忌证包括，活动性感染、腋神经麻痹、肩袖功能不全、严重的骨缺损

使得肩胛侧假体不能充分固定等。肩袖功能不全可导致关节盂的偏心负荷，出现"摇摆木马现象"，加速关节盂假体松动。术后最常见的早期并发症包括，感染、血肿、神经损伤、假体周围骨折和假体不稳定。最常见的晚期并发症是肩袖功能障碍导致的肱骨近端假体移位，并进而导致肩胛侧假体松动。

手术技术

手术室准备

- 肩部手术通常是在 45°倾斜的手术台上进行的，术者位于患肩的前部，助手位于患肩的外侧和后方，刷手护士位于患者的对侧或同侧，麻醉医师位于床头。
- 可以使用可调节的关节式气动手臂固定器（McConnell，Inc.，Greenville，TX）、加垫的 Mayo 支架或短托手板在术中放置手臂。通常来说，第二个 Mayo 支架放在患者的腹部的上面。

患者体位

- TSA 通常是由沙滩椅位完成的。首先，患者必须平卧在手术台上，这样手术台的"裂缝"就会落在患者的髋部。
- 患者的髂前上棘应位于床上折起处上方一掌宽处。患者头部置于商用的带海绵面罩的头架上，以确保颈椎的稳定性和患者的安全。在手术过程中，在膝盖下放置一个泡沫楔形垫或枕头以避免对坐骨神经和腓总神经的压迫。
- 常规使用防血栓气泵以预防 DVT。然后将床背升高到 60°～70°，密切观察患者的血压，以防体位性低血压。升起床头后，必须重新固定头部，以保持颈椎位于中立位。
- 放置肾托以防止患者躯干移动。可以在健侧体旁放置扶手或挡板。
- 可以用专门的肩部手术台以方便操作肩的后方。如果没有这样的手术台，患者必须尽可能地向手术侧移动，然后才能固定头部及抬起床。手术台的"腿"部分可以弯曲，以提供额外的膝盖屈曲。

消毒铺巾

- 术区备皮，并粘贴自粘性防水巾，以分隔需消毒区和其他身体部分，确保肩胛骨、锁骨和颈部位于消毒区中（图 37-1）。
- 皮肤消毒完成后，笔者倾向于用对折后的手术单覆盖身体，用 2 张自粘性 U 形手术单分别从躯干向上、从颈部向下封闭手术区域。然后将手臂用不透水的袜套包裹至腋下，并将袜套用手术贴膜固定（Coban, 3M, Inc, St. Paul, MN）。
- 如果术者选择使用手臂固定器，可以在此时放置（图 37-2）。作者也喜欢用含碘的手术贴膜贴附术区皮肤（Ioban, 3M Inc, St. Paul, MN）。
- 此时应适当暂停，外科医师应核对患者、确认手术过程、核对手术部位并确认术前用药，尤其是抗生素。

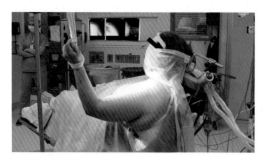

图 37-1　消毒和铺巾前的术间设置和患者体位

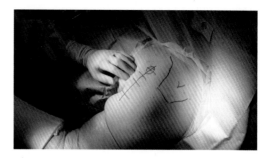

图 37-2　铺巾完成后、贴含碘手术贴膜前的术区

入路

■ 采用标准的三角肌入路，从喙突向三角肌止点做一 8 ～ 12cm 的切口（图 37-3 和图 37-4）。用电刀来切开分离脂肪，在伤口远端和近端放置自动伤口牵开器。

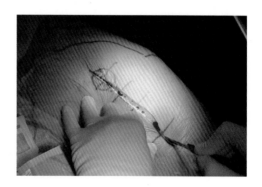

图 37-3　切口从喙突延伸到三角肌止点

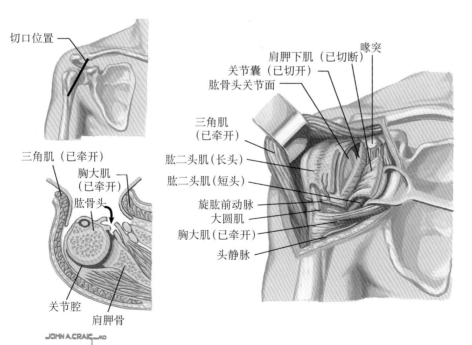

图 37-4　肩部三角肌入路的解剖

（图片版权 Elsevier，Inc.，Netterimages.com）

- 外科医师在进行浅层解剖时，必要时可向内侧多游离，因为三角肌往往"覆盖"在喙突上。喙突位置相对不变，可作为定位三角肌间隙的标记。此外，尚有一个脂肪构成的三角形，其位置也相对不变，可以帮助外科医师识别近端的三角肌间隙（图 37-5）。

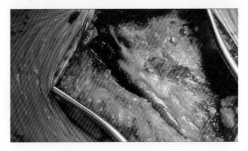

图 37-5 图显示三角肌间隔和头静脉。近端，可以看到静脉延伸到更深的组织，上面有一个脂肪构成的三角形，位置相对保守

- 外科医师可以使用剪刀剥离来打开间隙，游离头静脉的内侧，使其能够与三角肌一起向外侧牵开。
- 在三角肌和静脉下放置理查德森牵开器，并钝性分离三角肌下滑囊，从远端到近端仔细分离，必要时使用 Cobb 骨膜剥离器和组织剪。
- 游离和牵开位于联合肌腱外侧的胸肌筋膜。如果需要额外的显露，用电刀将胸大肌肱骨上点近端 2cm 处适当松解，注意不要损伤胸大肌深部的肱二头肌鞘。
- 外科医师应触诊并识别腋窝神经。腋神经在肩胛下肌前部向下方和横向浅行，并在肩胛下肌前缘处转向后，沿肩胛颈下方走行至四边孔。腋神经损伤是一种毁灭性的、可致残的并发症，所以外科医师必须时刻注意腋神经的位置。
- 将自动牵开器（如 Buxton 牵开器、Kolbel 牵开器或"baby"Balfour 牵开器），置于三角肌和联合肌腱下，但注意牵开器不要牵拉腋神经和肌皮神经（图 37-6）。
- 用坚固的不可吸收缝线标记肩胛下肌腱的外侧面。肩胛下 1/3 处有旋肱前动脉及其两条伴行静脉，称为"三姐妹"，可烧灼（或缝扎）以控制出血。小结节的外侧是结节间沟。打开沟顶，并进行二头肌肌腱切开固定。当需将旋前肌向喙突移动时，沿肩胛下肌的上缘游离肩袖间隙（图 37-7）。可以用电刀来从结节间沟的内侧松解软组织，向远端的肩胛下肌止点处游离背阔肌。

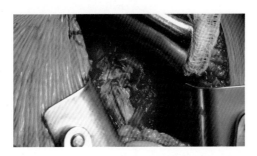

图 37-6 放置 Buxton 牵开器后的创口外观。用电刀在肱二头肌腱鞘上做一个狭长切口

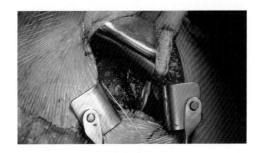

图 37-7 已松解肩袖间隙，并在肩胛下肌处放置牵引缝线

肩胛下肌的游离松解

- 肩胛下肌有几种处理方法，包括肌腱切断、直接从骨上松解肌腱、剥离或小粗隆截骨术。
- 上述技术并没有哪一种明显优于其他技术；然而，肩胛下肌功能不全使人力弱。因此，仔细的游离和修补是至关重要的。作者更喜欢用弧形的半英寸骨刀从凹槽底部开始对小结节进行截骨。用骨刀标记，然后进行结节截骨术（图 37-8）。肩胛下肌可以以全层肩袖的形式松解下来，将关节囊向前下方松解，至少松解至肱骨颈附近，同时外展、外旋，并弯曲上臂以逐步完成肱骨头脱位。

- 在此过程中，由于腋神经处于危险状态，术者必须小心。尽量短时间脉冲式使用的电凝止血，以避免过多的热量积聚。拆除自动牵开器，以消除神经牵拉张力。

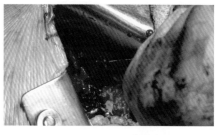

图 37-8   小结节截骨

肱骨准备

- 用两个 Darrach 牵开器显露肱骨颈，一个在肱骨颈下以保护胸大肌和腋神经，另一个在关节内。需要的话，用弯骨刀切除边缘骨赘，但要小心，不要损伤后方的小圆肌止点。

- 将一个大的 Bankart 牵开器放置于肩袖止点并用绵垫保护三角肌。在进行肱骨头截骨之前，术者需保证解剖颈、肩袖止点和裸区有足够的显露。

- 为了与患者的解剖结构相匹配，截骨平面应与软骨边界相交，穿过裸露区域的中部，并且正好在肩袖止点的内侧穿出（图 37-9）。平行于前臂的切口是被定义为中立的。肩袖最上面的部分应保留尽可能少的骨量甚至不保留骨量；但裸区应该更靠后，否则截骨平面会太向后倾。

- 肱骨侧制备的步骤根据植入物不同而略有不同。通常，使用逐渐增大的绞刀和髓腔锉进行开髓。然后将试模植入，小心谨慎地确保解剖关系已经重建，并且假体位置水平（图 37-10）。截骨尽可能共平面。术者应该选择偏小的假体，以避免过度填充关节。

- 过大的肱骨头假体会增加肩袖张力和关节的反作用力，导致肩袖失效和肩胛盂磨损。将偏心试模进行旋转，直到选定最佳覆盖范围，将此位置用电刀标记并与台上护士沟通。而后，可以去除肱骨头试模，以增加关节盂的显露。

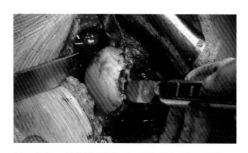

图 37-9   放置保护性牵开器后行肱骨颈截骨

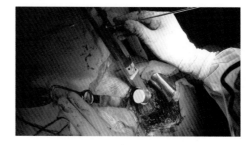

图 37-10   放置肱骨试模，以避免内翻和前倾

关节盂的制备

- 外展外旋上臂，将两个 Bankart 牵开器分别放置于关节盂后方和后上方。用此前留置的牵引缝线将肩胛下肌进行适当牵引，用 Mayo 剪对肩胛下肌周围的旋转间隔和前、下关节囊进行环向松解（图 37-11），小心保护沿肩胛下肌前下方走行的腋神经。在此过程中，切除上盂肱韧带和中盂肱韧带。用一个 Bankart 牵开器放在关节盂前方，完成关节盂显露（图 37-12）。

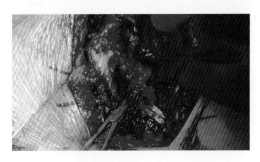

图 37-11 移动肩胛下肌。伤口中央可见小结节截骨处的骨松质表面

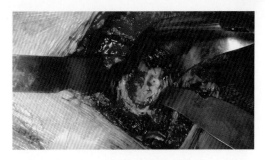

图 37-12 在适当的位置放置牵开器，以显露关节盂

■ 任何残留的唇状骨、二头肌止点和软骨都可以从肩胛盂上切除。在肩胛盂的中心做标记，并放置一枚用于磨锉的导针。一般情况下，磨锉必须持续到关节盂表面光滑为止，但术者必须小心不要进入软骨下骨，因为这会使骨强度下降（图 37-13）。关节盂是根据所选假体的操作规程制备的。作者更喜欢桩柱式固定的关节盂假体。

植入骨水泥

■ 当台上护士在后面的桌子上混合骨水泥时，使用脉动式冲洗器来清洁关节盂。用注射器和海绵加压将水泥充填到盂内，取出注射器时注意将注射器旋转，避免将水泥抽出（图 37-14）。插入并压实关节盂组件，去除多余的骨水泥的同时需维持拇指对假体的加压。水泥硬化后，小心地取出牵开器，注意不要刮伤或损坏关节盂假体。

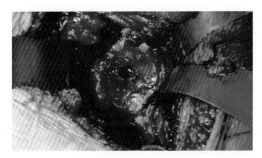

图 37-13 关节盂中心处的孔道和钻孔后关节盂的外观

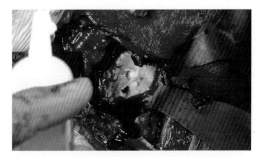

图 37-14 将骨水泥挤到关节盂侧。用于加压的注射器位于图片的左边

■ 用 Darrach 牵开器和三角肌牵开器显露肱骨近端。取下肱骨试模，在身后的器械台上将肱骨部件组装完成。当台上护士混合骨水泥时，用脉动式冲洗器清洁肱骨。在结节间沟外侧钻 3 个孔，将 3 个坚固的、加强的、不可吸收的缝线穿过这些孔，以复位小结节截骨（图 37-15）。下方两个孔内的缝线环绕假体的茎部，用以适当地预估假体柄的位置。作者通常使用近端骨水泥技术，将适量的骨水泥注入近端管腔（图 37-16）。在置入假体时需时刻小心，以避免内翻或前顷。一旦部件就位，持续按压假体直到水泥变硬。另外，也可以根据术者的喜好使用无骨水泥假体。

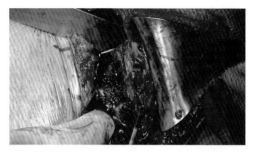

图 37-15 经肱骨侧钻孔，以放置经肱骨的劳固的、粗的不可吸收缝线，用于稍后修复重建小结节截骨

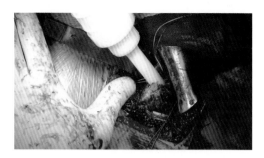

图 37-16 肱骨侧放置骨水泥

关闭切口

- 复位肱骨头，使手臂置于旋转中立的位置。评估稳定性。假体应可以向后方滑动，但应随着横向应力的解除而自动复位。

- 在小结节的内侧将先前穿过肱骨的缝线穿过肩胛下肌肌腱连接处，并使用这些缝线来复位小结节的骨块（图 37-17）。

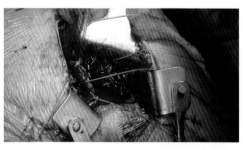

图 37-17 缝线打结前，将小结节截骨处的缝线穿过肩胛下肌

- 缝线打结，从中间开始，再完成前方，止于后方，打结时保持张力。

- 缝合肩胛下肌后，评估肱骨头的后移程度，应约为肩胛关节盂宽度的 50%，并可自动复位。

- 还需检查腋神经：在腋神经通过肩胛下肌前部的位置将一根手指置于神经下方，另在腋神经走行于三角肌的下方处放置另一根手指，轻轻一拉，2 根手指可以触到一起。

- 冲洗伤口。作者常规放置三角肌下方引流。这一步取决于术者的个人爱好。按常规的方式包扎伤口。在更换患者体位之前，先用吊带吊起患肢。

手术步骤小结

①将患者置于沙滩椅位。

②沿三角肌间隔切开。

③打开三角肌间隔，向外侧牵拉头静脉。

④松解三角肌下方粘连，打开胸锁筋膜，松解胸大肌止点的近端。

⑤打开结节间沟，沿肱二头肌进入肩袖间隙，行肌腱切开术。

⑥打开肩袖间隔。

⑦行小结节截骨术并松解肱骨下关节囊。

⑧行肱骨颈截骨，准备肱骨干骺端和肱骨干。

⑨放置肱骨试模。

⑩环周移动肩胛下肌，松解前关节囊和下关节囊。

⑪显露关节盂并移除盂唇。

⑫磨锉关节盂以备放置桩柱式或龙骨式假体。

⑬放置骨水泥关节盂侧假体。

⑭穿过肱骨前皮质放置三条坚实的的、不可吸收缝线，以便稍后将其与肩胛下肌缝合。

⑮放置骨水泥肱骨侧假体。

⑯复位肩关节，修复肩胛下肌。

⑰冲洗并关闭伤口。

技术要点

- 正确的摆放体位和铺巾是手术的关键部分；确保头部稳定并将整个肩部包含在无菌区内。
- 用机械装置以便在手术期间放置手臂；作者更喜欢可调节气动关节式手臂固定器。
- 在显露期间，喙突和近端脂肪三角形可以用作参考，以协助定位三角肌间隔。
- 将三角肌和头静脉向外侧牵开，因为内侧血管分支少于外侧血管分支。
- 松解胸大肌止点的上部以改善显露效果。
- 确定肱二头肌腱的长头，以确定肩袖间隔和肩胛下肌止点。
- 通过肱骨颈截骨重建患者的解剖结构。
- 环周松解肩胛下肌，充分显露关节盂。
- 小结节截骨术可以改善关节盂显露，完全下关节囊松解、骨赘切除、多余肱骨距切除、前肩胛盂磨锉等也同样可以起到改善显露的效果。
- 不要使用过大的肱骨头。
- 按压关节盂的骨水泥。
- 伤口关闭后，确保患者肱骨头具有 50% 的后移度，并可自行复位。

所需器械

- 可调的手术桌，以允许摆放沙滩椅位
- 全套肩部牵开器，包括 Bankart、Buxton、Darrach 及三角肌牵开器
- 坚固的、不可吸收的肩胛下修复缝线
- 至少两袋骨水泥（笔者更喜欢加入 1.2g 妥布霉素 /40g 骨水泥）
- 全肩关节置换系统，合适的开髓钻，髓腔锉，关节盂制备工具，试模等
- 一套带动力的钻头和锯

常见问题（需要联系上级医师）

- 不正确的体位可使术中显露十分困难。
- 确保在劈开肌纤维之前确定三角肌间隔，以避免导致三角肌前方部分失神经。
- 在头静脉周围使用剪刀分离；保护静脉可改善手臂的静脉回流，并有助于在此后的翻修手术中确定三角肌间隔。
- 在切断肩胛下肌前找到并保护腋神经，在术中注意保护腋神经。
- 避免在肱骨颈截骨时中损伤上方或后方肩袖止点。
- 避免选用尺寸过大的肱骨头。
- 避免损伤关节盂的软骨下骨或在关节盂内留下任何不光滑的表面。
- 当以骨水泥固定关节盂假体时，在撤出注射器的同时扭转注射器，以避免拔出水泥。
- 前关节囊、下关节囊和肩袖间隙的不充分的松解会使关节盂显露困难。
- 在准备、使用试模和植入假体期间时刻注意肱骨的位置，以避免假体内翻或前倾。
- 在修复肩胛下肌和打结时需保持缝线张力。

术后康复

术后初期康复计划主要取决于肩胛下肌处理方式。如果术中行截骨，患者需要戴 7～10 天的支具。如果进行肌腱切断，则需固定更长的时间，最长可达 6 周。以下方案适用于行截骨的患者。

术后第 1 天将吊带取下，以进行腰部水平的活动以及肘部、腕部和手部活动范围锻炼。

术后第 1 天开始主动辅助弯曲及 CPM。在患者可耐受的情况下，从辅助主动活动进展到主动活动。但为了保护肩胛下肌重建，6 周内禁止主动内旋或伸展肩关节。

目标运动范围为：1 周内前屈 90°，外旋 20°，外展 75°；2 周内前屈 120°，外旋 40°，外展 75°。

术后最初几周，功能锻炼最重要的目的是恢复活动范围。当活动范围恢复时，再进行力量锻炼。大多数患者只需要接受家庭治疗，只有在活动范围没有达标的情况下才需要物理治疗师指导治疗。

术后随访

患者一般在术后 2 周复诊，以确保伤口愈合良好，无血肿形成。

随访时间分别为术后 3 个月、6 个月和 1 年。笔者嘱患者每隔一年随访一次，以行 X 线片检查来监测骨溶解、假体下沉和假体磨损。

推荐阅读

1. Defranco MJ, Higgins LD, Warner JJP. Subscapularis management in open shoulder surgery. J Am Acad Orthop Surg. 2010; 18(12): 707-717.

2. Flatow EL, Bigliani LU. Tips of the trade. Locating and protecting the axillary nerve in shoulder surgery: the tug test. Orthop Rev. 1992; 21(4): 503-505.

3. Franklin JL, Barrett WP, Jackins SE, Matsen FA. Glenoid loosening in total shoulder arthroplasty. Association with rotator cuff defi ciency. J Arthroplasty. 1988; 3(1): 39-46.

4. Gerber C, Pennington SD, Yian EH, Pfirrmann CAW, Werner CML, Zumstein MA. Lesser tuberosity osteotomy for total shoulder arthroplasty. Surgical technique. J Bone Joint Surg Am. 2006; 88 (suppl 1 Pt 2): 170-177. doi:10.2106/JBJS.F.00407.

5. Groh GI, Simoni M, Rolla P, Rockwood CA. Loss of the deltoid after shoulder operations: an operative disaster. J Shoulder Elbow Surg.1994;3(4):243-253. doi:10.1016/S1058-2746(09)80042-6.

6. Harryman DT. Common surgical approaches to the shoulder. Instr Course Lect. 1992; 41: 3-11.

7. Kim SH, Wise BL, Zhang Y, Szabo RM. Increasing incidence of shoulder arthroplasty in the United States. J Bone Joint Surg Am. 2011; 93(24): 2249-2254. doi:10.2106/JBJS.J.01994.

8. Raiss P, Bruckner T, Rickert M, Walch G. Longitudinal observational study of total shoulder replacements with cement: fifteen to twenty-year follow-up. J Bone Joint Surg Am. 2014; 96(3): 198-205. doi:10.2106/JBJS.M.00079.

9. Raiss P, Schmitt M, Bruckner T, et al. Results of cemented total shoulder replacement with a minimum follow-up of ten years. J Bone Joint Surg Am. 2012; 94: e171(1-10).

10. Young A, Walch G, Boileau P, et al. A multicentre study of the long-term results of using a flat-back polyethylene glenoid component in shoulder replacement for primary osteoarthritis. J Bone Joint Surg Br. 2011; 93(2): 210-216. doi:10.1302/0301-620X.93B2.25086.

第 38 章

锁骨中段骨折切开复位内固定术

原著　Sanjeev Bhatia | Joshua A. Greenspoon | Maximilian Petri | Peter J. Millett

最少病例数要求
ACGME 未作要求

常用 CPT 码
● CPT 码：23515- 锁骨骨折切开复位内固定

常用 ICD9 码
● 810.0- 锁骨骨折

常用 ICD10 码
● S42.021A- 右锁骨干移位骨折
● S42.022A- 左锁骨干移位骨折、闭合骨折的初次复位
● S42.023A- 锁骨干的移位骨折，未指定侧，闭合骨折的初次复位
● S42.024A- 右锁骨干的非移位骨折，闭合骨折的初次复位
● S42.025A- 左锁骨干的非移位骨折、闭合骨折的初次复位
● S42.026A- 锁骨干的非移位骨折，未指定侧，闭合骨折的初次复位

　　锁骨骨折极为常见，占所有成人骨折的 2.6% ～ 5%。锁骨中段骨折占所有骨类型折的近 75%。锁骨骨折通常发生在对骨施加轴向载荷时，尤其是突然以点负载的形式作用到肩关节顶点时。当骨折移位时，近端碎片通常由胸锁乳突肌向上牵拉，而远端碎片由手臂的重量向外侧牵拉。

　　大多数非移位或轻微移位的锁骨骨折可以通过简单地将手臂悬吊固定这一简单的非手术处理来治疗。如此处理，骨折不愈合和畸形愈合率极低。然而，当锁骨中段骨折出现完全移位或明显短缩时，非手术治疗导致骨折不愈合的风险会显著升高。锁骨中段骨折的手术指征仍有争议。目前，手术治疗的唯一绝对指征是开放性骨折或者可导致渐进性皮肤损伤的骨折。中段锁骨骨折切开复位内固定的相对指征包括，短缩超过 15 ～ 20mm 的短缩骨折、完全移位的骨折、粉碎性骨折、伴肩胛颈骨折的所谓 "漂浮肩"、痛性骨不连及某些多发伤病例。

　　根据骨折形态，可以选用闭合复位或切开复位加髓内钉固定或切开复位钢板固定。生

339

物力学上，髓内钉固定和钢板固定对于锁骨中段 1/3 骨折的固定强度相似。但在去除植入物后，那些先前使用髓内固定的锁骨比使用钢板固定的锁骨更加坚实。临床上，锁骨骨折切开复位内固定在可预测的时间范围内愈合良好，并发症少。髓内固定的优点是瘢痕小，再骨折的可能性小，但也存在内固定物穿出的危险，同时骨不连的发生率略高。手术的一般原则包括，在显露期间尽可能减少软组织破坏和骨膜剥离，实现解剖复位，并在充分给予植入物软组织覆盖的前提下，尽可能防止植入物刺激和伤口并发症。根据骨质量和骨折类型，可以使用动态加压钢板或锁定钢板。一般来说，钢板放置在锁骨的前方或张力侧，以获得生物力学性能最佳的结构。

手术技术

手术室准备

- 手术台需从初始位置旋转，以便更容易操作肩部。
- 透视应置于手术室床的上方及头侧。一定要确认前后位和 45° 斜位的透视是可以做到的。

患者体位

- 患者置于改良的沙滩椅位（图 38-1）。

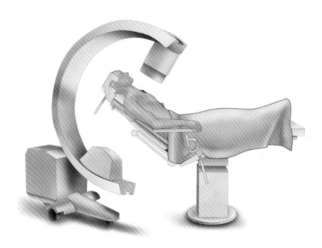

图 38-1　锁骨中段骨折手术的术中 C 形臂位置

- 术侧手臂可以放置在专门的手臂托上，也可以简单地固定在腹部。
- 将同侧肩胛骨内侧缘垫高有助于使断裂的锁骨更好的恢复长度。

消毒铺巾

- 锁骨以严格的无菌术消毒和铺巾。
- 适当增加显露的面积，充分显露锁骨的远端和近端，并方便对其操作（图 38-2）。

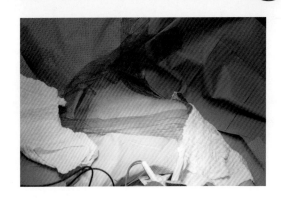

图 38-2　将锁骨部位进行消毒并铺巾。铺巾的范围应适当加大，以便操作近端和远侧锁骨

切口位置

■ 在锁骨骨折处的前缘下方约 10mm 处做一个水平切口（图 38-3 和图 38-4）。这样做是为了避免在锁骨前上方钢板的正上方做切口，从而减少伤口并发症。

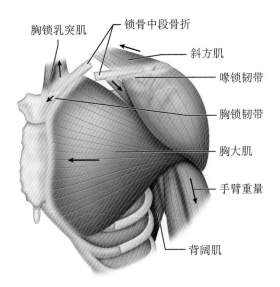

图 38-3　锁骨中段骨折的解剖。骨折内侧断端在胸锁乳突肌和斜方肌的牵扯拉下向上向后移位。而骨折的外侧断端由于手臂的重量向下旋转，并由胸大肌和背阔肌牵引（通过肱骨起作用）向前内侧移位

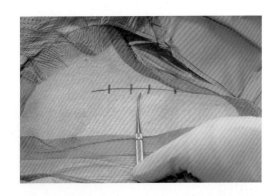

图 38-4　一个直的水平切口用于显露锁骨。切口既可以位于在锁骨前缘下方，也可以直接位于锁骨上方

■ 另一种方法是直接在锁骨上方做切口。这个切口可以是直行的，也可以沿锁骨的轮廓而呈轻微的 S 形。

锁骨及骨折部位的显露

- 切开皮肤后，应直接分离皮下组织，以找到锁骨上神经，该神经通常在横切口中上下走行（图 38-5）。
- 尽可能保护锁骨上神经，以防止前胸壁麻木或疼痛。
- 接下来遇到的是颈阔肌层，应沿锁骨前方进行锐性分离，以便保护该层结构，有利于在手术结束后缝合。
- 使用 15 号手术刀、小刮匙和骨膜剥离子进一步显露骨折端（图 38-6）。
- 评估合并的肌肉损伤和筋膜穿孔是十分重要的。

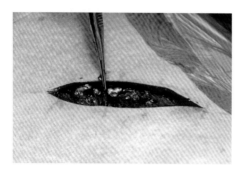

图 38-5　小心地进行浅层分离解剖以保护锁骨上神经（镊子所指处），该神经通常在横切口处上下走行

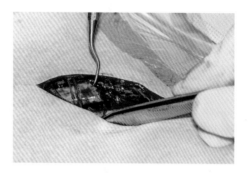

图 38-6　显露锁骨骨折端

骨折复位

- 大多数锁骨中段骨折线呈螺旋斜形走行，并伴有蝶形碎骨片。
- 可通过轻轻外展肩关节和手臂来恢复锁骨的长度。
- 骨折复位时应使用尖头复位钳。
- 可用克氏针来帮助复位。
- 可以尝试进行半环扎缝合来维持复位，这样做可以避免其他临时固定装置阻碍放置钢板或限制钢板放置位置（详见 Millett PJ. 锁骨中段骨折钢板内固定。VuMedi-video www.vumedi.com/video/plate-fixation-of-midshaft-clavicle -fractures-2/）。
- 如存在大的蝶形碎骨片，可以使用小螺钉将骨片近端或远端与钢板连接起来。但笔者更喜欢使用 2 号 Vicryl（Ethicon, Cincinnati, OH）缝线将其缝合。
- 如果骨折呈长斜形，可于骨折处垂直骨折线方向置入 1 ~ 2 颗拉力螺钉(2.7mm 或 3.5mm)以固定。
- 一期复位可采用拉力螺钉、尖头复位钳（可能需要一定技巧）、不可吸收缝线半环扎或克氏针。
- 严重粉碎时，应采用桥接钢板。

钢板固定

- 大多数患者一般首选 3.5mm 动态加压钢板，年幼患者可使用 2.7mm 动态加压钢板。

- 在需要恢复稳定的成角结构的情况下（如过度粉碎骨折或骨量差），锁定钢板应是首选。
- 一般的经验法则是骨折两边的螺钉至少穿透六处骨皮质。骨质疏松或过度粉碎时，可能需要更多的皮质固定位点。在这些情况下，最好穿透 8 个皮质。
- 虽然预成形钢板更适合于放置在锁骨上方，因为它们在此位置贴合更好，但从生物力学上来说，放置钢板最合理的位置是锁骨的前上壁或骨折的张力侧（图 38-7）。
- 虽然锁骨钢板已经预成形，手工修型可能也是必要的。用克氏针或钢板把持钳暂时固定板的内外位置，以确保板的正确对位。
- 在钻孔时，避免钻穿锁骨以防止血管损伤（图 38-8）。这点在锁骨的中段 1/3 处尤为重要。

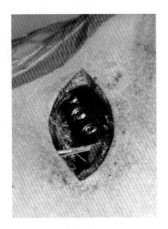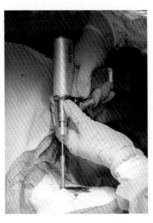

图 38-7　钢板应放在锁骨骨折的前上侧或张力侧，因为这是最符合生物力学的位置。如果锁骨上神经阻挡了钢板放置，则应把钢板滑到神经下面

图 38-8　钻入锁骨时，应避免钻穿，以免损伤血管。应用双手控制钻头，以防钻头钻穿

- 结合测深尺和透视确认螺钉长度合适。
- 图 38-9 为锁骨中段骨折切开复位内固定术后的 X 线片。

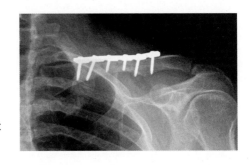

图 38-9　锁骨中段骨折切开复位内固定术后 X 线片

关闭伤口

- 钢板上方区域的颈阔肌需用 0 Vicryl 缝合线小心地缝合（图 38-10）。然后以 2-0 Vicryl 间断缝合皮下。表皮用单丝缝线（如 4-0 Monocryl Ethicon, Cincinnati, OH）进行皮内连续缝合。

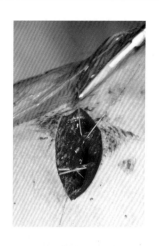

图 38-10　用间断的 8 字缝合仔细缝合颈阔肌层

手术步骤小结

①切开皮肤。

②显露锁骨。

③显露骨折部位并清除骨痂或血肿。

④复位骨折，可使用也可不使用拉力螺钉，或者以缝线环扎重建"管状结构"。

⑤在骨折部位放置钢板，在骨折两侧至少固定 6 个骨皮质。

⑥关闭伤口。

技术要点

- 在距锁骨前缘以远 1cm 处切开，避免在锁骨钢板上方直接做切口。
- 注意锁骨上神经。
- 切开颈阔肌，形成一个干净的操作平面。
- 使用尖头复位钳。
- 如果是长斜行骨折，则使用 2.7mm 或 3.5mm 的拉力螺钉。
- 如果存在大的蝶形碎片，可以使用环扎缝线或微型螺钉可能有助于复位。
- 钻孔时切莫穿透，以免造成神经血管损伤。

所需器械

- 型号合适的 3.5mm 或 2.7mm 预成形锁骨钢板
- 2.7mm 拉力螺钉
- 术中透视
- 尖头持骨钳
- 克氏针

常见问题（需要联系上级医师）

- 锁骨上神经在可避免的情况下被无意中切断。
- 过度的软组织和骨膜剥离，这会导致不必要地伤口愈合不良。
- 未能复位。
- 没有将钢板直接固定在骨折两侧的锁骨上。
- 关闭伤口时钢板软组织覆盖不佳。

术后康复

术后应立即使用上肢吊带以减少骨折部位的张力。可以进行"钟摆"练习，但没有必要在早期增加活动范围训练。

在术后 1 周进行临床及影像学随访。完全被动和主动辅助的功能锻炼可以在此时开始，并应持续到术后 6 周。而后患者应该开始更积极的主动活动范围锻炼和轻度的负重。如 X 线片显示骨折愈合良好，那么手术后 12 周通常是解除所有限制的时候。

术后随访

患者应分别在术后 1 ～ 2 周、6 ～ 8 周和术后 12 周到医院进行随访。

推 荐 阅 读

1. Celestre P, Roberston C, Mahar A, Oka R, Meunier M, Schwartz A. Biomechanical evaluation of clavicle fracture plating techniques: does a locking plate provide improved stability? J Orthop Trauma. 2008;22(4): 241-247.

2. Gardner MJ, Silva MJ, Krieg JC. Biomechanical testing of fracture fixation constructs: variability, validity, and clinical applicability. J Am Acad Orthop Surg. 2012; 20(2): 86-93.

3. Heuer HJ, Boykin RE, Petit CJ, Hardt J, Millett PJ. Decision-making in the treatment of diaphyseal clavicle fractures: is there agreement among surgeons? Results of a survey on surgeons' treatment preferences. J Shoulder Elbow Surg. 2014; 23(2): e23-e33.

4. Jeray KJ. Acute midshaft clavicular fracture. J Am Acad Orthop Surg. 2007; 15(4): 239-248.

5. Leroux T, Wasserstein D, Henry P, et al. Rate of and risk factors for reoperations after open reduction and internal fixation of midshaft clavicle fractures: a population-based study in Ontario, Canada. J Bone Joint Surg Am. 2014; 96(13): 1119-1125.

6. Millett PJ, Hurst JM, Horan MP, Hawkins RJ. Complications of clavicle fractures treated with intramedullary fixation. J Shoulder Elbow Surg. 2011; 20(1): 86-91.

7. Postacchini F, Gumina S, De Santis P, Albo F. Epidemiology of clavicle fractures. J Shoulder Elbow Surg. 2002; 11(5): 452-456.

8. Rickert JB, Hosalkar H, Pandya N. Displaced clavicle fractures in adolescents: facts, controversies, and current trends. J Am Acad Orthop Surg. 2013; 21(1):1.

9. Schulz J, Moor M, Roocroft J, Bastrom TP, Pennock AT. Functional and radiographic outcomes of nonoperative treatment of displaced adolescent clavicle fractures. J Bone Joint Surg Am. 2013; 95(13):1159-1165.

10. Smith SD, Wijdicks CA, Jansson KS, et al. Stability of mid-shaft clavicle fractures after plate fixation versus intramedullary repair and after hardware removal. Knee Surg Sports Traumatol Arthrosc. 2014; 22(2): 448-455.

11. Millett PJ. Plate fixation of midshaft clavicle fractures. VuMedi-video< www.vumedi.com/video/plate-fixation-of-midshaft-clavicle-fractures-2/>. Accessed 04.12.15.

第 **39** 章

肩锁关节重建

原著 Joshua A. Greenspoon | Maximilian Petri | Peter J. Millett

---

最少病例数要求

ACGME 未作要求

常用 CPT 码

- CPT 码：23550- 急性或慢性肩锁关节脱位的开放治疗
- CPT 码：23552- 急性或慢性肩锁关节脱位的开放治疗；筋膜移植（包括移植物采集）

常用 ICD9 码

840.0- 肩锁关节扭伤

常用 ICD10 码

- S43.101（A，D，S）- 右肩锁关节脱位，未指定，初次复位
- S43.102（A，D，S）- 左肩锁关节脱位，未指定部位
- S43.109（A，D，S）- 未指定侧的肩锁关节脱位，未指定部位
- S43.111（A，D，S）- 右肩锁关节半脱位
- S43.112（A，D，S）- 左肩锁关节半脱位，初次复位
- S43.119（A，D，S）- 未指定侧肩锁关节半脱位
- S43.121（A，D，S）- 右肩锁关节脱位，移位 100% ～ 200%
- S43.122（A，D，S）- 左肩锁关节脱位，移位 100% ～ 200%
- S43.129（A，D，S）- 未指定侧肩锁关节脱位，移位 100% ～ 200%
- S43.131（A，D，S）- 右肩锁关节脱位，移位大于 200%
- S43.132（A，D，S）- 左肩锁关节脱位，移位大于 200%
- S43.139（A，D，S）- 未指定侧肩锁关节脱位，移位大于 200%
- S43.141（A，D，S）- 右肩锁关节下脱位
- S43.142（A，D，S）- 左肩锁关节下脱位
- S43.149（A，D，S）- 未指定侧肩锁关节下脱位
- S43.151（A，D，S）- 右肩锁关节后脱位
- S43.152（A，D，S）- 左肩锁关节后脱位
- S43.159（A，D，S）- 未指定侧肩锁关节后脱位

肩锁关节（AC）损伤占所有肩部损伤的 9% ～ 12%，并可按洛克伍德（Rockwoo）分类系统进行分类。Ⅰ级和Ⅱ级损伤表现为支持韧带的拉伤和部分撕裂，非手术治疗效果

良好。对于Ⅳ～Ⅵ级损伤的患者，通常需要手术治疗。而Ⅲ级损伤患者的最佳治疗方法仍存在争议。除了非手术治疗失败的患者外，一些外科医师主张对高水平运动员和体力劳动者进行早期手术治疗。然而，据报道，肩锁关节重建术的并发症发生率高达 80%，这些并发症包括固定失败、移植物破裂、喙突和锁骨骨折、粘连性滑囊炎、臂丛神经和腋神经损伤。

　　固定肩锁关节的方法十分多样，在 120 项研究中共描述了 162 种技术，包括克氏针固定、钩板、关节镜张力带（Arthrex，Naples，FL）和缝合锚钉。目前尚无金标准。笔者的偏好是关节镜辅助下异体喙锁韧带移植重建。

手术技术

手术室准备

- 手术室（或）手术台可能需从初始位置旋转，以方便操作肩部。
- 透视应置于手术台的上方和头侧。消毒铺单前一定要确认前后位和腋窝位透视是可完成的。

患者体位

- 患者置于改良的沙滩椅位（图 39-1）。

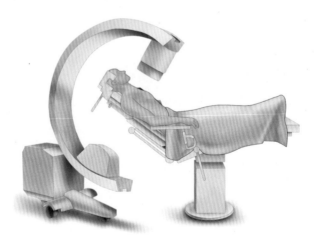

图 39-1　肩锁关节重建手术的 C 形臂位置

- 患侧手臂可以放置在专用的臂托上。

消毒铺巾

- 患肩以严格的无菌术消毒和铺巾。
- 适当增加铺巾显露的面积，充分显露锁骨远端和肩锁关节，并方便对其操作。

诊断性的关节镜检查

■ 触摸远端锁骨、肩锁关节和肩峰，用无菌划线笔标记其边缘（图 39-2）。

■ 按计划在入路点（前上、前下外侧和后）做标记。

■ 标准的诊断性关节镜检用于发现和处理合并的关节内损伤。即使事先计划行开放重建，也应行诊断性关节镜检，因为多达 30% 的肩锁关节脱位患者合并有关节内损伤。

喙突和锁骨远端的显露

■ 打开肩袖间隙，注意保护上、中盂肱韧带。

■ 找到喙突，用射频刀将其表面清除至光滑。

■ 以 8.25mm 套管建立下外侧工作通道，以进入喙下间隙。

■ 然后向上显露锁骨远端。以肩锁关节为中心，沿兰格(Langer's)线作长约 2.5cm 的切口（图 39-3）。

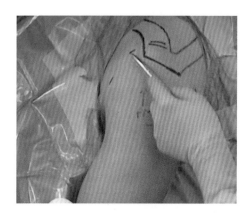 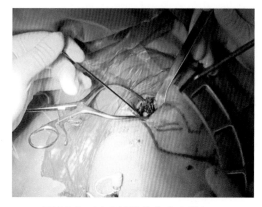

图 39-2　用无菌记号笔标记骨性结构　　　　图 39-3　以肩锁关节为中心做切口

■ 在三角肌表面进行分离，沿三角肌纤维走行方向切开三角肌筋膜，注意止血。

■ 在手术结束时，进行骨膜下剥离有助于三角肌修复，并有助于恢复上关节囊的叠瓦结构。

■ 有证据表明肩锁关节重建可改善锁骨远端稳定性，因此大多数病例应保留远端锁骨。然而，如果该患者存在创伤性关节炎，则应该切除远端 8～10mm 锁骨。

喙锁韧带重建

■ 使用一个钻头导管将 2.4mm 的克氏针穿过锁骨远端和喙突基底的中心部分。

■ 透视检查确认定位（图 39-4）。

■ 用 3.0mm 环钻打通最终的骨隧道。

■ 取出克氏针，通过环钻置入缝线。然后取出环钻，留下标记线。

■ 在标记线的帮助下，将四股缝合带从上至下穿过锁骨和喙突的骨隧道，自前下外操作孔处拉出。

■ 将第一个皮质固定钮穿到缝合带上，并将其拉至喙突基底部下方的皮质处（图 39-5）。

■ 将事先编织缝合的 8mm 同种异体移植物置入其中，以其内侧肢重建锥形韧带，外侧肢重建梯形韧带。为了移植物顺利通过，可以用转换棒和软组织扩张器创建软组织隧道。在关节镜和透视引导下，将转换棒从锁骨远端后方穿至喙突内下缘。用 8mm 环钻扩张器通过转换棒，直到它出现在喙突基底内侧。移开转换棒，通过环钻扩张器放置标记线。标记线通过前下外侧操作孔穿出。用类似的过程建立喙突外侧软组织隧道。

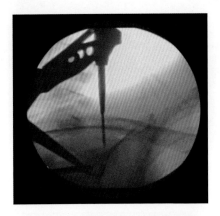

图 39-4　以透视确认钻孔的位置

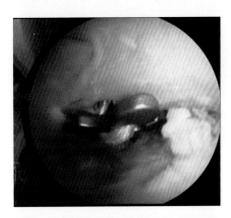

图 39-5　关节镜下观察喙突下方的固定钮

- 移植物从锁骨远端后方穿过软组织隧道，直到喙突基底部内侧。然后将移植物向下绕过喙突向上穿过外侧软组织隧道，用事先放置的标记线穿过外侧软组织隧道。

关节复位

- 然后将关节复位。
- 第二个皮质固定钮穿入先前放置的四股缝合带，直到钮与锁骨远端皮质接触（图 39-6）。
- 当助手手动维持肩锁关节复位时，将缝合带的游离端在钮扣上打结，并修剪剩余的缝合带。
- 用移植物进行环绕。
- 同种异体移植物的游离端以平式缝接法缝到一起（图 39-7）。

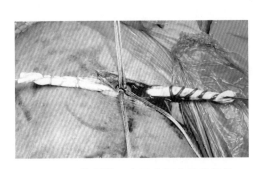

图 39-6　使用第二个固定钮来维持复位

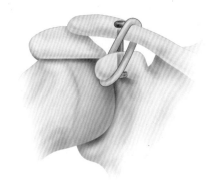

图 39-7　以缝合固定钮与同种异体移植物重建肩锁关节

- 以高强度的缝合线对移植物的结进行加固，以增加安全性（图 39-8）。
- 然后进行运动检查和透视检查，通过移动手臂观察最终的重建结构（图 39-9）。

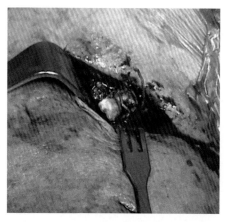

图 39-8 将移植物的两端系在一起。用高强度缝线加固

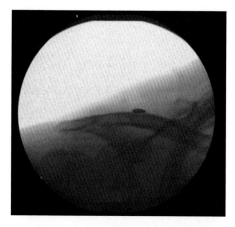

图 39-9 透视图显示最终结构

手术步骤小结

①诊断性关节镜检。

②清理喙突。

③显露远端锁骨。

④分别在锁骨和喙突制备骨隧道。

⑤将缝合带穿入皮质固定钮，并将其拉到喙突基底部的皮质处。

⑥用 8mm 同种异体骨重建锥形韧带和梯形韧带。

⑦将同种异体骨从锁骨后方通过，然后从内向外环绕喙突下方基底部。

⑧复位关节，将第二个皮质固定钮穿入缝合带。

⑨将同种异体移植物打结并用高强度缝线加固打结处以增加安全性。

技术要点

- 使用 70°关节镜从后盂肱入路向内侧看，观察喙突下表面。
- 注意，建立最初的后肱盂入路的时候应适当靠下并向外，以使器械更容易到达喙突的下表面。
- 不要损伤喙突顶部远端的软组织；不要损伤喙突末端的软组织；对于大多数人，肌皮神经会在喙突顶部远端 3～8cm 穿入喙肱肌。
- 钻孔应在关节镜和透视指引下进行。
- 在透视下对喙锁韧带进行复位和固定。
- 如果锁骨远端有关节炎或无法适当复位，可以切除 8～10mm 的远端锁骨。
- 在同种异体植入物穿过锁骨周围之前，先使用软组织扩张器为植入物的通过制造空间。
- 在缺乏可用的植入物或患者不愿使用同种异体移植物时，可以使用自体腘绳肌代替。

所需器械

- 关节镜设备：30°镜和 70°镜
- 8mm 同种异体植入物（胫骨前肌、胫骨后肌或半腱肌）
- 2 个宽的缝合固定钮用于喙锁韧带固定
- 用于喙锁韧带固定的缝合带
- 透视设备
- 关节镜刨刀
- 关节镜磨钻
- 关节镜射频刀头

常见问题（需要联系上级医师）

- 未使用 70°关节镜并正确观察喙突。
- 前盂肱入路的位置不够靠外，无法使器械到达喙突下表面。
- 意外的损伤喙突顶端远端 3cm 处的肌皮神经。
- 未正确显露喙突的底面。
- 固定前未充分复位肩锁关节和喙锁关节。
- 移植前未能适当牵张软组织。
- 锁骨远端显露不良。

术后康复

手术后立即使用外展吊带以减少重建处的张力。此时允许被动活动。

手术后约 6 周开始主动活动和主动辅助活动。

术后 8 周开始肩部力量训练。

患者通常在 16 周时恢复完全活动；然而，如果在手术中同时处理关节内损伤，康复期可能会更长。

术后随访

患者计划在 2 周、6 ～ 8 周和 12 周后返院进行随访。

推荐阅读

1. Beitzel K, Sablan N, Chowaneic DM, et al. Sequential resection of the distal clavicle and its effects on horizontal acromioclavicular joint translation. Am J Sports Med. 2012; 40: 681-685.

2. Beitzel K, Cote MP, Apostolakos J, et al. Current concepts in the treatment of acromioclavicular joint dislocations. Arthroscopy. 2013; 29(2): 387-397.

3. Ceccarelli E, Bondi R, Alviti F, Garofalo R, Miulli F, Padua R. Treatment of acute grade Ⅲ acromioclavicular dislocation: a lack of evidence. J Orthop Traumatol. 2008; 9(2): 105-108.

4. Dias JJ, Steingold RF, Richardson RA, Tesfayohannes B, Gregg PJ. The conservative treatment of acromioclavicular dislocation. Review after five years. J Bone Joint Surg Br. 1987; 69(5): 719-722.

5. Martetschläger F, Horan MP, Warth RJ, Millett PJ. Complications after anatomic fixation and reconstruction of the coracoclavicular ligaments. Am J Sports Med. 2013; 41(12): 2896-2903.

6. Millett PJ, Braun S, Gobezie R, Pacheco IH. Acromioclavicular joint reconstruction with coracoacromial lig-

ament transfer using the docking technique. BMC Musculoskelet Disord. 2009; 10: 6.

7. Nüchtern JV, Sellenschloh K, Bishop N, et al. Biomechanical evaluation of 3 stabilization methods on acromioclavicular joint dislocations. Am J Sports Med. 2013; 41(6): 1387-1394.

8. Rockwood CA. Injuries to the acromioclavicular joint. In: Rockwood CA, Green DP, eds. Fractures in Adults. Vol. 1. 2nd ed. Philadelphia: JB Lippincott Co; 1984.

9. Rolf O, Hann von Weyhern A, Ewers A, Boehm TD, Gohlke F. Acromioclavicular dislocation Rockwood Ⅲ -V: results of early versus delayed surgical treatment. Arch Orthop Trauma Surg. 2008; 128(10):1153-1157.

10. Tamaoki MJ, Belloti JC, Lenza M, et al. Surgical versus conservative interventions for treating acromioclavicular dislocation of the shoulder in adults. Cochrane Database Syst Rev. 2010;(8): CD007429.

第 40 章

半髋关节置换

原著　Paul Hyunsoo Yi | Erik Nathan Hansen

最少病例数要求

30 例髋部骨折（ACGME 的要求，并非专指半髋关节置换）

常用 CPT 码

● CPT 码：27125- 半髋关节置换术，部分髋关节置换（如股骨柄假体，双极髋关节置换术）

常用 ICD9 码

● 820.00- 闭合性关节囊内股骨颈骨折

● 820.8- 闭合性股骨颈骨折（未指定部位）

常用 ICD10 码

● S72.00- 股骨颈未指定部位骨折

● S72.01- 非特指的股骨关节囊内骨折

● S72.02- 股骨骨骺（分离）（上）骨折

● S72.03- 股骨颈中部骨折

● S72.04- 股骨颈基底部骨折

● S72.05- 股骨头未特指部位骨折

● S72.06- 股骨头关节骨折

● S72.09- 股骨头颈部位其他骨折

股骨颈骨折是老年人常见的低能量外伤。然而，该骨折也可以作为高能量外伤（如交通事故）而发生在年轻患者中。虽然常用的 Garden 分型包括四种类型，但股骨颈骨折在概念上可以被简单地分为无移位的骨折和移位的骨折。非移位型股骨颈骨折的体征通常较为"良性"，而移位型股骨颈骨折则常表现为患肢短缩、外旋、外展。患者就诊应先行 X 线片检查，视具体情况决定是否行 MRI 及 CT（薄扫 +3D 重建）检查。

就其对经济的影响而言，髋部骨折每年在美国造成数十亿美元的医疗支出。随着人口的老龄化，其对医疗体系和社会造成的巨大负担预计将在未来几十年内显著增加。在发病率和病死率方面，超过 1/3 的髋部骨折患者将在受伤一年内死亡，仅有很小比例的患者可以恢复到以前的功能状态。尽管股骨颈骨折很常见，但它仍是一种潜在的灾难性损伤，需要经济而有效的治疗方案。

50 余年来，半髋置换术已被证明是治疗移位型股骨颈骨折的有效方法，其感染和脱位的发生率均较低。典型适应征包括无髋部骨关节炎的股骨颈骨折伴移位的老年人，以及医学上"虚弱的患者"。对他们来说，全髋关节置换术的风险并不足以弥补其功能收益。半髋置换术并非没有缺点，其中最明显的是髋臼磨损。虽然近年来半髋置换术的使用率有所下降并且全髋关节置换术的使用率增加，半髋置换术仍是治疗移位型股骨颈骨折的有效治疗手段，因此每个骨科医师都应熟练掌握。

手术技术

手术室准备

■ 标准手术台应被置于房间的中央，手术床应配有侧挡或体位架、体位垫，以便侧卧位 (作者偏好前外侧入路；图 40-1)。

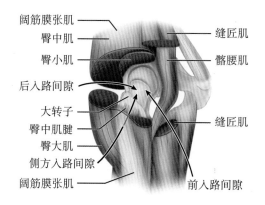

阔筋膜张肌

臀中肌

臀小肌

后入路间隙

大转子

臀中肌腱

臀大肌

侧方入路间隙

阔筋膜张肌

缝匠肌

髂腰肌

缝匠肌

前入路间隙

图 40-1　髋关节置换的手术入路

■ X 线片应置于在手术团队的平视位置。如果可能的话，事先完成股骨假体的测量。

患者体位

■ 将患者以侧卧位置于手术床上，用侧挡或用髋关节体位架将患者固定，确保所有骨性突起部位保护良好（图 40-2）。
■ 将 1L 袋生理盐水用棉垫包裹，置于腋窝下方。

消毒铺巾

■ 按照常规髋部手术进行消毒铺巾。
■ 对于前外侧入路，髋关节铺巾应包括一个前腿袋，因为在髋关节脱位时，腿需要放入袋中。

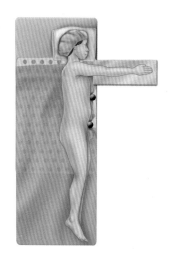

图 40-2　使用钉板摆放体位

前外侧入路（切口、浅部及深部分离）

■ 用圆点标记出大转子的尖端和股骨的前后缘。

- 在大转子上方做切口，略向后倾斜（图 40-3）。
- 切开皮肤，延皮肤切口走行方向切开浅筋膜，进而切开深筋膜（图 40-4）。确认附着于大转子的臀中肌和起源于股骨嵴的股外侧肌纤维。

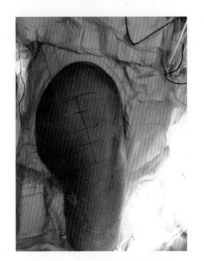

图 40-3　前外侧入路的切口

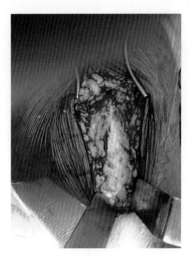

图 40-4　浅层解剖，可见阔筋膜

- 接下来，在臀中肌肌腱前 1/3 处切开（在此连接处触诊中缝）；通过股前外侧肌纤维向远端剥离（图 40-5）。
- 继续以骨膜下分离的方式向前解剖，将臀中肌、臀小肌筋膜抬起，形成一整层。将 Hohmann 牵开器分别置于股骨颈后方和股骨前方，拉紧此肌筋膜瓣，这一显露方式通常十分有帮助（图 40-6）。

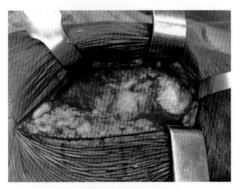

图 40-5　切开臀中肌腱及股外侧肌的前部肌纤维

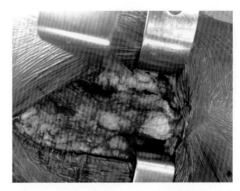

图 40-6　将 Hohmann 牵开器放置在（股骨颈后方和股骨前上方）张力层中。张力层由臀中肌、臀小肌和关节囊组成

- 进行进一步的分离显露时，让手术台对面的助手将腿摆成 4 字形，以使更多的股骨进入显露范围（图 40-7），以此充分显露股骨颈。
- 小心地将牵开器置于股骨颈的上、下，以保护近端的转子、外展肌，和下方的小转子和肌肉（图 40-8）。

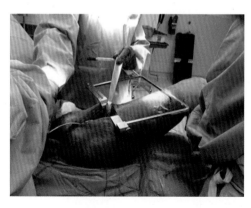

图 40-7　将腿摆放至 4 字形，以改善股骨颈显露

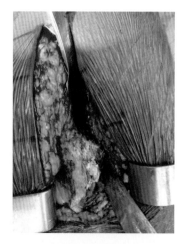

图 40-8　在股骨颈截骨时需放置牵开器，以保护大转子、小转子、外展肌和股外侧肌

股骨颈截骨及股骨头测量

- 设计股骨颈截骨。从股骨颈的鞍部（股骨颈外侧的凹面与大转子的凸面相交处）开始，到距小转子上方特定距离的一点为止（图 40-9）。这一距离通常根据术前模板测量而得。截下的骨环可用咬骨钳或巾钳取下。
- 接下来，使用螺旋取头器将股骨头从髋臼中取出（图 40-10）。必要时，可用 Cobb's 骨膜剥离器或者其他工具辅助横断圆韧带，取出股骨头。

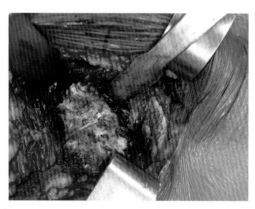

图 40-9　股骨颈截骨近端起自股骨颈鞍点，远端止于距小转子一定距离的股骨颈

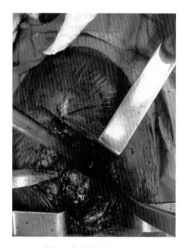

图 40-10　用取头器将股骨头从髋臼里取出

- 对截下的股骨头进行测量，初步估计人工股骨头的大小（图 40-11）。
- 为了显露髋臼，伸直髋关节并将腿外旋。这有助于将股骨近端向后下方移至髋臼。
- 用牵开器延前后方向牵开盂唇。与全髋关节置换术相比，在半髋置换术中应保留盂唇结构以保持髋关节的"负压密封"（图 40-12）。

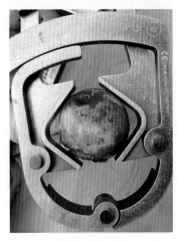

图 40-11　测量股骨头直径初步确定股骨头假体的直径

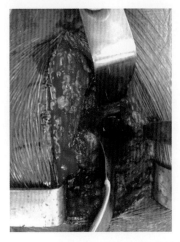

图 40-12　保留盂唇以保持髋关节的负压密封（相对于全髋关节置换术而言）

- 将股骨头试模置于"棒棒糖"手柄上，将股骨头试模复位至髋臼（图 40-13）。
- 以股骨头试模测试髋关节活动度，轴向牵拉股骨做活塞往复运动。如果股骨头试模大小适当，此时会感到有负压吸住股骨头。

股骨髓腔准备、测试并植入试模

- 准备股骨时，将腿以 4 字形放入腿袋。
- 将牵开器内侧放置于股骨距处，外侧放置于大转子处。
- 使用直刮匙搔刮骨松质并大致确定股骨髓腔走行方向（图 40-14）。

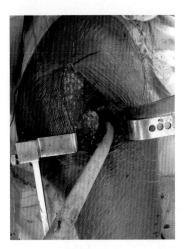

图 40-13　使用棒棒糖式手柄将股骨头试模置入髋臼

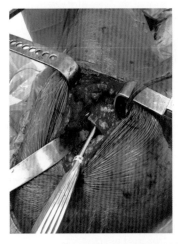

图 40-14　用直刮匙确定股骨髓腔的轨迹

- 用盒式骨刀去除股骨颈外侧残留的骨质，以防假体内翻或植入物型号选择过小（图 40-15）。
- 按顺序扩髓，尽量使股骨试模的内外侧与骨皮质贴合，以避免假体内翻或股骨柄选择过小（图 40-16）。

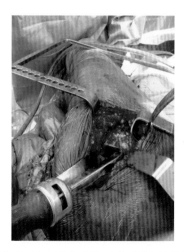

图 40-15　用盒式骨刀去除股骨颈外侧的残留物

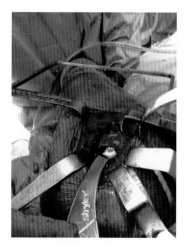

图 40-16　依次磨锉股骨髓腔，使股骨柄尽量贴合外侧皮质

- 大小适当的假体应同时具有轴向稳定性和旋转稳定性。
- 一旦确定了股骨柄的大小，就要对先前确定的股骨头大小进行试验。髋关节的复位应由助手在手术台的另一侧进行，将中指和示指放在假体的颈部周围，纵向拉动，同时髋关节外展和内旋。通常，术者可以使用推头器将股骨头向下推入髋臼，辅助复位。
- 然后，应通过一个完整的弧形运动来测试髋关节稳定性。具体而言，髋关节屈曲、内收和内旋转评估后方稳定性，直到股骨头脱出。前方稳定性由髋关节外展、外旋和内收决定。通过对髋关节进行轴向牵引来评估软组织张力或脱位感。
- 不稳定可以通过增加颈部长度或偏距来解决。
- 若对试模感到满意，则可将髋关节通过牵引、内收和外旋来脱位。有时，可在假体颈部放置一把骨钩，以此来产生足够的牵引力来辅助脱位。有时这么做是很有帮助的，但这样做时应该十分小心，不要过分旋转髋关节，因为这可能会导致假体周围骨折。
- 接下来，选择一个水泥限制器。可以在骨水泥限制器上延径向切割数道，以便于放置和固定。预计在假体股骨柄远端约 2cm 处放置骨水泥限制器。
- 用画线笔标记水泥塞插入杆，使得假体的领能达到股骨颈截骨处，同时柄的远端仍有 2cm 的骨水泥覆盖（图 40-17）。
- 用脉冲冲洗枪冲洗股骨髓腔，放置骨水泥限制器，用肾上腺素纱条填塞髓腔，以减少出血（图 40-18）。
- 用水泥枪填充低粘度骨水泥。骨水泥既不能太稀（可能导致骨水泥中有血从而导致骨水泥分层，进而降低机械强度），也不能太黏（无法进入骨松质）。
- 用假体把持器置入假体，并在水泥硬化时适当把持假体，以使假体前倾与患者本身的股骨近端前倾角吻合。

切口关闭

- 水泥变硬后，即刻清除多余的水泥。
- 冲洗伤口。

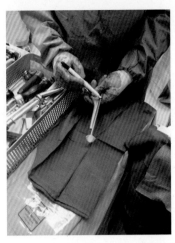

图 40-17　用画线笔标记水泥限制器，使柄远端至少有 2cm 的骨水泥覆盖

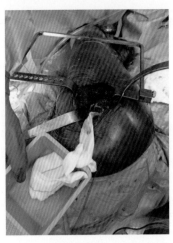

图 40-18　用髓腔冲洗器对髓腔进行脉冲式冲洗，用浸有肾上腺素的纱条填塞髓腔，以减少出血

■ 用一个不可吸收缝线做 8 字缝合，缝合外展肌腱和股外侧筋膜。一些医师用则使用不可吸收的编织聚酯缝线或肌腱缝线穿过大转子处的股骨隧道来完成外展肌腱修复（图 40-19）。

■ 伤口其余部分按常规缝合。

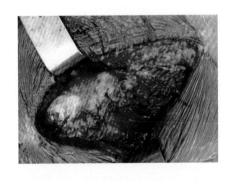

图 40-19　用不可吸收的编织线缝合外展肌腱和股外侧筋膜

手术步骤小结

① 术间设置。
② 摆放体位、消毒和铺巾。
③ 采用前外侧入路。
④ 股骨颈截骨；测量股骨头大小。
⑤ 磨锉股骨。
⑥ 放置试模。
⑦ 准备股骨髓腔。
⑧ 放置骨水泥假体。
⑨ 外展肌修复重建和分层缝合。

技术要点

● 切开筋膜时，将腿外展以避免损伤下方的外展肌和股外侧肌。

● 向深部解剖时需垂直于外展肌腱而不是斜向切开（这有利于在手术结束时良好的对合肌腱，便于缝合）。

- 在臀中肌、臀小肌和关节囊的深部解剖中，在股骨颈后方放置近端 Hohmann 牵开器，并在股骨前方放置远端 Hohmann 牵开器来拉伸肌 - 关节囊瓣（图 40-4）。
- 当解剖进一步向前方推进时，应将腿置于 4 字位，有助于使更多的股骨进入前方的创口（图 40-5）。
- 在股骨颈截骨中，将腿保持在 4 字位，患者胫骨应位于站在手术台另一侧的助手的两腿之间，上下垂直，以便更好地显露。
- 在放置骨水泥的过程中，在髋臼内放置一个海绵（纱垫），以防止骨水泥不小心进入髋臼。

所需器械

- 标准手术台
- 髋部手术所用体位架（对于前外侧入路或后入路）
- 半髋置换手术套装
- 低黏度骨水泥 / 水泥枪 / 骨水泥限制器（仅对于使用骨水泥半关节置换系统而言）

常见问题（需要联系上级医师）

- 随用髓腔锉扩髓时需警惕股骨距骨骨折；需要移除髓腔锉，显露骨折远端，并穿过环扎钢丝。
- 髋关节很难复位；可能因为股骨颈截骨位置过高进而需要再次截骨或者复位技术差。
- 髋关节难以脱位；可能因为假体结构太紧或脱位技术差；可能需要使用骨钩。
- 在复位或脱位困难时很容易出现假体周围骨折；需要移除髓腔锉，显露骨折的远端，并穿过环扎钢丝。
- 骨水泥硬化过快以致于无法完全固定股骨柄；需要骨水泥移除装置。
- 骨水泥量不足以固定骨水泥柄；此时需要尝试各种有必要的方法以从髓腔中清除尽可能多的骨水泥，再来一包骨水泥并重新尝试固定。

术后康复

　　术后，如患者情况允许且可耐受，应尽快（最好从术后当天开始）开始负重。对于前外侧入路和骨水泥半髋置换术，通常没有特殊的活动范围或负重方面的限制，这就是作者喜欢这种骨水泥固定和选择此手术入路的原因。该病的患者群体通常年老体弱，常伴有认知能力下降，这使得完全遵医嘱限制限活动很难实现。不管患者在受伤前的活动能力如何，在术后早期通常都需要一个助行器来维持平衡和辅助步态训练。虽然手术治疗的目标是使患者恢复到外伤前的行走和关节功能，但大量的文献表明，术后患者功能仍会在一定程度上下降。

　　术后 X 线片常在恢复室内进行，包括患侧的正位片和蛙腿位片。仔细阅片以检查解剖形态学的恢复情况（偏距、腿长、股骨柄位置和骨水泥层）。作者使用 Barrack 及其同事描述的技术来评估水泥覆盖情况。手术后立即与上级医师一起阅片并回顾该病例的技术细节很有教学意义，并十分有助于学员随后的学习。

　　按照手术监护改善计划（Surgical Care Improvement Project，SCIP）的相关规定，术后使用一次抗生素。Foley 导尿管在术后第 1 天早上拔除。由于该病的患者通常都是谵妄、意识障碍并且是跌倒的高发人群，因此倾向于使用口服镇痛药物并尽量避免使用可能致幻的麻醉镇痛药。

术后随访

　　患者应于术后 6 周、12 周、6 个月、1 年及此后的每一年返院进行随访，进行查体和 X 线检查。

推 荐 阅 读

1. Barrack RL, Mulroy RD Jr, Harris WH. Improved cementing techniques and femoral component loosening in young patients with hip arthroplasty. A 12-year radiographic review. J Bone Joint Surg Br. 1992; 74(3): 385-389. Available at: < http://www.ncbi.nlm.nih.gov/pubmed/1587883>.

2. Deangelis JP, Ademi A, Staff I, Lewis CG. Cemented versus uncemented hemiarthroplasty for displaced femoral neck fractures: a prospective randomized trial with early follow-up. J Orthop Trauma. 2012; 26(3): 135-140. Available at: <http://www.ncbi.nlm.nih.gov/pubmed/22198652>.

3. Keene GS, Parker MJ. Hemiarthroplasty of the hip: the anterior or posterior approach? A comparison of surgical approaches. Injury. 1993; 24(9): 611-613. Available at: <http://www.ncbi.nlm.nih.gov/pubmed/8288382>.

4. Langslet E, Frihagen F, Opland V, Madsen JE, Nordsletten L, Figved W. Cemented versus uncemented hemiarthroplasty for displaced femoral neck fractures: 5-year followup of a randomized trial. Clin Orthop Relat Res. 2014; 472(4): 1291-1299. Available at: <http://www.ncbi.nlm.nih.gov/pubmed/24081667>.

5. Macaulay W, Pagnotto MR, Iorio R, Mont MA, Saleh KJ. Displaced femoral neck fractures in the elderly: hemiarthroplasty versus total hip arthroplasty. J Am Acad Orthop Surg. 2006; 14(5): 287-293. Available at: <http://www.ncbi.nlm.nih.gov/pubmed/16675622>.

6. Taylor F, Wright M, Zhu M . Hemiarthroplasty of the hip with and without cement: a randomized clinical trial. J Bone Joint Surg Am. 2012; 94(7): 577-583. Available at: <http://jbjs.org/content/94/7/577.abstract>.